Le cerveau empathique
comme base neurale du comportement moral

Éthique et pratique médicale
fondée par Richard Moreau

Collection dirigée par Roger Teyssou

La collection « Éthique et pratique médicale » est une tribune qui permet à tous les acteurs du monde de la santé, professionnels, enseignants, administrateurs, économistes et patients d'exposer leurs opinions, de décrire leur expérience et de proposer des solutions aux problèmes posés par une profession en pleine mutation, et ce en toute indépendance et en conformité avec la déontologie et les bonnes pratiques médicales.

Dernières parutions

Pauline HAULTCOEUR, *Stop la pris de tête avec mon assiette ! Mon histoire à propos des Troubles du Comportement Alimentaire (TCA)*, 2025.
Jean-Michel PELLAT, *La matière et son éminence grise. Des expériences de mort imminente à l'énigme de la conscience*, 2024.
Roch MYLAN ETOU, *Honneurs à la mathématique, Regard épistémologique sur la mathématique*, 2024.
Pierre-Marie TEBEU, *Mes grands pas en gynécologie*, 2024.
Pierre-Marie TEBEU, *Mes grands pas en obstétrique*, 2024.
Sophie GUGLIELMONI, *Soutenir les mineurs isolés face au psychotraumatisme. Une éthique relationnelle à l'aide sociale à l'enfance,* 2024.
Marie-Caroline LAÏ, *Éthique, Intelligence Artificielle et santé. Pour la construction d'un cadre éthique opérationnel*, 2024.
Jacques JAUME et Nathalie RIVIÈRE, *L'Accompagnée*, 2024.
Éric BASEILHAC, *Mythologie du médicament*, 2024.
Mohamed Naceur KRIFI, *L'Homo-cobayeur. Expérimentations médicales* in*humaines*, 2024.
Olivier NKULU KABAMBA, *Le cancer et la sorcellerie. Narration d'un malentendu étiologique et clinique en médecine*, 2024.
Jacques JAUME et Nathalie RIVIÈRE, *Voyage au cœur du deuil,* 2023.
Michel BOLLA, *Cancer et parcours de soins, L'odyssée du malade*, 2023.

Marie Challita

Le cerveau empathique comme base neurale du comportement moral

Approche interdisciplinaire

L'Harmattan

Du même auteur :

The empathic brain as the neural basis of moral behaviour – Presented from interdisciplinary perspective, Regina Apostolorum, Rome 2014

Il cervello empatico come base neurale del comportement morale – Impostazione interdisciplianre, Humanitas Edizioni, Roma 2016

5-7, rue de l'École polytechnique, 75005 Paris

www.harmattan.fr

ISBN :978-2-336-51598-4
EAN :9782336515984

DÉDICACE

À tous les déplacé(e)s de la guerre

Afin que l'empathie innée dans nos cœurs et esprits

nous inspire dans notre vocation à *créer*

un monde harmonieux et pacifique

pour que ces déplacé(e)s

puissent retourner à

leur terre d'origine

REMERCIEMENTS

La première et sincère reconnaissance va à mes parents bien-aimés, décédés, qui m’ont appris l’empathie à travers leurs exemples authentiques d’aider les autres : Ils continuent à "me faire sentir sentie". Je me souviens aussi de mes deux chers frères décédés jeunes (l’un d’eux décédé de la guerre) et qui ont laissé un modèle inoubliable de compassion courageuse envers les autres.

Un grand "merci" va à chère Armelle relectrice, et aux relecteurs L. Boisset SJ, P. Luisier SJ et B. Malvaux SJ. Leur générosité à donner un coup de main est inoubliable. Un chaleureux merci à un grand ami Guy pour sa disponibilité sans faille, dans la préparation du document final en vue de le transmettre à la maison éditrice.

Je dois également mentionner la contribution de spécialistes tels que le professeur Walter Glannon, de l’Université de Calgary au Canada, pour sa compréhension rapide et impressionnante de ce sujet de recherche, ainsi que pour ses observations et conseils reçus au cours de la phase principale de ce travail initialement publié en anglais. Et aussi tous les autres professeurs et auteurs qui ont répondu à des questions occasionnelles telles que : Jean Decety, à l'Université de Chicago ; James Fallon, de l'Université de Californie à Irvine ; Nita Farahany, de la faculté de droit de l'Université Duke ; Michael Gazzaniga, de l'Université de Californie à Santa Barbara ; Guy Kahane, de l'Université d'Oxford et du Oxford Center of Neuroethics ; Joseph Le Doux, à l'Université de New York ; Stephen Morse, de l'Université de Pennsylvanie, et Jesse Prinz, de la City University de New York.

Mon infinie reconnaissance au professeur Roger Gil pour avoir accepté de rédiger la préface. Je suis très touchée de son appréciation.

Un merci spécial à la maison d’édition L’Harmattan pour son vif intérêt à publier cette œuvre.

PRÉFACE

« Creusez, fouillez, bêchez ; ne laissez nulle place/où la main ne passe et repasse » : tel le conseil que donnait La Fontaine, l'auteure a voulu explorer l'empathie dans toutes ses acceptions, dans toutes ses dimensions. Il fallait en effet d'abord préciser, ciseler le sens de ce concept créé il y a plus d'un siècle, mais dont la sémantique irriguait depuis longtemps bien d'autres mots (comme par exemple sympathie, pitié, miséricorde, compassion…). Mais au-delà des mots, il s'agit pour l'auteure de défendre que l'empathie n'est pas seulement connaître et ressentir ce que l'Autre éprouve, mais que c'est aussi répondre par l'action au partage et à la connaissance du ressenti d'autrui, la compassion apparaissant ainsi comme la conséquence performative de l'empathie sur Autre-que-soi. Parce qu'elle habite les relations humaines, parce qu'elle est coextensive à la vie sociale, l'empathie est innée, transmise de génération en génération, comme un attribut indissociable de la condition humaine. Mais l'empathie ne s'exprime pas avec la même amplitude chez tous les êtres humains. Faudrait-il alors se résigner à ce que les dispositions génétiques rendent compte de différences immuables condamnant certains à un amoindrissement d'une capacité qui ne relèverait que de la nature ? En vérité, nous ne naissons pas humains, mais nous naissons avec un cerveau équipé d'outils d'humanisation. Tel est le sens que l'auteure donne au cerveau empathique qui ouvre à un message d'espérance appelant à une affirmation qui sonne comme un impératif éthique catégorique : l'empathie se cultive, s'affine, se développe, s'apprend, s'améliore et c'est pourquoi l'empathie peut et doit être enseignée. Pour éclairer son argumentation, Marie Challita explore toutes les disciplines qui croisent leurs approches pour cerner et éclairer le concept dans sa féconde complexité.

C'est d'abord, en cohérence avec le titre de l'ouvrage, la contribution des neurosciences qui est sollicitée pour permettre la description du puzzle des structures cérébrales qui sous-tendent l'empathie dans ses dimensions cognitives et émotionnelles et notamment du système des neurones miroirs. Il s'agit ensuite de montrer comment ces réseaux neuronaux, grâce aux neuromédiateurs, se mobilisent et communiquent en faisant appel notamment à la contribution des données fournies par l'imagerie fonctionnelle. Le cerveau empathique fait corps avec le cerveau hodologique qui, avec ses réseaux largement distribués et interconnectés, vibre des innombrables communications qui l'animent et qui permettent d'entrevoir comment le fonctionnement cérébral ouvre au mental et au comportemental. L'approche neuroscientifique imposait ensuite de pénétrer pas à pas la psychologie donc la neuropsychologie des diverses facettes de l'empathie, cognitive, affective et compassionnelle, ce qui est en cohérence avec une recherche dont le cheminement devait aboutir au comportement moral, et donc à la mobilisation et à l'action induites par la perception de la souffrance d'Autrui. Ce sera l'occasion pour l'auteure de montrer comment le déficit empathique expose à des comportements antisociaux, ce qui lui permet d'insister sur les liens qui unissent l'empathie et la sociabilité à un niveau tel qu'il engage la survie sociale. C'est alors qu'en inversant le cours du temps, l'auteure traite ensuite des racines philosophiques qui ont contribué à construire le concept d'empathie et qui permettent aujourd'hui, y compris en termes de philosophie politique, de donner forme et sens au vivre ensemble et à l'altérité. L'auteure a ensuite orienté sa recherche sur la dimension juridique de l'empathie et notamment sur son rôle dans les jugements et les décisions des autorités judiciaires. Une incursion critique est alors faite sur l'appel fait par les juges aux neurosciences pour tenter de trouver dans l'imagerie fonctionnelle la clé de lecture des pensées, des émotions, des états de conscience, des comportements des personnes inculpées pour des actes délictueux. On ne peut que rejoindre la prudence que manifeste l'auteure à l'égard de l'intrusion des neurosciences dans le domaine judiciaire avec l'enfouissement de la singularité de chaque personne dans des modèles probabilistes. Il restait ensuite à l'auteure de montrer pourquoi l'empathie est au cœur de la religion et de la spiritualité. La religion est étymologiquement lien, attention et partage qui se déploient dans l'immanence de relations humaines fondées sur l'amour (*caritas humani generis*) dont la Transcendance est à la fois l'exemple et le garant.

L'ouvrage de Marie Challita invite ainsi à un parcours approfondi de l'empathie qui ouvrira aux lecteurs, que l'on souhaite nombreux, la porte d'un approfondissement personnel autant par les éclairages qu'il dispense avec générosité que par les questions qui restent posées ; en bref cet ouvrage est d'autant plus précieux qu'une fois lu, il donnera encore à penser.

Roger Gil, MD, PhD
Professeur émérite de neurologie à l'Université de Poitiers
Doyen honoraire de la Faculté de médecine et de pharmacie de Poitiers

INTRODUCTION

Dans la première phase de mes recherches, en 2012, en préparation de cette thèse, j'ai tapé dans le moteur de recherche *Google* les mots "le cerveau empathique", comme titre d'un livre. Le résultat fut un seul livre – avec la date de publication août 2011. Quelques mois auparavant, en utilisant les mêmes mots-clés de recherche, j'avais obtenu "zéro" résultat. En mars 2012, *Google Scholar* n'a trouvé que cinq articles intitulés "Cerveau empathique", deux articles seulement pour "Théologie et le cerveau", et six pour "Théologie et le mental".

Cette thèse a été développée pour appuyer et faire avancer la recherche sur l'intersection des disciplines qui constituent le domaine de la Neuroéthique, un émergent et fascinant sous-secteur de la Bioéthique. L'empathie est un concept qui englobe différentes disciplines. Le choix fut de la discuter et de l'étudier sous cinq optiques : Neuroscience, Psychologie, Philosophie, Droit et Théologie. Le point central de ce travail est la composante de la "Neuroéthique" qui étudie la base neurale du comportement moral. La discussion, cependant, est particulièrement axée sur les bases neurales de l'empathie, laquelle s'avère être la voie menant au comportement moral/éthique et à un plus grand bien dans nos sociétés.

Le but est de démontrer pourquoi l'empathie, si elle est cultivée dès le plus jeune âge, est la base du comportement moral et pourquoi le comportement empathique est la voie qui conduit à des sociétés pacifiques, harmonieuses, civilisées et éthiques. Compte tenu de l'aspect interdisciplinaire de cette thèse, nous pouvons être certains de l'apport bénéfique au domaine de la Bioéthique qui, comme le savent tous les Bioéthiciens, englobe plusieurs disciplines. Le thème sera abordé en synthétisant autant que possible, en identifiant certaines questions qui se poseront en cours de route et en essayant d'apporter des réponses quand c'est approprié.

Ceci est l'un des nombreux exemples dans le domaine académique où l'accent mis sur le lien interdisciplinaire pour l'étude d'un concept moral est considéré comme fondamental. Mais la spécialité de cet argument est l'étendue des disciplines concernées et l'accent sur le développement de l'empathie en raison de son impact significatif sur l'expression du comportement moral, en particulier du point de vue de chacune des disciplines considérées.

Dans cette thèse, le défi est d'argumenter que l'empathie peut être cultivée ou inculquée, un défi que la chercheure en neuroscience sociale, Tania Singer, présente dans un article publié en 2008, dans lequel elle écrit :

« … presque rien n'est connu sur la plasticité du cerveau empathique, c'est-à-dire sur l'éducabilité de l'empathie et de la motivation compassionnelle, un problème [parmi d'autres qu'elle a énumérés précédemment] qui devrait avoir un impact pratique notable sur la société »[1].

Mais le défi dans ce projet est sans aucun doute facilité par une myriade de citations comme celle de Taylor – une philosophe qui a écrit en étudiant le Traité de Hume : « ... l'éducation de notre sympathie commence dans les limites 'étroites' de notre famille ou de notre cercle tribal »[2]. Nous savons que la nature et l'éducation sont tous les deux partenaires dans notre vie émotionnelle. Le but de cette étude est de mettre en lumière les contributions uniques et puissantes du développement de l'empathie dans l'établissement d'un monde heureux, pacifique, juste et harmonieux.

Je procède en dédiant exclusivement le premier chapitre au concept d'empathie, où sont énumérées et commentées diverses définitions de théoriciens de différentes disciplines. Ensuite, toujours dans ce même chapitre je présente l'origine de l'empathie, puis j'essaye d'expliquer son appartenance soit aux émotions basiques soit aux non basiques. Enfin, j'offre un aperçu sur une multitude de situations de la vie quotidienne où l'on retrouve le concept d'empathie, validant ainsi l'ampleur, l'importance et l'impact remarquables de l'empathie sur la vie, le mental, le corps et le comportement des personnes.

Dans le deuxième chapitre, quelques données de la neuroscience en corrélation avec l'empathie sont exposées, en commençant par une description de deux éléments fondamentaux du cerveau : les neurones

---

[1] Tania Singer, Grit Hein, "I feel how you feel but not always: the empathic brain and its modulation", Elsevier, *Current Opinion in Neurobiology*, 18 (2008), 153-158, p.157.

[2] Jacqueline Taylor, "Justice and the foundation of social morality in Hume's treatise", *Hume Studies* Volume XXIV, Number 1 (April, 1998) 5-30, p. 14, https://www.humesociety.org/uploads/issues/v24n1/383005.pdf, [2024-05-07]. Ici, nous constatons que le mot sympathie est utilisé par Taylor suivant la façon dont il a été utilisé par Hume pour qui, comme spéculé par de nombreux savants contemporains, la sympathie et l'empathie sont les mêmes, puisque le mot empathie n'existait pas encore au cours de la durée de vie de Hume (1711-1776). Comme nous le verrons, le mot anglais 'empathy' n'a été inventé qu'en 1909.

et les synapses, pour passer ensuite à expliquer brièvement l'évolution du cerveau en termes de taille et de structure, une explication suivie d'une présentation rapide de la cartographie du cerveau dans laquelle toutes les principales régions/zones sont clairement identifiées. Après un bref aperçu du cerveau humain, vient la discussion sur comment se déroule le développement neural. La base neuronale des émotions sera ensuite traitée, en référence aux résultats de différentes études, et en identifiant les principales zones du cerveau constamment activées au cours de l'expérience d'émotions différentes. Enfin, les bases neurales de l'empathie seront présentées, en identifiant les principales zones du cerveau qui s'activent durant différents scénarios d'expérience de l'empathie.

Une sous-section de la base neurale de l'empathie sera consacrée aux "neurones miroirs" ou aux régions du cerveau qui s'avèrent être en corrélation avec la manifestation d'un comportement empathique. Ensuite sera offerte l'analyse de comment le mental, semblable à un logiciel (software), peut changer le cerveau, et comment celui-ci semblable à un matériel (hardware), peut affecter le mental. En bref, cela confirme la plasticité du cerveau. Pour l'exprimer avec les mots du neuropsychologue Rick Hanson, qui explique comment l'activité mentale sculpte la structure neurale : « ... utiliser le mental, pour changer le cerveau, pour changer le mental... »[1]; ou selon les mots du neuropsychologue Donald Hebb, « les neurones qui s'activent ensemble se câblent ensemble »[2]. La dernière section de ce chapitre aborde certaines questions dont quelques-unes trouveront des réponses au cours de la thèse, tandis que d'autres seront proposées comme sujet d'études et de recherches ultérieures. Étant donné le lien important qui existe entre la neuroscience et la psychologie, et compte tenu des précédentes citations de neuropsychologues, il est pertinent de passer à l'approche psychologique.

Le troisième chapitre illustre donc le concept d'empathie de "l'optique psychologique" : c'est le chapitre central de ce travail. Il commence par l'analyse des trois aspects de l'empathie : cognitive, affective et compassionnelle. L'articulation de la séquence de ces trois niveaux, fondamentale pour l'expérience de l'empathie, sera expliquée. Vient ensuite le moment de présenter – en mettant toujours l'accent

---

[1]Rick Hanson, *The self-transforming brain,* http://media.rickhanson.net/home/files/FACES_SD_2009_Brain.pdf, p. 2 [2024-05-07].

[2]Ibid.

sur l'empathie – la relation indiscutable entre émotions/sensations, expression corporelle et comportement. Cela aide à comprendre l'unité psycho-socio-physique sur laquelle se sont concentrés de nombreux chercheurs, allant de la philosophie jusqu'à la psychologie. Également sont mises en évidence la relation et la dynamique qui existent entre le corps, l'esprit ou le mental et le comportement. Une fois que différentes théories pour cette relation corps-sentiment-comportement ou corps-esprit-comportement auront été exposées, on passe à la compréhension du rôle des processus conscients par rapport aux processus inconscients dans l'expérience d'empathie. Ici, on essaye de répondre à une question centrale du débat, à savoir ce qui vient en premier dans l'expérience de l'empathie : "d'abord je ressens ce que moi je ressens, ensuite je ressens ce que l'autre ressent ?" ou bien "Je ressens d'abord ce que l'autre ressent, puis je ressens ce que moi je ressens ?". Après une analyse approfondie de ce sujet, une réponse possible sera suggérée, permettant ainsi d'aborder une discussion aussi vitale : l'importance de développer l'empathie.

On procède en montrant quelques liens entre la nature de l'empathie et le développement de l'empathie. Il sera démontré, à partir de différentes études, comment l'imitation inculque l'empathie chez l'enfant. Développer l'empathie par l'imitation et apprendre à imiter ou à être imité peut être un processus continu à l'âge adulte – et non seulement limité à l'enfance. En faisant référence à diverses recherches par des neuropsychologues, il sera expliqué comment et pourquoi on devrait encourager le développement du comportement empathique. Ceci souligne principalement l'importance des expériences auxquelles une personne est exposée, ainsi que l'importance de l'environnement et des relations avec les autres. Ce qui amène à la section de psychologie du développement et à ses implications pour le développement de l'empathie. On présentera plusieurs éléments de preuve et des exemples de programmes de formation, mettant l'accent sur le développement du cerveau et le comportement empathique chez les enfants et les adolescents. Ces preuves renforcent l'argumentation du développement de l'empathie à travers des expériences de vie et d'apprentissage. On étendra ces implications du développement de l'empathie en démontrant leurs avantages dans la réduction d'un problème scolaire majeur qui est le phénomène de l'intimidation.

Le parcours continue en identifiant quelques cas dans lesquels l'empathie peut mener à un piège, ouvrant ainsi les yeux à la plupart de ceux qui pensent que le résultat d'un comportement empathique ne peut être qu'une expérience positive. En fait, pour ne citer que quelques exemples, il est possible de tomber dans le piège de la "perspective de soi" et de "l'objectif personnel" ou de l'application imprudente de la "précision empathique" dans une relation. Le chapitre se termine en rappelant que parmi les espèces, la gentillesse est une impulsion automatique programmée/innée dans le cerveau ; nous sommes tous destinés à aider ou à partager des sentiments, par le biais de neurones miroirs. C'est ce qui soutient notre sociabilité et notre survie sociale en tant qu'êtres humains lorsque nous dirigeons notre impulsion empathique vers l'autre. Avec cette émergence du concept de "l'autre" et de la notion de notre sociabilité sans équivoque en tant qu'êtres humains, nous avons créé une prémisse pour le contenu du prochain chapitre sur l'empathie et la philosophie.

Dans le quatrième chapitre, l'empathie est examinée avec "l'optique philosophique". On commence par prouver, en utilisant une variété de littérature philosophique, avec recours le cas échéant à nos arguments, que l'empathie est la base du comportement moral. On soulignera ensuite philosophiquement la place cruciale que l'empathie occupe dans différents domaines de la science. D'où la section "Empathie et philosophie de la science" qui traite du concept d'empathie dans les domaines suivants : médecine, physique, sciences politiques et sociales et neurosciences. Les concepts philosophiques de la perception et de la projection et leurs interactions dans l'expérience de l'empathie seront présentés et analysés. Ensuite, on passe à étudier et décrire le lien fort qui existe entre l'empathie et les vertus de l'ouverture et de l'altruisme. En ce point central du chapitre, on illustre une compréhension de la vision déterministe du comportement moral humain. Ensuite, il sera affirmé que, bien que des facteurs déterministes puissent influer sur les comportements humains, d'autres réalités telles que la pleine conscience (*Mindfulness*) et la conscience attentive (*Awareness*) sont la cause sous-jacente ou la base de notre libre arbitre, de nos choix et des décisions que nous prenons. Chacun de nous possède ces potentiels de conscience attentive et de pleine conscience et il est encouragé à les développer et à les utiliser car ils nous permettent de devenir empathiques. La discussion sur la pleine conscience et la conscience attentive amène à suggérer une section où sera étudiée brièvement la relation entre le mental et l'empathie, inspirant à son tour une autre section où sera explorée sommairement la relation entre l'âme et l'empathie. Reconnaître comment notre comportement moral empathique peut être actualisé dépend du rapport avec "l'autre" en tant que sujet ou en tant qu'objet. La dernière section du chapitre sillonne les bienfaits des relations "Je-Tu" par rapport aux méfaits des relations "Je-ceci", dans l'expérience du comportement moral empathique.

Le cinquième chapitre examine l'intersection entre l'empathie et le jugement moral, du "point de vue juridique". Ainsi, une section sur l'empathie au tribunal est créée, où différents systèmes judiciaires sont parcourus et la mesure avec laquelle l'empathie influence les procès est démontrée. L'empathie sera examinée du point de vue des juges, des jurys, des victimes, des coupables, des avocats et des autres personnes impliquées dans le procès ou la condamnation. Ensuite, on procède en décrivant, non sans une approche critique, comment les neurosciences affectent ou devraient affecter les affaires judiciaires, en particulier les affaires pénales, dans la salle d'audience. Ensuite, on tentera de démontrer pourquoi l'IRMf au tribunal n'est pas recommandée en raison de différences entre les individus et d'autres risques et problèmes connexes. Étant donné que l'introduction des neurosciences et des techniques d'imagerie au tribunal peuvent avoir une influence trompeuse sur la manière de tenir les personnes responsables du tort qu'elles commettent, une section sur l'empathie et la responsabilité personnelle est conçue. Dans cette section, on montre que l'empathie, contrairement aux techniques de la neuroscience, peut être un indicateur puissant à la fois pour, juger les auteurs des actes répréhensibles comme responsables des actes qu'ils ont commis (du point de vue du groupe de juges) et pour, être disposé à assumer la responsabilité, au remords et à la réparation (du point de vue du malfaiteur/offenseur). La dernière section de ce chapitre traite de la relation entre empathie et socialisation où, à partir d'études et de recherches scientifiques, il est montré comment cette relation peut influer sur le nombre de délinquances et/ou de procès criminels.

Dans le sixième chapitre, en se souvenant, comme exposé dans le chapitre précédent comment l'empathie est bénéfique pour les sociétés, on analysera le rôle de la théologie dans la contribution à une société empathique. Ici, on doit préciser que "l'optique théologique" vise à mettre en évidence les exemples d'"empathie" vécue ou enseignée, sous l'angle de la foi et de la religion, en particulier de la religion chrétienne, d'où le terme "théologique" dans le titre du chapitre. Il est donc important pour le lecteur de se rappeler que "l'optique théologique" n'est pas une étude exégétique ; il s'agit plutôt d'une étude, d'une analyse et d'un commentaire systématiques d'une sélection de scènes tirées de la Bible et des écrits de certains Saints et d'auteurs spirituels contemporains, afin de démontrer comment la foi, ou la spiritualité ou la religion ont leur rôle à jouer pour que le cerveau et les cœurs deviennent "empathiques", conduisant ainsi à des comportements moraux et à de meilleures sociétés.

Ainsi, le pilotage, depuis la nature des corrélations du cerveau empathique jusqu'au développement des connexions causales de l'esprit empathique, met en évidence l'aspect interdisciplinaire qui constitue à son tour la pierre angulaire de cette thèse.

Chapitre 1 – L'EMPATHIE

Introduction

Puisque la structure de cette thèse, comme son titre le montre, concerne le "cerveau empathique", il est approprié de commencer par écrire un chapitre exclusivement sur l'empathie, suivi d'un chapitre présentant les données de la "science du cerveau" ou de la neuroscience, puis des chapitres développant les autres aspects. En espérant que cette progression dans le traitement du sujet sera utile et instructive pour le lecteur, la première question qui se pose dans ce chapitre est évidemment : "qu'est-ce que l'empathie ?" ou "comment définit-on l'empathie ?" ; pour répondre à cette première question on examinera une sélection de définitions provenant de sources variées en les commentant brièvement. On expliquera ensuite les origines de l'empathie, la période où elle a commencé à être pratiquée ou connue, et quels en sont les fondements. On enchaînera en se demandant brièvement si l'empathie peut être comptée parmi les émotions basiques ou non basiques. Et enfin, on décrira l'étendue des domaines dans lesquels l'empathie remplit un rôle important.

1.1 Définition du terme "empathie"

Le mot anglais *Empathy* a été inventé en 1909 par Edward B. Titchener en le traduisant du terme allemand *Einfühlungsvermögen*[1]. Le mot *Einfühlung* se traduit littéralement par "sentir dans", comme si nous sentons les émotions d'une autre personne dans notre propre corps[2].

"Oxford English Dictionary" définit l'empathie comme : « La capacité de comprendre les sentiments de l'autre. Origine - début du XXe siècle du Grec em-patheia (em 'dans' + pathos 'sentir'*)* traduisant le mot allemand *Einfühlung* ». Dans "Cambridge Dictionary", l'empathie est définie comme : « La capacité de partager des sentiments ou des expériences d'une autre personne en imaginant ce

---

[1] Cf. Wikipedia.org, et/ou Internet Encyclopedia of Philosophy, *Empathy and sympathy in ethics,* March 2011, http://www.iep.utm.edu/emp-symp, [2024-05-11].

[2] Cf. Daniel Goleman, *Social intelligence: the new science of human relationships*, Arrow Books, London, 2007, p.58.

que ce serait d'être dans sa situation ». "Merriam-Webster's Thesaurus" définit l'empathie comme : « Le sentiment de compréhension et de partage des expériences et des émotions d'une autre personne ; La capacité de partager les sentiments de quelqu'un d'autre ».

Jusqu'ici, dans les définitions ci-dessus, nous pouvons voir l'émergence de trois aspects de l'empathie qui seront discutés en détail dans le chapitre 3 : "Optique psychologique". L'aspect cognitif de l'empathie (à travers des mots tels que *comprendre* ou *imaginer*) et l'aspect affectif (des mots comme "partager le sentiment d'une autre personne"). Le mot *partager* peut également inclure la volonté d'aider ou d'agir conformément à ces sentiments. À partir des simples définitions précédentes, et avant de passer à d'autres définitions beaucoup plus détaillées, notons que le mot *partager* appelle l'aspect compassionnel de l'empathie. Dans la définition donnée par le dictionnaire "Merriam-Webster", nous notons l'utilisation du mot *sentiment* au lieu du mot *capacité*. Nous observons également que certaines définitions remplacent le terme *expérience* par *sentiment*, déclarant par exemple "comprendre et partager le sentiment d'un autre" au lieu de "comprendre et partager l'expérience d'un autre". Dans les deux cas, on a tenté de définir le concept d'empathie comme *vivre l'expérience que nous observons l'autre en train de vivre* ; Alors que cette définition provisoire semble être très proche de la définition de Stein indiquée ci-dessous, elle peut inclure vivre l'expérience que l'autre vit ou ressent, en essayant de rendre cette expérience supportable (si la souffrance est en jeu) ou doublement plaisante (quand c'est une expérience agréable). Voyons maintenant un autre ensemble de définitions proposées par un groupe de théoriciens de diverses disciplines :

Définition de l'empathie par les philosophes

David Hume

« Sympathiser avec les autres, c'est recevoir par la communication leurs inclinations et leurs sentiments, aussi différents soient-ils, voire contraires aux nôtres. [To sympathize with others is to receive by communication their inclinations and sentiments, however different from, or even contrary to our own] »[1].

Une autre source de référence qui donne une description différente, et à mon avis une description meilleure, par Hume de la sympathie/empathie :

« La sympathie comme la colle qui lie affectivement les autres à soi-même et, par implication, crée des liens éthiques entre les individus d'une communauté. [Sympathy as the glue that affectively binds others to oneself and, by implication, binds a community of ethical individuals together] »[2].

Nous notons dans cette description/définition le concept implicite "d'unité" entre les membres d'une communauté ou d'une société. Ce concept sera discuté plus longuement dans les prochains chapitres, en particulier dans le chapitre 6 : "Optique théologique". Cependant, pour l'instant, nous voulons juste effleurer cette définition pour attirer l'attention sur l'impact que l'empathie peut avoir sur les communautés ou les sociétés et sur le lien important qui existe entre empathie et moralité.

Edith Stein

« L'empathie est l'expérience de la conscience étrangère en général. [Empathy is the experience of foreign consciousness in general] »[3].

Malgré sa simplicité, cette définition incarne des concepts profonds et nous aurons de nombreuses occasions de la commenter dans cette thèse. Pour le moment, nous pouvons supposer que l'empathie est la capacité de faire l'expérience de ce que l'autre vit.

---

[1] David Hume, *Treatise of human nature*, L.A. Selby-Bigge (ed.), Clarendon Press, Oxford 1888, p. 316. [Comme spéculé par de nombreux chercheurs contemporains, la sympathie et l'empathie sont les mêmes pour Hume, puisque le mot empathie n'existait pas encore de son vivant (1711-1776). Le mot 'empathy' en anglais n'a été inventé qu'en 1909].

[2] http://www.iep.utm.edu/emp-symp, Internet encyclopedia of philosophy, *Empathy and sympathy in ethics,* March 2011, [2024-05-11].

[3] Edith Stein, *On the problem of empathy*, traduit par Waltraut Stein, ICS Publications, Washington DC 1989, p. 11.

Khen Lampert

« [L'empathie] est ce qui nous arrive lorsque nous quittons notre corps ... et que nous nous trouvons soit momentanément, soit plus longtemps dans le mental de l'autre personne. Nous **observons** la réalité à travers ses yeux, nous **ressentons** ses émotions, nous **partageons** sa douleur. [Empathy is what happens to us when we leave our own bodies...and find ourselves either momentarily or for a longer period of time in the mind of the other. We **observe** reality through her eyes, **feel** her emotions, **share** in her pain] »[1].

Cette définition est pratique, descriptive et compréhensible. Nous notons l'aspect cognitif dans l'utilisation du mot "observons", l'aspect affectif à travers le mot "ressentons" et l'aspect compassionnel, "action et réponse" à travers le mot "partageons".

Définition de l'empathie par les psychologues

Simon Baron-Cohen

« L'empathie consiste à s'accorder spontanément et naturellement avec les pensées et les sentiments de l'autre, quels qu'ils soient. [Empathy is about spontaneously and naturally tuning into the other person's thoughts and feelings, whatever these might be] »[2].

Cette définition n'est pas la seule suggérée par cet auteur, mais j'apprécie les attributs de spontanéité et de naturel qui y sont décrits, car ils décrivent l'expérience la plus commune de l'empathie, dans une phrase simple et brève (spontanément et naturellement est la manière dont la plupart de la population normale empathise).

Nancy Eisenberg

« Une réponse affective qui découle de l'appréhension ou de la compréhension de l'état émotionnel ou de la condition de l'autre, et qui est identique ou très similaire à ce que l'autre personne ressent ou est

---

[1] Khen Lampert, *Traditions of compassion: from religious duty to social activism*, Palgrave Macmillan 2005, p. 157.

[2] Simon Baron-Cohen, *The essential difference: male and female brains and the truth about autism*, Basic Books, New York 2003, p.21.

supposée ressentir sous peu. [An affective response that stems from the apprehension or comprehension of another's emotional state or condition, and which is identical or very similar to what the other person is feeling or would be expected to feel] »[1].

Cette définition de Nancy Eisenberg est très proactive, car elle prend en compte les cas où certains théoriciens nient la possibilité d'empathie : comme lorsqu'un observateur ressent de la douleur par empathie avec une personne blessée, alors que cette dernière prend plaisir à ses blessures. C'est là que le mot "supposée", mis en évidence dans la définition ci-dessus, s'applique. Nous nous attendons tous à ce qu'un blessé ressente de la douleur et nous ressentons spontanément de la douleur à la vue d'un blessé. Mais si ce dernier ne ressent pas la douleur (au moment où c'est prévu), c'est le problème de ce dernier. Nous en discuterons plus tard dans les chapitres à venir. Mais pour le moment, il s'agit simplement de souligner l'aspect proactif de cette définition.

Daniel Goleman

« L'empathie – percevoir/détecter les émotions d'un autre – semble être aussi physiologique que mentale, construite sur le partage de l'état intérieur de l'autre personne. [Empathy – sensing another's emotions – seems to be as physiological as it is mental, built on sharing the inner state of the other person] »[2].

La valeur de cette définition est de cibler la dynamique de la discussion "corps-esprit-comportement" et la manière dont le comportement empathique est en corrélation avec le corps, lequel à son tour est en corrélation avec le mental. De plus, dans cette définition, l'aspect cognitif (percevoir) et les aspects affectifs et compassionnels (partage) sont astucieusement intégrés.

---

[1] Nancy Eisenberg, Richard A. Fabes, Tracy L. Spinrad, "Prosocial development", N. Eisenberg (ed.) *Handbook of Child Psychology, Social, Emotional, and Personality Development*, volume 3, 6th edition, John Wiley & sons Inc., New Jersey 2006, p.647.

[2] Daniel Goleman, *Social intelligence: the new science of human relationships*, London, Arrow Books, 2007, p.25.

Martin Hoffman

« Un état émotionnel déclenché par l'état émotionnel ou la situation d'un autre, dans lequel on ressent ce que l'autre ressent ou devrait normalement ressentir dans sa situation. [An emotional state triggered by another'semotional state or situation, in which one feels what the other feels or would normally be expected to feel in his situation] »[1].

Comme on peut le constater, la définition de Hoffman est très similaire et correspond à celle de N. Eisenberg, sauf qu'elle est reformulée différemment.

William Ickes

« Une forme complexe d'inférence psychologique, où l'observation, la mémoire, les connaissances et le raisonnement sont combinés pour amener à une vision claire des pensées et des sentiments des autres. [A complex form of psychological inference, in which observation, memory, knowledge, and reasoning are combined, to yield insights into the thoughts and feelings of others] »[2].

L'utilisation de "forme complexe" dans cette définition est un peu décourageante. Les lecteurs, ou les éducateurs, ou quiconque souhaitant appliquer l'empathie ou l'enseigner dans la vie quotidienne, ne voudront pas utiliser cette définition pour expliquer l'empathie. Il sera certainement démontré tout au long de cette thèse que l'empathie n'est pas aussi complexe que cela puisse paraître dans cette définition de William Ickes.

---

[1] Martin L. Hoffman, "Empathy and prosocial behaviour", M. Lewis, A.M. Haviland-Jones, L. Feldman Barrett (eds.) *Handbook of emotions*, The Guilford Press, New York 2008, p. 440.

[2] William Ickes, *Empathic accuracy*, The Guilford Press, New York 1997, p.2, ou cité par Jean Decety, "Human empathy", dans *Japanese Journal of Neuropsychology,* 22 (2006) 1, 11-33, p.13.

Heinz Kohut

« L'empathie est la capacité de penser et de se sentir dans la vie intérieure d'une autre personne. [Empathy is the capacity to think and feel one self into the inner life of another person] »[1].

Kohut considère que cette définition de l'empathie est la meilleure[2]. Je suis en partie d'accord avec Kohut sur ce point, parce que j'ose espérer que d'ici la fin de cette thèse, nous aurons probablement suggéré une autre meilleure définition. Déjà au chapitre 3 : "Optique psychologique" section 3.5, et au chapitre 4 : "Optique philosophique" section 4.4.1, Kohut lui-même propose une meilleure description de l'empathie, lorsqu'il la compare à « l'oxygène qui insuffle la vie dans une relation entre un individu et un autre ». Cependant, dans sa première définition présentée ci-dessus, Kohut explique que l'empathie est la capacité de faire l'expérience de ce que vit une autre personne. Ce qui représente une description profonde, reliant les aspects cognitifs et affectifs de l'empathie (penser et sentir). Néanmoins, il faut noter que l'auteur a proposé cette définition dans le contexte d'encourager l'utilisation de l'empathie par les psychanalystes. Par conséquent, on remarque l'accent sur (penser et sentir) lesquels, si utilisés avec succès, seraient un grand outil à la psychologie. Comme le dit Kohut, « ...l'empathie, cet instrument **irremplaçable**, de profondeur psychologique, mais en aucun cas infaillible [...empathy, this irreplaceable but by no means infallible depth-psychological tool] »[3].

Carl Rogers

« Percevoir le cadre de référence interne d'une autre personne avec précision, avec les composantes émotionnelles et les significations qui s'y rapportent, comme si on était l'autre personne, mais sans jamais perdre la condition du "comme si". [To perceive the internal frame of reference of another with accuracy and with the emotional

---

[1] Heinz Kohut, *How does analysis cure?* (eds.) Arnold Goldberg, et Paul E. Stepansky, University of Chicago Press, Chicago, London 1984, p.82.
[2] Ibid.
[3] Heinz Kohut, *How does analysis cure?* (eds.) Arnold Goldberg, et Paul E. Stepansky, University of Chicago Press, Chicago, London 1984, p.83.

components and meanings which pertain thereto, as if one were the other person, but without ever losing the 'as if' condition] »[1].

Cette définition Rogérienne semble être célèbre dans son "comme si on était l'autre personne". On ne peut guère savoir exactement pourquoi l'auteur a mis beaucoup l'accent sur la séparation entre l'empathisant et l'empathisé. C'est peut-être pour que l'empathisant soit attentif à ne pas tomber dans l'auto-détresse et à garder une certaine distance de l'autre dans l'expérience de l'empathie ; ou bien cela est sous-entendu être simplement un conseil ou une instruction aux thérapeutes dans leur relation avec les patients.

Marshall Rosenberg

« La relation empathique est une compréhension du cœur dans laquelle nous voyons la beauté dans l'autre personne, l'énergie divine dans l'autre, la vie qui y est vivante. [Empathic connection is an understanding of the heart in which we see the beauty in the other person, the divine energy in the other person, the life that's alive in them] »[2].

C'est une définition de haut niveau, car elle prend en compte la compréhension du cœur, qui unit le cognitif ou le "mental" (compréhension) à l'affectif ou le "corps" (cœur), approuvant ce que le cœur peut faire lorsque nos relations en découlent, amenant à remarquer la beauté dans les autres, puis l'énergie divine, puis la vie en eux. Comme si l'empathie était une expérience continue, en mouvement constant, due au cœur, à la beauté, à l'énergie et à la vie qui font vivre cette expérience.

Wynn Schwartz

« Nous reconnaissons les autres comme empathiques quand nous sentons qu'ils ont précisément agi sur ou reconnu d'une certaine manière, en l'exprimant ou pas, nos valeurs ou motivations, nos

---

[1] Jerold D. Bozarth, "Rogerian empathy in an organismic theory", Jean Decety & William Ickes (eds.), *The Social Neuroscience of empathy*, MIT Press, Cambridge 2009, p.103.

[2]Marshall B. Rosenberg, *Speak Peace in a World of Conflict: What You Say Next Will Change Your World*, Puddle Dancer Press, Encinitas CA 2005, p. 80.

connaissances et nos aptitudes ou compétences, mais surtout lorsqu'ils semblent reconnaître le sens de nos actions de manière à ce que nous puissions tolérer leur reconnaissance. [We recognize others as empathic when we feel that they have accurately acted on or somehow acknowledged in stated or unstated fashion our values or motivations, our knowledge, and our skills or competence, but especially as they appear to recognize the significance of our actions in a manner that we can tolerate their being recognized] »[1].

Bien qu'elle ne semble pas être la meilleure, il est important de noter le caractère unique de cette définition. C'est la seule qui explique l'empathie du point de vue de l'empathisé plutôt que de l'empathisant. Outre sa teneur mathématique et logique, c'est une définition innovante, car elle décrit l'empathie du point de vue de la personne qui la reçoit plutôt que du point de vue de la personne qui l'offre. Cette définition est très intéressante car, comme nous le verrons dans les prochains chapitres, elle montre la réciprocité, l'effet miroir et la dynamique "de va-et-vient" de l'empathie.

Frans de Waal

« La capacité (a) d'être affecté par et de partager l'état émotionnel d'autrui, (b) d'évaluer les raisons de l'état de l'autre, et (c) de s'identifier à l'autre en adoptant son point de vue. Cette définition s'étend au-delà de ce qui existe chez de nombreux animaux, mais le terme "empathie" ... s'applique même si seul le critère (a) est rempli. [The capacity to (a) be affected by and share the emotional state of another, (b) assess the reasons for the other's state, and (c) identify with the other, adopting his or her perspective. This definition extends beyond what exists in many animals, but the term "empathy" … applies even if only criterion (a) is met] »[2].

---

[1] Wynn Schwartz, "From passivity to competence: A conceptualization of knowledge, skill, tolerance, and empathy" dans *Psychiatry* 65 (2002) 4, 338-345, p. 342.

[2] Frans de Waal, "Putting altruism back into altruism: the evolution of empathy" dans, *Annual Review of Psychology,* 59 (2008), 279-300, p. 281, http://www.life.umd.edu/faculty/wilkinson/BIOL608W/deWaalAnnRevPsych2008.pdf [2024-05-11].

Je dois être honnête en admettant que cette façon d'énumérer (a), (b) et (c), pour présenter une définition, est peu pédagogique. Mais puisque l'auteur lui-même convient que si seul le critère (a) est rempli, l'empathie s'applique toujours, on peut alors déduire rapidement les aspects affectifs et compassionnels de l'empathie en (a), en raison des mots "être affecté par" et "partager".

Daniel Batson établit huit concepts distincts d'empathie correspondant à huit états psychologiques dans l'expérience d'empathie[1] :

1. "**Empathie cognitive**" ou "précision empathique" lorsque nous connaissons l'état interne d'une autre personne, ses pensées et ses sentiments.
2. "Empathie faciale" ou "mimique de mouvements" ou "imitation" lorsque nous adoptons une posture ou que nous harmonisons les réponses neurales d'une autre personne observée.
3. "Capturer l'émotion", "contagion émotionnelle", ou "**empathie affective**" quand on en vient à se sentir de même que l'autre personne se sent.
4. "Empathie esthétique" quand on pressent ou se projette dans la situation d'autrui.
5. "Prise de perspective" ou "imaginer le point de vue de l'autre" consiste à imaginer comment une autre personne pense et ressent.
6. "Auto-imaginer la perspective" ou "prendre le rôle de l'autre" ou "se décentraliser", c'est imaginer comment on pense ou se sent à la place de l'autre.
7. "Anxiété empathique" se sentir en détresse en voyant la souffrance d'une autre personne ou se sentir angoissé par l'état de l'autre.
8. "Préoccupation empathique" ou "**compassion**" c'est ressentir une forme de souffrance avec une autre personne qui souffre.

[1] Cf. C. Daniel Batson, "These things called empathy", Jean Decety& William Ickes (eds.), *The Social Neuroscience of empathy*, MIT Press, Cambridge 2009, p.4-8.

Définition de l'empathie par les neuroscientifiques

Jean Decety

« L'empathie fait référence à une réponse émotionnelle qui émane de l'état émotionnel d'un autre individu, sans perdre de vue quels sentiments appartiennent à qui. [Empathy refers to an emotional response that emanates from the emotional state of another individual without loosing sight of whose feelings belong to whom] »[1].

Ceci est conforme à la définition Rogérienne discutée ci-dessus et connue par la condition "comme si".

Tania Singer et Frédérique de Vignemont définissent l'empathie comme suit :

« Nous "empathisons" avec les autres lorsque nous avons (a) un état affectif, (b) qui est isomorphe à l'état affectif d'une autre personne, (c) qui a été suscité en observant ou en imaginant l'état affectif d'une autre personne, et (d) quand nous savons que l'état affectif d'une autre personne est la source de notre propre état affectif. [We "empathize" with others when we have (a) an affective state, (b) which is isomorphic to another person's affective state, (c) which was elicited by observing or imagining another person's affective state, and (d) when we know that the other person's affective state is the source of our own affective state] »[2].

Quant à la modalité de présenter cette définition, le même commentaire que pour la définition de Frans de Waal s'applique ici aussi.

Enfin, de toutes les définitions rapportées par les théoriciens énumérés, nous pouvons déduire les affirmations suivantes, qui reflètent de manière simple les plus importants mots-clés qui définissent l'empathie :

---

[1] Jean Decety, "Human empathy", dans *Japanese Journal of Neuropsychology,* 22 (2006) 1, 11-33, p.27.

[2] Tania Singer, "Understanding others: Brain mechanisms of theory of mind and empathy", Paul W. Glimcher, Colin F. Camerer, Ernst Fehr, Russel A. Poldrack (eds), *Neuroeconomics: Decision-making and the brain,* Elsevier 2009, p.252.

- Un *processus* dans lequel nous reconnaissons, ressentons et partageons l'état émotionnel d'un autre individu ;
- Un *sentiment/émotion* dans lequel nous reconnaissons, ressentons et partageons l'état émotionnel d'un autre individu ;
- Une *expérience*, dans laquelle nous reconnaissons, ressentons et partageons l'état émotionnel d'un autre individu ;
- Une *perception*, dans laquelle nous reconnaissons, ressentons et partageons l'état émotionnel d'un autre individu ;
- Une *compréhension*, dans laquelle nous reconnaissons, ressentons et partageons l'état émotionnel d'un autre individu ;
- Une *aptitude/habileté*, dans laquelle nous reconnaissons, ressentons et partageons l'état émotionnel d'un autre individu.

À travers le reste de cette thèse, l'un ou l'autre des mots-clés ci-dessus sera utilisé puisque la plupart d'entre eux complètent de manière congruente la notion d'empathie. Par exemple, il est juste de lire dans cet ouvrage l'expression "processus d'empathie" ou "expérience d'empathie" car elle détient un plan d'action compatible avec notre compréhension de l'empathie comme, non seulement cognitive ou affective, mais aussi une motivation pour aider les autres. Il est également juste de lire le "sentiment d'empathie" puisqu'il est maintenant clair d'affirmer l'existence de l'aspect émotionnel dans le concept d'empathie. Il est également raisonnable de tomber sur l'expression de "capacité à faire preuve d'empathie", car il sera démontré que l'empathie a des racines innées et que, par-dessus tout, l'empathie peut être apprise pour devenir une compétence ou une capacité.

On espère que d'ici la fin de cette thèse, toutes ces définitions et d'autres éléments identifiés plus loin dans les prochains chapitres seront recueillis, aussi logiquement que possible, afin de pouvoir recommander une nouvelle définition de l'empathie, qui soit solide et cohérente.

1.2 Les origines de l'empathie

En ce qui concerne les origines de l'empathie, Jean Decety a écrit que notre comportement social est similaire à celui des primates et des autres mammifères. Il semble évident que des comportements tels que l'empathie peuvent également être observés chez d'autres espèces. Certains psychologues comparatifs considèrent l'empathie comme un processus d'induction par lequel les émotions négatives ou positives sont partagées et avec lequel la probabilité d'avoir un comportement similaire est accrue chez les participants. L'un des aspects les plus remarquables de l'empathie humaine est que l'être humain peut faire preuve d'empathie envers tout sujet, même les sujets d'espèce différente. Contrairement aux autres primates, les êtres humains peuvent exprimer leurs émotions à travers les mots, permettant ainsi de rendre compte des émotions actuelles et passées. Les conversations entre êtres humains aident à développer l'empathie, à partager, à expliquer et à réguler les émotions. C'est souvent par le biais de conversations que des expériences et des sentiments partagés peuvent être manifestes[1].

Ainsi, l'idée présentée ici est que le lien social, initialement présent chez les mammifères et les primates, évoluant à un niveau plus élevé de socialité chez l'être humain, est à l'origine du comportement empathique. Cela nous amène à penser que l'empathie en tant que concept est très ancienne dans son existence. Mais son applicabilité et sa pleine compréhension, que ce soit en neuroscience, en sciences sociales, en psychologie, en philosophie ou dans d'autres domaines de la science, constituent encore un jeune domaine de la recherche. C'est en fait l'une des raisons fondamentales de cet ouvrage : l'étude de l'empathie d'un point de vue interdisciplinaire. Ceci est extrêmement utile en particulier pour la bioéthique dans laquelle la neuroscience, l'éthique, la philosophie et la science du comportement se croisent de manière dynamique.

Cela étant dit, une question que nous ne pouvons pas éviter et qui mérite d'être posée est la suivante : "existe-t-il une base physiologique pour l'empathie dans le cerveau ?" si c'est le cas, cela signifie que nous pouvons l'identifier quantitativement, en trouvant où et combien de neurones et de régions sont impliqués. Nous pouvons également vérifier qualitativement : fonctionne-t-elle bien ? Y a-t-il des troubles quelque part ? Pouvons-nous améliorer l'empathie par le biais de médicaments ou d'interventions médicales ? Jusqu'où peut-on aller dans ces interventions d'amélioration ? Compte tenu du fondement physiologique de l'empathie, nous devons toutefois oser explorer au-delà d'une vision réductionniste de cette dernière, qui la considère

---

[1] Cf. Jean Decety, "Human empathy", dans *Japanese Journal of Neuropsychology,* 22 (2006) 1, 11-33, p.12-13.

comme un groupe de cellules cérébrales. En conséquence, d'autres questions méritent d'être posées :

Est-ce que tout dépend de la physiologie ? Nous ne croyons pas. L'empathie fait partie de la loi naturelle. Indépendamment du fait que l'empathie a une base physiologique, elle reste un potentiel en nous. L'empathie est un mélange de conscience attentive (*awareness*), de sentiment, de processus mental et d'action. L'empathie est une vertu qui est enseignée par la facilitation, l'habilitation et à travers un processus de développement. Contrairement à la foi ou à la religion, que nous pouvons choisir d'avoir ou de ne pas avoir à l'âge adulte, l'empathie demeure en nous. L'empathie est une qualité très naturelle qui habite l'esprit surtout depuis le plus jeune âge. Dans le cas du langage, nous avons tous le potentiel de parler (si la région correspondante dans le cerveau est saine), mais si nous ne recevons pas l'instruction ou la formation linguistique correcte, nous ne pouvons pas parler la langue. Il en va de même pour l'empathie, nous avons tous cette potentialité - peut-être et plutôt une potentialité abstraite ou spirituelle - mais si nous ne recevons pas l'éducation ou la formation appropriée pour en faire une vertu sensée, nous risquons de ne pas être empathiques. Si nous grandissons par exemple en apprenant l'empathie cognitive, il est probable que nous restons empathiques-cognitifs (par exemple : des psychopathes adultes qui, dans leur enfance, n'ont appris que l'empathie cognitive, mais n'ont pas appris à ressentir et à partager les sentiments et émotions d'un autre individu). Si nous grandissons en apprenant l'empathie émotionnelle ou affective, il est probable que nous resterons empathiques-affectifs, et si nous grandissons en apprenant l'empathie compassionnelle, il est probable que nous resterons empathiques-compassionnels.

Hila Keren, attribue les caractéristiques suivantes à l'empathie[1] :

1. L'empathie est *naturelle* : en tant qu'êtres humains, nous avons un instinct compassionnel. Des spécialistes tels que le psychologue Martin Hoffman soutiennent que la tendance à ressentir et à montrer de l'empathie est non seulement naturelle, mais aussi inévitable. Les

[1] Cf. Hila Keren, "Considering affective consideration", in *Golden Gate University Law Review* 40 (2010) 2, 165-234 Art.3, p.191-209, http://digitalcommons.law.ggu.edu/ggulrev/vol40/iss2/3/ [2024-05-11].

êtres humains sont construits de telle manière qu'ils peuvent et sont poussés à répondre émotionnellement aux besoins des autres.

2. L'empathie est *cognitive* : les travaux universitaires les plus populaires reflètent une vision et une compréhension croissantes des émotions liées à la cognition, façonnées par les pensées et la façon dont elles influencent les jugements. Cela supprime clairement l'empathie de la "vue impulsive" et la place sous la "vue évaluative" ou la "vue d'évaluation". Ici, nous notons qu'un chemin est ouvert au choix ou au libre arbitre, en d'autres termes, on peut librement choisir d'être empathique ou non.

3. L'empathie est *gratifiante* : la recherche dans le domaine des sciences du cerveau, comme nous le verrons au chapitre 2 : "Données de la neuroscience", fournit des preuves qui confirment les avantages physiques et psychologiques, tels que le plaisir, qui découlent de l'aide aux autres par exemple, des œuvres de bienfaisance. Ces résultats soutiennent fortement l'idée que les humains sont "nés pour être altruistes". De plus, ces études montrent que même si l'offre ou l'aide est obligatoire et non volontaire, les aides éprouvent toujours un sentiment de récompense. Fait intéressant, ceux qui ont été poussés à aider/à donner deviennent plus disposés à donner volontairement.

Qu'en est-il du libre arbitre si l'empathie est "innée" et rien de plus ? Étant donné, comme nous venons de le voir que l'empathie est cognitive le libre arbitre a bien sûr sa place dans le processus cognitif. Nous avons également vu que, malgré l'absence de libre arbitre, dans l'exemple de "don obligatoire/non volontaire", l'acte d'aider a laissé un impact positif sur l'aidant et curieusement le sujet devient plus enclin à montrer, volontairement (librement), un comportement empathique à l'avenir.

On pourrait se poser la question suivante : "Alors, qu'en est-il de la même famille, entre frères ou sœurs, et aussi entre jumeaux, où il y a une différence importante en termes d'empathie ?" est-ce dû aux gènes, aux hormones, à l'éducation, à l'environnement social ou à tout cela ? La thèse analyse ce problème en long et en large, mais en bref, voici comment cela fonctionne :

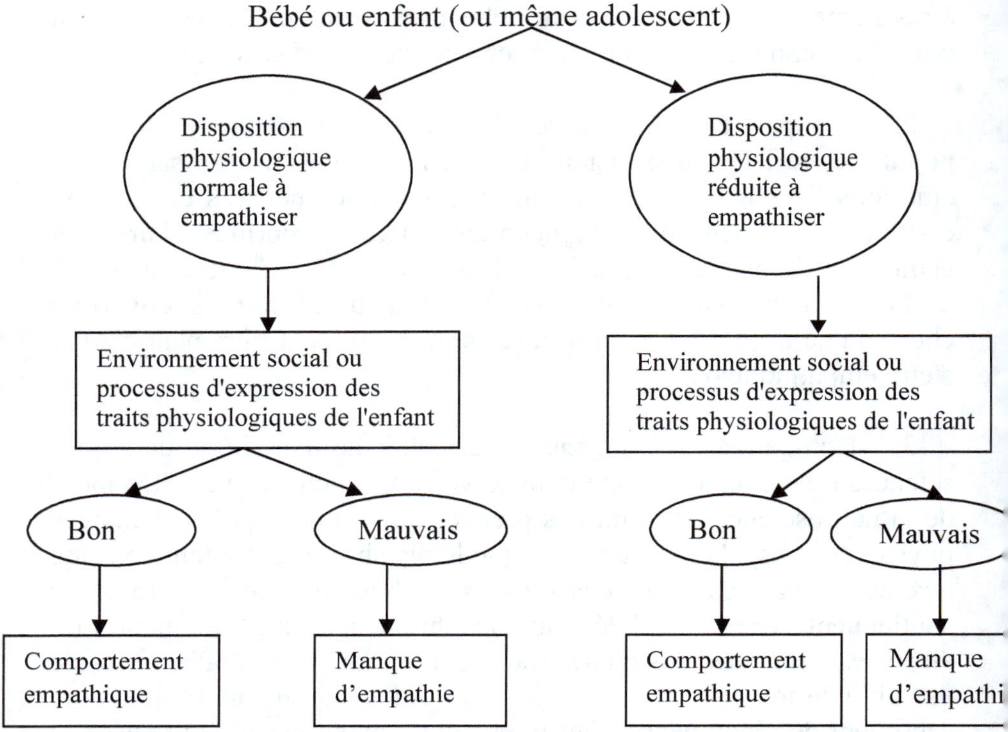

Fig. 1. 1 – L'environnement social et l'empathie de l'enfant

Ceci est, espérons-le, une image claire illustrant que tout dépend de la période de développement de la vie de l'individu, (voir les 2 premiers rectangles de la figure 1.1). C'est cette période de développement qui a plus d'impact sur le comportement empathique de l'individu. La période d'éducation est fondamentale pour son potentiel à prévaloir sur la disposition physiologique de l'individu.

1.3 L'empathie : une émotion basique ou non basique

Une émotion est basique lorsque, par défaut, elle est innée, universelle et similaire entre différentes cultures, et qu'on n'a pas besoin d'apprendre. Paul Ekman énumère six émotions de base : joie, peur, surprise, colère, dégoût et tristesse. Comme on peut le noter, l'empathie ne fait pas partie de cette liste d'émotions de base. C'est en quelque sorte un bon début, car cela place l'empathie sur une liste d'émotions qui doivent être apprises, ce qui soutient notre argument de "cultiver l'empathie".

Pourtant, les constructivistes sociaux sont en désaccord sur la base biologique des émotions de base et soutiennent que les émotions sont des produits de la société et non de la biologie. Certains scientifiques cognitifs, d'autre part, soutiennent en outre, postulant que les réponses à certaines émotions peuvent être déterminées biologiquement par les émotions qui font partie du psychologique plutôt que du biologique[1]. Ces deux points de vue soutiennent également, comme discuté dans le paragraphe précédent, le thème de "cultiver l'empathie", mettant en évidence la répercussion de facteurs tels que la société, l'environnement et le développement psychologique.

D'autre part, il est indiqué qu'une émotion non basique est un mélange d'émotions de base et nécessite une opération cognitive pour la dériver. Pour cela, elle est aussi appelée "émotion dérivée"[2]. Étant donné que l'empathie est composée de trois niveaux : cognitif, affectif/émotionnel et de compassion, on peut alors supposer qu'elle devrait être considérée comme une émotion dérivée.

Alternativement et de manière assez intéressante, un article de Stompe, Ritter et Northoff déclare dans sa partie sommaire : « l'empathie comme émotion de base du 'cerveau social'… »[3]. Compte tenu du contexte de l'article et de son objectif, il n'est pas surprenant de caractériser l'empathie comme une *émotion de base* par rapport au *cerveau social*. Alors qu'en ce qui concerne la relation avec les émotions en général, il est juste de dire que l'empathie est une émotion non-basique, en raison de l'importance de l'aspect éducatif, comme nous l'avons vu dans le diagramme illustratif de la section précédente, et de l'implication combinée de la nature et de l'éducation, dans le développement du comportement empathique.

Certes, davantage de recherches pourraient être faites à l'avenir pour élaborer cette section, mais pour les besoins de cette thèse, nous trouvons raisonnable à ce stade d'aborder ce point aussi brièvement. Avec ce regard sur la façon dont nous en venons à devenir empathiques et sur l'origine de l'empathie, nous avons pensé qu'il serait essentiel de présenter la portée par laquelle l'empathie est

---

[1] Cf. Joseph LeDoux, *The emotional brain: the mysterious underpinnings of emotional life,* Simon & Schuster, New York 1998, p.114-119.

[2] Ibid.

[3] Thomas Stompe, Kristina Ritter, Georg Northoff, "Empathy, culture and brain: proposal for a cross-cultural study", in *World cultural psychiatry research review,* (2010) Summer, 43-48, https://www.worldculturalpsychiatry.org/wp-content/uploads/2019/08/06-Empathy-V05N1.pdf [2024-05-11].

constamment nécessaire pour que nos interactions sociales soient moralement saines ; D'où, la section suivante.

1.4 L'importance de l'empathie

Dans différents domaines de la vie de tous les jours, nous tombons sur le concept d'empathie vécue, lue, entendue ou expliquée ou enseignée. Voici certains de ces domaines auxquels je peux penser. Premièrement, dans le domaine de la théologie ou de la spiritualité, l'empathie, bien que souvent mentionnée implicitement, est très présente dans les enseignements ou les écrits théologiques/spirituels. Le chapitre 6 : "Optique théologique" illustre amplement la valeur de l'empathie dans un contexte d'appartenance spirituelle, religieuse, en particulier à la foi chrétienne.

L'empathie en politique est de plus en plus mentionnée. Simplement en regardant l'actualité ou en lisant les journaux, de nombreuses actions de groupes de la sphère politique sont le résultat de l'empathie : visites aux malades, fonds et dons pour la mise en place de centres de soins, etc. Récemment, les discours de certains dirigeants politiques ont également souligné explicitement la nécessité de faire preuve d'empathie pour la résolution des conflits.

Dans les entreprises, nous voyons de plus en plus d'appels à des comportements empathiques : les PDG à travers leurs présentations promeuvent l'empathie au travail comme une exigence de leadership. Nous reconnaissons également de plus en plus la diffusion de l'empathie dans le domaine académique : les discours de remise des diplômes soulignent et justifient souvent le rôle de l'empathie dans un programme de formation intégrale.

Dans les situations de conflit, tous les jugements sont des expressions tragiques de besoins non satisfaits. Il ne peut pas être question de stratégies ou de solutions tant que les personnes en conflit ne sont pas connectées au niveau du cœur. L'empathie peut connecter deux personnes au niveau du cœur. Tous les "NON" sont l'expression tragique d'un besoin. L'empathie nous aide à ne rien laisser d'autre dans notre conscience, sauf les sentiments et les besoins de l'autre personne. Une fois qu'il y a de l'empathie, nous n'avons plus de compétitivité : les gens sentent que les sentiments et les besoins sont importants, ceci a lieu à travers l'empathie[1].

L'intimidation (*bullying*) est le problème le plus important dans les écoles, en particulier dans les pays en développement. À ma connaissance modeste des écoles nord-américaines et particulièrement du Canada, l'intimidation est une question d'actualité pertinente. Des articles dans des revues professionnelles, destinés aux thérapeutes et comités scolaires, aux conseillers des adolescents, etc. tous impliqués dans le conseil des intimidateurs, citent l'empathie dans leurs discours.

L'apparition de l'empathie en psychothérapie remonte à l'époque de Freud qui soulignait que l'empathie était essentielle pour prendre position sur la vie mentale d'une autre personne ; Carl Rogers l'a ensuite considérée avec sa plus influente thérapie centrée sur le client. Deux des six conditions que Rogers a fixées pour le succès thérapeutique sont a) que le thérapeute ressente une compréhension empathique du client et b) que le client perçoive la compréhension empathique du thérapeute. À ce jour, les psychologues continuent d'apprécier le concept d'empathie dans leurs théories. À titre d'exemple, un corpus de littérature explore le cycle de l'empathie (CE) : résonance empathique entre les thérapeutes et leurs clients, communication empathique du thérapeute et réception ou perception de l'empathie par le client. La littérature psychologique explore également les problèmes de l'empathie du client, le processus d'harmonisation empathique du thérapeute et ses cinq métaphores corporelles : lâcher prise ; compréhension de l'autre ; se déplacer vers ou dans ; découvrir ou discerner ; et saisir ou prendre possession. Ces métaphores agissent comme une forme de réalisation du processus de compréhension du client, de l'empathie du thérapeute et de sa relation positive avec le résultat positif de la thérapie[2].

Entre autres, Heinz Kohut, le père de *Self-psychology*, qui a été mentionné plus tôt dans ce chapitre et sera mentionné dans d'autres occasions de cette discussion, a beaucoup écrit sur le grand rôle curatif que l'empathie joue en psychothérapie. Kohut identifie dans de nombreux cas que le manque d'empathie est à la base de diverses maladies ou pathologies. Par exemple, pour expliquer la "psychose", l'auteur écrit : « ... parce que l'environnement de l'auto-objet (*self-*

[1] Cf. Marshall Rosenberg, *Non-violent communication: a language of life*, Puddle Dancer Press, Encinitas CA 2003, p. 113-127.

[2] Cf. Jean Decety& William Ickes (eds.), *The Social Neuroscience of empathy*, MIT Press, Cambridge 2009, p.101-120.

object) des premières années de la vie n'avait pas la réponse empathique qui aurait organisé le monde de l'enfant... » [1] ; Dans l'explication au sujet de "l'anxiété pathologique", le même auteur écrit : « ...l'anxiété primaire ... surgit en réponse au manque d'empathie chez les parents de l'enfant, ... »[2] ; Et en expliquant un cas clinique d'insomnie chronique, Kohut écrit :

« … il serait difficile de trouver un exemple clinique plus frappant démontrant comment… la satisfaction du besoin d'un patient d'avoir un objet propre (*self-object*) sensible à l'empathie peut restaurer la capacité du patient à s'endormir »[3].

Toutes ces évidences et événements dans le domaine de la psychothérapie soulignent la portée, l'importance et l'impact remarquables de l'empathie sur le mental, le corps et le comportement des personnes.

Et enfin, le domaine de la médecine ou des soins de santé est parmi les premiers dans le domaine des interactions sociales à mettre l'accent sur la valeur de l'empathie et de la compassion, comme cruciale et même fondamentale dans la vocation de la médecine. La sensibilisation au rôle de l'empathie et de la compassion dans les soins de santé remonte à la philosophie socratique, suivie de la religion chrétienne et de la parabole du "Bon Samaritain", jusqu'aux institutions de soins de santé d'aujourd'hui tels que les hospices. L'empathie et la compassion entre les médecins, les patients et leurs familles, deviennent la base fondamentale de chaque étape de la courbe des soins, de la formation/apprentissage, à la pratique des soins, et jusqu'à la fin du traitement, quel que soit le résultat final, que ce soit avec la guérison et la récupération totale, ou avec la fin du cycle de vie et le deuil.

Ces exemples ci-dessus ne sont que quelques cas de la multitude de situations dans lesquelles l'empathie est indiquée comme la clé pour établir un comportement harmonieux et décent. Quelle serait la contribution de cette thèse pour comprendre l'empathie comme base

[1] Heinz Kohut, *How does analysis cure?* (eds.) Arnold Goldberg, et Paul E. Stepansky, University of Chicago Press, Chicago, London 1984, p. 9.

[2] Heinz Kohut, *How does analysis cure?* (eds.) Arnold Goldberg, et Paul E. Stepansky, University of Chicago Press, Chicago, London 1984, p. 16.

[3] Heinz Kohut, *How does analysis cure?* (eds.) Arnold Goldberg, et Paul E. Stepansky, University of Chicago Press, Chicago, London 1984, p. 20.

du comportement moral dans ces différents domaines mentionnés ? Une réponse rapide serait par exemple : la thèse traitera des problèmes d'intimidation ou de harcèlement, expliquant le développement empathique à travers la discipline de la psychologie ; l'empathie dans les domaines de la politique, des affaires et de la santé sera étudiée à travers la discipline de la philosophie en particulier, et la discipline du droit. L'empathie dans la spiritualité ou la foi sera analysée avec la discipline de la théologie.

Résumé

Dans ce chapitre, nous avons présenté un large éventail de définitions du terme empathie. Ces définitions serviront de "boussole" pour avancer dans les chapitres, jusqu'à la conclusion de la thèse, quand nous pourrons décider de la meilleure définition ou, grâce aux connaissances acquises, en proposer une nouvelle. Nous avons ensuite tenté de révéler les bases de l'empathie qui mettaient en évidence le rôle de l'éducation et de l'environnement dans lesquels la personne grandit pour développer un comportement empathique. Nous avons brièvement essayé de démontrer pourquoi l'empathie doit être considérée comme une émotion non basique. Nous terminons le chapitre en décrivant comment et dans quels domaines de la vie quotidienne, l'empathie peut avoir une grande influence. Ces domaines soulignent à quel point l'empathie réside profondément dans l'âme des personnes et dans la société et comment elle peut avoir un impact positif énorme dans un large éventail d'interactions sociales. Nous nous rendons compte que le choix d'étudier le thème de l'empathie dans une perspective interdisciplinaire est une coïncidence intuitive.

Commençons donc par les données de la "Neuroscience".

Chapitre 2– DONNÉES DE LA NEUROSCIENCE

Introduction

De grands progrès et découvertes ont été faits dans le domaine de la science du cerveau ou neurosciences au cours des vingt dernières années. C'est, à mon avis, le secteur de recherche le plus fascinant et le plus mystérieux. Peut-être d'autant plus fascinant qu'il est mystérieux ! Dans ce chapitre, nous présenterons les éléments de base du cerveau ; nous avons choisi de proposer les données neuroscientifiques de manière à nous préparer aux chapitres suivants, dans lesquels nous ferons souvent référence aux principes de base du cerveau présentés ici. C'est également par un choix délibéré que les données seront limitées à certains éléments (aux fins de notre thème principal "Empathie"), qui vont des cellules ou neurones principaux jusqu'aux zones principales où se révèle une plus grande corrélation avec l'empathie. Nous expliquerons ensuite le développement neuronal en général, puis la base neurale de l'émotion, jusqu'à la base neurale de l'empathie. De plus, nous montrerons comment le cerveau et le mental interagissent et s'influencent mutuellement. La dernière section se termine par des questions critiques, certaines auxquelles nous essaierons de répondre au fur et à mesure que les chapitres de cette thèse se déroulent, d'autres restent à explorer et à déchiffrer par des recherches ultérieures.

2.1 Le cerveau : un aperçu

2.1.1 Neurones et synapses

Rien dans le domaine des neurosciences ne peut altérer l'idée que le traitement des données est l'activité fondamentale du cerveau. Les neurones, les principales cellules qui composent le cerveau, sont conçus pour propager des informations à travers leurs signaux électriques. Les synapses, elles, transforment ces informations en substances chimiques, modifiant la structure physique des informations mais pas les informations elles-mêmes. Le terme neurone a été inventé, selon certaines sources, par le physiologiste anglais Sir Charles Scott Sherrington (1857-1952), qui, après avoir travaillé à l'Université d'Oxford, a reçu le prix Nobel de médecine en 1932 avec Lord Edgar Douglas Adrian, de l'Université de Cambridge, pour leurs découvertes sur la fonction des neurones[1]. D'autres sources, dont "Wikipedia.org", déclarent que le terme neurone a été inventé par l'Allemand Heinrich Wilhelm Von Waldeyer (1836-1921) et certains livres ou publications scientifiques, tel que le livre intitulé "L'histoire des synapses", datent la création du terme "neurone" en 1891[2]. Cependant, à la lumière de mes recherches sur Internet, les arguments qui attribuent la création du terme "neurone" à Wilhelm Von Waldeyer sont plus convaincants ; de plus, la plupart des documents consultés montrent que le mot "synapse" a été inventé par Sir Charles Sherrington ceci, selon certaines sources, en 1906[3].

Après cette brève chronologie, nous sommes prêts à décrire ces deux éléments de base du cerveau, les neurones et les synapses : les neurones cérébraux sont des cellules nerveuses qui envoient et reçoivent des signaux électriques. Un neurone peut envoyer des signaux électriques de sortie aux cellules musculaires (motoneurones) et à d'autres neurones. Un neurone peut également recevoir des signaux électriques d'entrée des cellules sensorielles (neurones sensoriels) ainsi que d'autres neurones. Un neurone peut simplement envoyer des signaux à un autre neurone, et cela s'appelle interneurone[4].

Un neurone, comme illustré sur la Fig. 2.1, se compose d'un noyau, d'un axone et de dendrites. Il existe trois types de neurones : unipolaires, bipolaires et multipolaires.

---

[1] Cf. http://medicine.academic.ru/5618/Neuron, [2024-05-13].

[2] Cf. Max R. Bennet, *History of the synapse*, Harwood Academic publishers, Amsterdam 2001, p.18.

[3] Cf. Paul Glees, *The human brain*, Cambridge University Press, New York 1988, p. 50.

[4] Cf. https://www.ninds.nih.gov/health-information/public-education/brain-basics/brain-basics-life-and-death-neuron [2024-05-13].

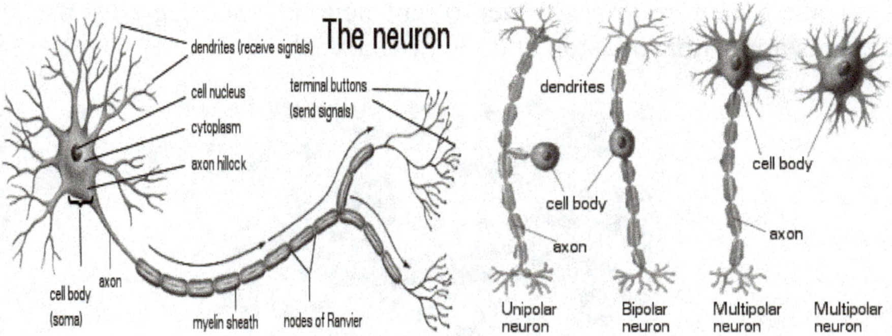

Fig. 2. 1[1] – Le neurone

Les synapses sont ce qui relie l'extrémité terminale d'un neurone (axone) à l'extrémité réceptrice d'un autre neurone (dendrites). Les synapses fournissent ainsi des connexions fonctionnelles entre les neurones. Celles-ci sont divisées en deux types : électriques et chimiques. Les synapses électriques couplent électriquement les neurones à travers les jonctions. Les synapses chimiques transmettent le produit chimique (neurotransmetteur) à d'autres cellules, libérées par les neurones à travers la fente synaptique, composée de la membrane présynaptique à l'extrémité d'envoi de l'axone et de la membrane postsynaptique à l'extrémité de réception de la dendrite. Il existe 75 neurotransmetteurs connus qui transmettent des signaux entre les neurones et d'autres cellules.

Les neurotransmetteurs sont généralement stockés dans des vésicules sphériques, (Fig. 2.2). Ils traversent la fente synaptique de la membrane présynaptique à la membrane postsynaptique en 1/10000ème de seconde. Certains récepteurs sur la membrane postsynaptique se lient aux molécules de neurotransmetteur provoquant une modification de la membrane de la cellule réceptrice. Il existe deux types de modification : la dépolarisation provoque un potentiel post-synaptique excitateur ; l'hyper-polarisation provoque un potentiel inhibiteur. Il existe deux mécanismes qui mettent fin à la transmission synaptique : la recapture et la dégradation enzymatique. La plupart des neurotransmetteurs sont presque immédiatement ramenés dans les boutons présynaptiques après leur relâchement. Ils sont à nouveau stockés dans des vésicules et recyclés. Ce mécanisme

---

[1] http://open-thought-blog.tumblr.com/post/63906926291/the-inner-workings-of-the-brain [2024-05-19].

est appelé recapture. D'autres neurotransmetteurs sont dégradés par les enzymes après transmission et donc désactivés[1].

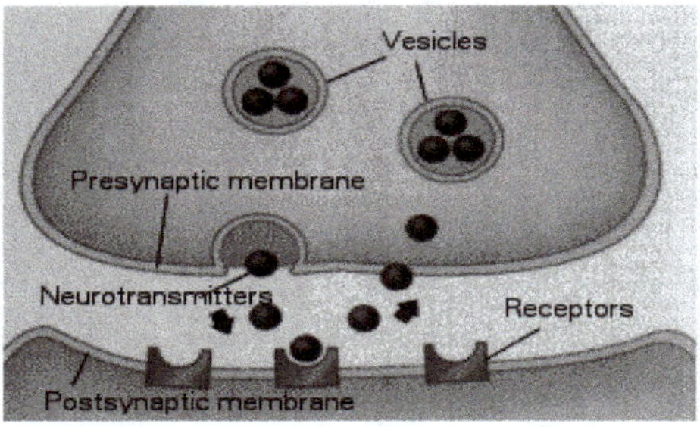

Fig. 2. 2[2] – La Synapse

2.1.2 Dimensions et structure du cerveau

Nous savons que la taille du cerveau humain est 4 fois celle du chimpanzé. Lorsque le chimpanzé est né, son cerveau (par la taille) est pleinement développé, tandis que l'être humain naît avec une taille de cerveau égale à la moitié de ce qu'il sera à l'âge adulte. Il faut 12 à 14 ans pour que le cerveau humain se développe pleinement[3]. C'est à cette période que les expériences, l'éducation, l'apprentissage et les facteurs externes influencent la plasticité du cerveau humain et forment le caractère et le comportement de la personne.

Mais ce ne sont pas les dimensions du cerveau humain qui font de l'être humain une créature supérieure (Fig. 2.3). Le cerveau de l'éléphant est beaucoup plus grand que le cerveau humain, mais cela ne rend pas les éléphants plus intelligents que les humains. Les Néandertaliens avaient un cerveau plus gros que le cerveau humain et rien ne prouve qu'ils étaient plus intelligents que nous. Il est même

---

[1] Cf. Thomas Knierim (ed.), “The inner workings of the brain”, in *Mind and consciousness,* https://open-thought-blog.tumblr.com/post/63906925189/neural-conduction, [2024-05-19].

[2] http://open-thought-blog.tumblr.com/post/63906925189/neural-conduction [2024-05-19].

[3] Cf. Michael Gazzaniga, “What we are” in The Gifford lectures*: the science of mind constraining matter,* Edinburgh university 2009, https://www.ed.ac.uk/arts-humanities-soc-sci/news-events/lectures/gifford-lectures/archive/archive-2009-2010/prof-gazzaniga/lecture-1-what-we-are; https://www.youtube.com/watch?v=dadT-14FkSY [2024-05-19].

dangereux d'expliquer les capacités supérieures de l'être humain par le grand nombre de neurones[1].

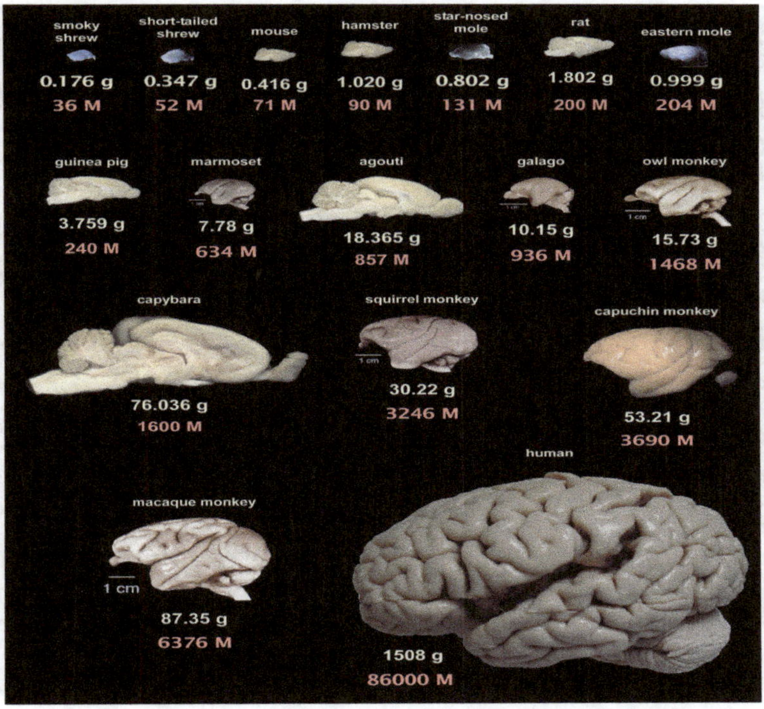

Fig. 2. 3[2] – Dimensions du cerveau

Le cerveau humain compte 86 milliards de neurones (Azevedo et al. 2009) : 69,03 milliards de neurones se trouvent dans le cervelet ; seuls 16,34 milliards se trouvent dans le cortex cérébral et le reste (0,69 milliard) dans le reste du cerveau (Fig. 2.4). De plus, de nouvelles études ont montré que le nombre de neurones dans les lobes frontaux, – la partie du cerveau responsable de la réflexion, de la culture, de la prise de décision, de la planification, etc. ... – est largement inférieure à celle des zones visuelles et d'autres zones sensorielles. Ces chiffres ont conduit les scientifiques à découvrir que ce qui est le plus important dans les lobes frontaux, c'est l'arborisation des neurones (Fig. 2.1 et 2.2) ; la possibilité de connexions est

[1] Ibid.
[2] https://www.frontiersin.org/files/Articles/857/fnhum-03-031/image_m/fnhum-03-031-g003.jpg [2024-05-19].

beaucoup plus élevée dans les lobes frontaux que dans les autres zones du cortex.

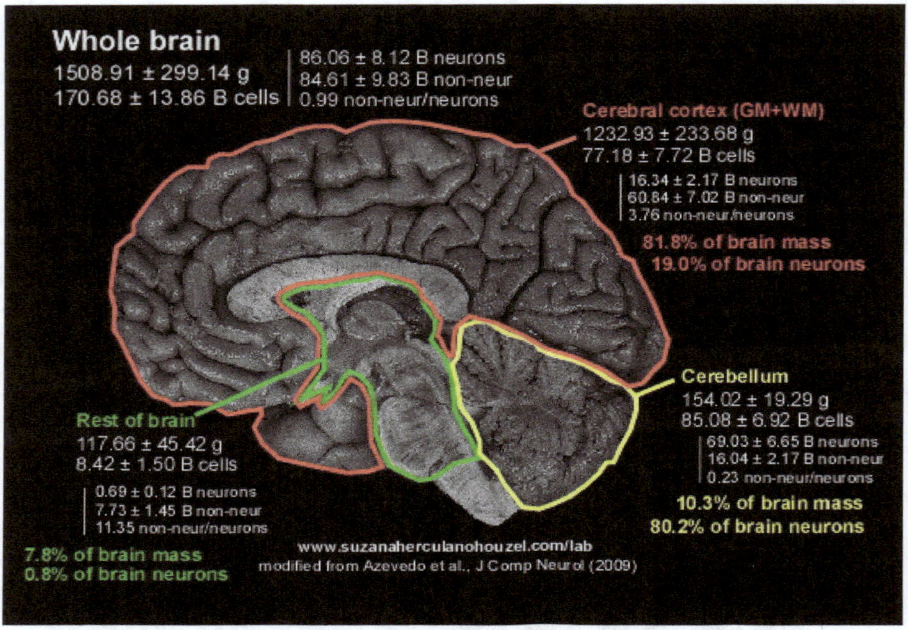

Fig. 2. 4[1] – Le cerveau humain en chiffres

Quelques chiffres supplémentaires illustrent la complexité du cerveau humain[2] :

- *100 000 milliards de synapses se trouvent dans le cerveau (si chaque synapse était une seconde, cela équivaudrait à 3 168 800 ans au fil du temps !) ;*
- *un neurone peut avoir de trois à six axones terminaux ;*
- *un neurone peut avoir 10 000 dendrites ;*
- *un neurone peut "s'activer" plus de 1 000 fois par seconde ;*
- *un neurone peut mesurer 10 cm à travers tout le cerveau ;*

---

[1] https://suzanaherculanohouzel.com/equal-numbers-of-neuronal-and-nonneuronal-cells-make-the-human-brain-na-isometrically-scaled-up-primate-brain-2/, p.5 [2024-05-19] ou bien https://neurosciencegrrl.net/post/do-we-only-use-10-of-our-brain-capacity-/2919 [2025-01-29].

[2] Cf. Alex Thorp, *The cognitive classroom*, p. 6, http://cognitiveclassroom.files.wordpress.com/2013/04/the-cognitive-classroom-article1.pdf [2024-05-19].

- *il existe plus de 10 000 types de neurones, représentés par le séquençage chromosomique ;*
- *plus de la moitié des gènes dans le génome sont utilisés dans la construction du cerveau, beaucoup plus que ce qui est utilisé pour tout autre système d'organes.*

La complexité est inhérente au cerveau. La neurospécificité, la spécialisation de certains neurones en charge d'une capacité spécifique, fait partie de cette complexité. Le code génétique développe la structure générale du cerveau et son évolution ; mais il peut y avoir des différences individuelles sur les détails. Concernant le développement du cerveau dynamique, il y avait deux points de vue[1] :

- une vision génétique privilégiant ce qui est inné, où la différenciation, la migration et le guidage axonal sont sous contrôle ;

- une vision privilégiant le rôle de l'activité : une fois que le neurone est orienté vers une position spécifique par son activité, des connexions finales qui dépendent de cette dernière se forment au fur et à mesure que le cerveau se développe. Ici, le concept de plasticité est introduit : tout cerveau peut apprendre quoi que ce soit.

L'opinion actuelle est une combinaison des deux points de vue précédents : à grande échelle, le programme cérébral est génétique, mais les liens spécifiques au niveau local dépendent de l'activité, et sont fonction des facteurs épigénétiques et de l'expérience.

2.1.3 La cartographie du cerveau

En cherchant sur le Web l'image la plus appropriée pour illustrer de manière simple mais pertinente la structure du cerveau humain conformément à notre thème, nous avons retenu la figure 2.5 ci-dessous pour les raisons suivantes : l'image définit clairement les quatre lobes du cerveau (en rouge le lobe frontal, en jaune le lobe pariétal, en vert clair le lobe occipital et en vert foncé le lobe temporal) ; les émotions et comportements moraux, en particulier le comportement empathique dans le cadre de notre étude, seront très souvent corrélés dans cette thèse avec les lobes temporal et frontal. Il

[1] Cf. Michael Gazzaniga, "What we are" in The Gifford lectures*: the science of mind constraining matter,* Edinburgh university 2009, https://www.ed.ac.uk/arts-humanities-soc-sci/news-events/lectures/gifford-lectures/archive/archive-2009-2010/prof-gazzaniga/lecture-1-what-we-are; https://www.youtube.com/watch?v=dadT-14FkSY, [2024-05-19].

est important de noter la proximité en termes de position entre la zone de reconnaissance faciale (reconnaissance des émotions chez l'autre sujet) et la zone de lecture (pour lire le mental de l'autre sujet et la perspective de l'autre v/s l'auto-perspective) ; ces deux zones sont situées dans le lobe temporal, siège du système limbique, principalement de l'amygdale et de l'hippocampe, entre autres. Le système limbique est également connu pour gérer les connexions neuronales entre le lobe temporal et le lobe frontal, en particulier le cortex préfrontal. Au cours de ce chapitre et au-delà, les zones du cerveau mentionnées ci-dessus seront souvent évoquées car elles se révèlent être les principales zones activées dans l'expérience de l'empathie.

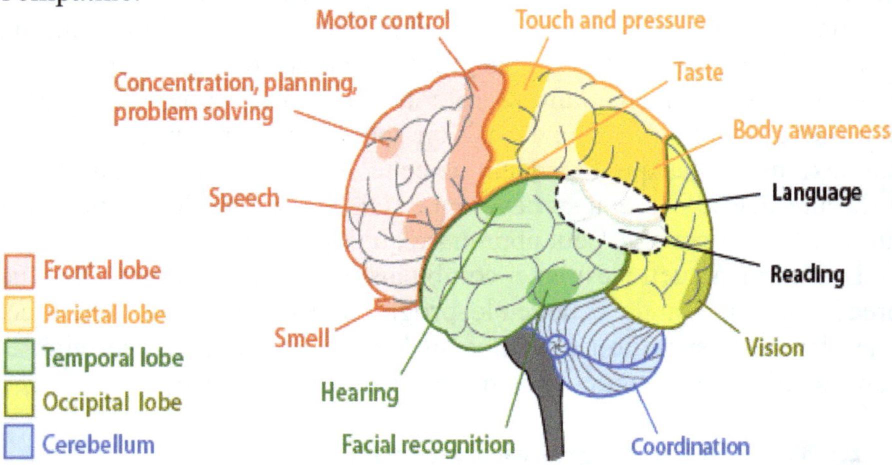

Fig. 2. 5[1] – La cartographie du cerveau

Une autre façon d'illustrer la corrélation entre le cortex préfrontal et le comportement empathique est présentée sur la figure 2.6. La moitié de cette image (côté gauche en gris) est tirée d'un document de référence et l'autre moitié (droite) avec des flèches est le résultat de nos conclusions. Comme on le note clairement, la plupart des fonctions du cortex préfrontal ont à voir avec le comportement et dans notre cas en particulier avec le comportement empathique. Nous soulignons le plus évident : les lignes pointillées indiquent la relation indirecte avec le comportement causée par la prévalence de la fonction cognitive dans l'item sélectionné ; par exemple, le contrôle des impulsions, la sensibilité à la rétroaction et l'intuition sont des

[1] https://askabiologist.asu.edu/brain-regions [2024-05-19].

fonctions cognitives qui jouent un rôle important dans la génération éventuelle d'un comportement empathique lorsqu'une expérience empathique se produit. Les lignes continues indiquent la relation directe du cortex préfrontal avec le comportement empathique.

Fonctions comportementales et cognitives du cortex préfrontal[1]

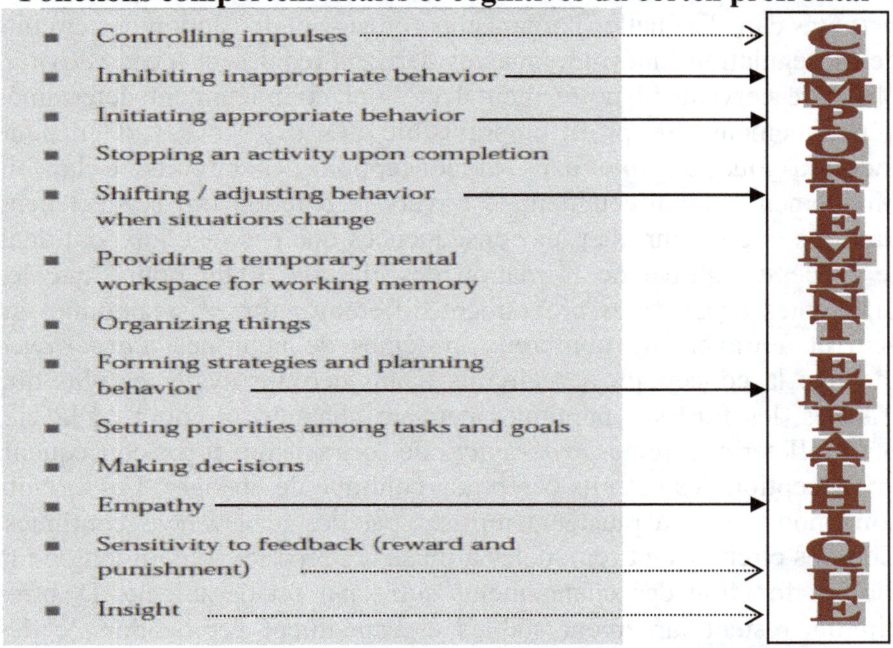

Fig. 2. 6 – Comportement empathique et cortex préfrontal

NeilsJerne, immunologiste suisse, dans un article de 1968 intitulé "Sélection vs. Instruction" a fait une proposition surprenante : « *L'apprentissage est une sélection de compétences préexistantes* »[2]. En termes d'apprentissage de l'empathie, quelles seraient les compétences préexistantes de l'empathie, et disposons-nous tous de ces compétences préexistantes ?

[1] Cf. Daniel Weinberger, Jay Giedd, Brita Elvevag, “The adolescent brain: a work in progress”, in *http://www.kvccdocs.com/KVCC/2013-Spring/PSY215-02/content/L-19/The%20Adolescent%20Brain-A%20Work%20in%20Progress.pdf*, June 2005, p.11 [2024-05-20].

[2] Cf. Michael Gazzaniga, “What we are” in The Gifford lectures*: the science of mind constraining matter,* Edinburgh university 2009, https://www.ed.ac.uk/arts-humanities-soc-sci/news-events/lectures/gifford-lectures/archive/archive-2009-2010/prof-gazzaniga/lecture-1-what-we-are; https://www.youtube.com/watch?v=dadT-14FkSY, [2024-05-19].

2.2 Le développement neural

Au cours de notre développement de l'enfance à l'âge adulte, la conception des circuits cérébraux qui représentent notre corps en évolution et son interaction avec le monde, semble dépendre des *activités* dans lesquelles l'organisme s'engage et de l'action des circuits de biorégulation innés, lorsque ces derniers réagissent à ces *activités*. Ni notre cerveau ni notre mental ne sont complètement déterminés génétiquement. Le profil imprévisible des *expériences* de chaque individu joue un rôle dans la conception des circuits, à la fois directement et indirectement, à travers la réaction qui se déclenche dans les circuits innés et les conséquences que ces réactions ont dans le processus global de formation des circuits. Étant donné que les différentes *expériences* provoquent différentes forces synaptiques au sein et à travers de nombreux systèmes de neurones, *l'expérience* façonne la conception des circuits. Dans certains systèmes plus que d'autres, les forces synaptiques peuvent changer au cours de la vie, pour refléter différentes *expériences* de l'organisme, et par conséquent, la conception des circuits cérébraux continue de changer. Les circuits sont modifiables à plusieurs reprises par des *expériences* continues. Certains circuits sont remodelés à plusieurs reprises tout au long de la vie, en fonction des changements subis par un organisme. D'autres circuits restent largement stables et constituent l'épine dorsale des notions que nous avons sur le monde intérieur et le monde extérieur[1].

Nous savons que le cerveau et la moelle épinière contiennent des cellules souches qui se transforment en nouveaux neurones au rythme de milliers par jour. Le pic de création de neurones se produit dans l'enfance, mais se poursuit jusqu'à la vieillesse. Lorsqu'un nouveau neurone est créé et migre vers sa position dans le cerveau, au cours d'un mois, à mesure qu'il se développe, il établit environ dix mille connexions avec d'autres neurones répartis dans tout le cerveau. Au cours de la période de cinq ou six mois, les expériences personnelles déterminent les connexions que la cellule nouvellement formée aura avec d'autres neurones. Plus l'expérience se répète, plus la connectivité neuronale résultante est dense. Ces circuits de connexion sont appelés "échafaudages neuronaux" par les neuroscientifiques. Ils sont

[1] Cf. Antonio Damasio, *Descartes' error: Emotion, reason and the human brain*, HarperCollins Publishers Inc. Quill, New York 2000, p.111-112.

renforcés par une utilisation répétée. Chez l'être humain, le cortex préfrontal continue d'être façonné anatomiquement à l'âge adulte. Les chercheurs ont également découvert que les cellules en forme de fuseau – connectiques du cerveau social – chez l'être humain migrent principalement vers le cortex orbitofrontal (OFC) et le cortex cingulaire antérieur (ACC) à quatre mois, lorsque leurs connexions s'étendent à des milliers d'autres cellules[1].

Des études d'imagerie par résonance magnétique montrent que le pic des changements cérébraux se produit pendant l'adolescence. Ces résultats révèlent que le cerveau d'un adolescent au début de l'adolescence, par rapport à celui d'un adolescent à la fin de cette phase, diffère considérablement quant à l'anatomie, la biochimie et la physiologie. Les liens ou les connexions du cerveau deviennent plus riches et complexes entre l'enfance et l'âge adulte. Le lobe frontal est particulièrement affecté par ce changement. Le cortex préfrontal (PFC) est l'une des dernières zones du cerveau à avoir atteint sa pleine maturité. Pendant l'adolescence, le processus d'élagage neuronal "use-it or loose-it" se produit : à travers ce processus, de nouveaux circuits se développent et mûrissent ; en outre, le neurotransmetteur dopamine augmente de manière significative dans le cortex préfrontal pendant l'adolescence, ce qui oblige les cellules qui utilisent cette dopamine à accroître la densité de leurs connexions avec le cortex préfrontal.

Une grande quantité de données scientifiques confirme que le développement du cerveau à l'adolescence est un chantier en cours. Les zones clés du cerveau adolescent, en particulier le cortex préfrontal, ne sont pas complètement matures avant la troisième décennie de la vie. Les données suggèrent que les adolescents devraient être entourés d'adultes attentionnés, qu'il s'agisse de parents, d'enseignants ou d'institutions ressortant de la famille et de l'école, afin de les aider à développer des compétences spécifiques Conformément à ces données, les études d'IRMf ont révélé que les réseaux neuronaux du cerveau de l'adolescent, responsables du contrôle des impulsions et de l'inhibition des comportements inappropriés, ne sont pas encore physiologiquement matures. Cela ne veut pas dire que les adolescents ne peuvent pas contrôler leurs actions impulsives[2] ; cela explique plutôt la tendance des adolescents à

---

[1] Cf. Daniel Goleman, *Social intelligence: the new science of human relationships*, Arrow Books, London 2007, p.157-161.

[2] Cf. Daniel Weinberger, Jay Giedd, Brita Elvevag, 'The adolescent brain: a work in progress", in *http://www.kvccdocs.com/KVCC/2013-Spring/PSY215-02/content/L-*

adopter un comportement inapproprié, comme l'intimidation (*bullying*). Cela suggère également l'importance d'un environnement favorable, composé d'adultes matures, dans lequel le cerveau des adolescents peut être formé et cultivé dans la bonne direction par l'apprentissage et l'éducation.

Il est important de souligner la pertinence du rôle des *expériences* vécues dans la formation du cerveau et de ses circuits. Cela sera exposé au cours de la discussion sur l'empathie et le rôle de la formation et de l'éducation, en particulier dans le chapitre 3 : "Optique psychologique". Maintenant, du développement neuronal en général, passons à un niveau plus profond dans notre étude, pour traiter des bases neurales des émotions, qui sont l'objet de la section suivante.

2.3 La base neurale des émotions

Les émotions ont évolué en tant que spécialisations comportementales physiologiques, réponses corporelles contrôlées par le cerveau. La machine biologique de l'émotion comprend essentiellement le corps. Pour emprunter une comparaison à l'informatique, nous pouvons programmer un ordinateur pour faire le même calcul qu'un cerveau humain donc, au niveau de la cognition, le *hardware* biologique (cerveau) est sans importance. Cependant, en ce qui concerne les émotions, le *hardware (*cerveau*)* ferait la différence. Un ordinateur ne peut pas être programmé pour avoir une émotion analogue à celle que suscite l'évolution biologique du cerveau humain[1]. De plus, comme différents types d'émotions ont des stimulus déclencheurs différents et impliquent différents types de réponses pour y faire face, ainsi il existe différents systèmes neuronaux conçus pour y répondre[2].

Pour ce qui concerne le "Mental et comportement", Antonio Damasio voit le mental comme un organisme formant des représentations neuronales qui deviennent des images, transformées ensuite en pensées qui finissent par influencer le comportement en aidant à prédire l'avenir, à planifier en conséquence et à choisir la

---

19/The%20Adolescent%20Brain-A%20Work%20in%20Progress.pdf, June 2005, p.11 [2024-05-20].

[1] Cf. Joseph LeDoux, *The emotional brain: the mysterious underpinnings of emotional life,* Simon & Schuster, New York 1998, p.41.

[2] Cf. Joseph LeDoux, *The emotional brain: the mysterious underpinnings of emotional life,* Simon & Schuster, New York 1998, p.127.

prochaine action. Damasio, décrivant l'architecture des systèmes neuronaux, écrit que les structures cérébrales sont assez grandes, compte tenu des zones d'entrée et de sortie impliquées ; et les interconnexions entre ces zones sont extrêmement complexes. L'auteur poursuit en disant que cet "organe", à savoir le cerveau, qui a un rôle de traitement et de contrôle de l'information, contient à la fois des *connaissances innées* et *acquises*. Cette connaissance est utilisée pour interagir avec l'environnement et constitue une composante importante de la productivité motrice et mentale : les images qui composent nos pensées [1] . Ces relations entre le neural, le comportement et l'environnement seront à nouveau discutées selon une "optique psychologique" dans le chapitre correspondant.

Une étude avec l'IRMf rapporte que lorsque les participants se voient montrer des visages ou sont invités à imiter différentes émotions, une activité neurodynamique accrue est détectée dans le sillon temporal supérieur, dans l'insula antérieure et dans l'amygdale. Des détériorations au cortex somatosensoriel, au gyrus précentral et à l'insula entraînent une incapacité à reconnaître les émotions sur le visage des autres. Les détériorations bilatérales à l'amygdale impliquent une perte de la peur inspirée par les expressions faciales ou les postures corporelles ou les sons émotionnels, et, plus largement, la disparition de l'expérience phénoménologique de la peur. Les détériorations à l'insula gauche et au putamen provoquent une incapacité à la fois dans la reconnaissance et dans l'expérience du dégoût[2].

Quant aux émotions sociales, les études de neuroimagerie confirment que l'amygdale joue un rôle dans la moralité en raison de sa connexion mutuelle avec le cortex médian orbital frontal. L'amygdale nourrit ce cortex avec des informations, permettant la représentation de renfort, information qui guide l'individu pour approcher ou éviter un objet ou une action. En un mot, la réponse intégrée de l'amygdale et du cortex orbital frontal est la base neurale de "l'intuition morale" de l'individu. De plus, voir ou entendre une autre personne commettre une transgression morale ou conventionnelle – les transgressions conventionnelles sont autorisées en l'absence de règles qui les interdisent et considérées négativement

---

[1] Cf. Antonio Damasio, *Descartes' error: Emotion, reason and the human brain*, HarperCollins Publishers Inc. Quill, New York 2000, p. 90, 92-94.

[2] Cf. Jean Decety, "Human empathy", in *Japanese journal of neuropsychology,* 22 (2006) 1, 11-33, p.17.

parce qu'elles violent l'ordre social – ou en commettant une transgression nous-mêmes, active le cortex préfrontal ventrolatéral[1].

La recherche dit que nous nous souvenons mieux des choses qui sont importantes pour nous – ces choses qui suscitent des émotions en nous –. Certaines études ont suggéré que l'adrénaline, l'hormone libérée lors d'expériences émotionnelles (stress léger), stabilise et renforce les souvenirs à travers le circuit que cette hormone traverse passant par l'amygdale, provoquant ensuite la libération de noradrénaline dans des secteurs très répandus, y compris l'amygdale et l'hippocampe. D'autre part, les études montrent également que les événements de vie stressants, tels que le stress social répété ou les conditions de stress sévère qui persistent pendant des jours, ont des effets négatifs sur l'hippocampe et ses fonctions de mémoire ; il a été découvert que la ramification et la longueur des dendrites des neurones sont réduites et qu'il y a une dégénérescence marquée de l'hippocampe [2]. Nous explorerons l'influence paradoxale de ce phénomène biologique dans le chapitre 3 : "Optique psychologique". En conclusion, un chiffre surprenant à signaler : selon certaines sources, lorsque le stress est déclenché, environ 1400 (mille quatre cents) réactions physico-chimiques sont impliquées dans le corps et le cerveau[3] ! Il n'est pas étonnant que le cerveau soit complexe.

Le tableau suivant a été créé pour tenter d'identifier l'activation des différentes zones neuronales lorsque différentes émotions sont ressenties ou imitées et pour illustrer les résultats comparatifs entre le réseau des émotions (2e colonne) et le réseau de l'empathie (3e colonne) :

---

[1] Cf. R.J.R. Blair & Karina S. Blair, "Empathy, morality and social convention: Evidence from the study of psychopath and other psychiatric disorders", in Jean Decety and William Ickes (eds), *The social neuroscience of empathy,* MIT Press, Cambridge 2009, p. 142-148.

[2] Cf. Joseph LeDoux, *The emotional brain: the mysterious underpinnings of emotional life,* Simon & Schuster, New York 1998, p. 206, p. 242-244.

[3] Cf. Michael Gazzaniga, *Mind matters: how mind and brain interact to create our conscious lives,* Houghton Mifflin: Published in association with the MIT Press, Boston Cambridge, Mass. 1988, p.197.

Table 2. 1 – Émotions et corrélations neuronales

Situation	Zones neuronales actives	Réseau de l'empathie (*Fig. 2.7)*
Observer [involontaire] ou imiter [volontaire] les expressions faciales de différentes émotions	1. Sillon temporal supérieur 2. Insula antérieure 3. Amygdale 4. Zones du cortex pré-moteur pour l'expression faciale	no. 7 no. 5 no.10
Identifier les émotions sur le visage des autres [involontaire]	1. Cortex somatosensoriel 2. Gyrus précentral 3. Insula	no. 9 no. 3 no. 5
L'identification de la peur ou l'expérience phénoménologique de la peur	1. Amygdale (droite et gauche)	no. 10
L'identification ou l'expérience du dégoût	1. Insula gauche 2. Putamen	no. 5
"Intuition morale" ou prise de décision morale	1. Amygdale 2. Cortex orbitofrontal/OF	no. 10 no. 2
Perspective de la transgression en soi ou chez les autres	1. Cortex préfrontal ventrolatéral	

Les arguments ci-dessus anticipent sur les conclusions de la section suivante, qui situent les différentes zones du système nerveux impliqués dans l'empathie.

2.4 La base neurale de l'empathie

Des études de scintigraphie cérébrale menées par S. Baron-Cohen et son équipe ont identifié dix régions cérébrales comme la base neurale de l'empathie. Ces régions, qui ont révélé une activation au cours d'expériences imaginatives utilisant la neuroimagerie, forment ce qu'on appelle le circuit de l'empathie, (Fig. 2.7) :

1. MPFC : vMPFC e dMPFC Cortex Préfrontal Médial (ventral e dorsal)
2. OFC : Cortex OrbitoFrontal
3. FO : Opercularis Frontal/IFG Gyrus Frontal Inférieur
4. cACC : Cortex Cingulaire Antérieur caudé / MCC Cortex Cingulaire Médial
5. AI : Insula Antérieure
6. RTPJ : Carrefour Temporo-Pariétal Droit
7. pSTS : Sillon Temporal Supérieur
8. IPL/IPS : Lobe Parietal Inférieure e Sillon Intrapariétal
9. SMC : Cortex Somatosensoriel
10. Amyg : Amygdale

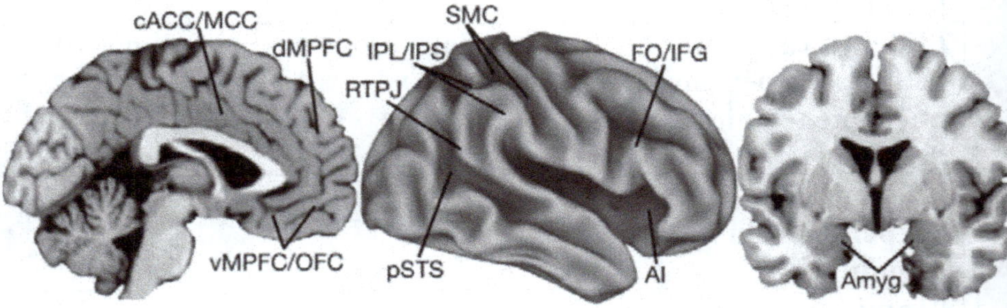

Fig. 2. 7[1] – Empathie et régions du cerveau

Nous observons que trois de ces dix régions de la liste précédente, "Sillon temporal supérieur (n° 7), Insula antérieure (n° 5) et Amygdale (n° 10)", ont déjà été signalées comme la base neurale de différentes émotions telles que par exemple, l'imitation ou la reconnaissance d'expressions faciales, la peur et le dégoût.

Le même scientifique a travaillé sur la recherche des gènes responsables de l'empathie et a identifié dix gènes ; certains d'entre eux en rapport avec l'hormone de testostérone. De plus, au cours de plusieurs enquêtes, une différence d'empathie entre garçons et filles a été constamment détectée. Cela a éveillé la suspicion que les hormones pourraient avoir un impact sur l'empathie. En conséquence,

[1] Simon Baron-Cohen, "The empathy bell curve", in *Phi Kappa Phi*, spring 2011, p. 11, https://www.phikappaphi.org/docs/default-source/phi-kappa-phi-forum-documents/pkpforum_spring2011.pdf?sfvrsn=a48336e0_2 [2024-05-20].

Simon Baron-Cohen, après avoir prélevé du liquide amniotique sur des bébés prénatals et des échantillons de sang d'adultes, a constaté que plus le niveau de testostérone d'un individu est élevé en tant qu'adulte, ou lors d'un contrôle en phase prénatale ou en tant que bébé, moins empathique cet individu est[1].

Une autre étude sur les niveaux de testostérone chez 4463 hommes aux États-Unis a révélé une tendance alarmante parmi les sujets dont les valeurs d'hormone masculine étaient les plus élevées : en général, ces derniers étaient plus agressifs, plus susceptibles d'avoir été arrêtés ou impliqués dans des combats ; ils avaient tendance à frapper leur femme ou à leur lancer des objets. En bref, plus la testostérone est élevée, moins haute est l'empathie[2].

Contrairement à la testostérone, l'hormone ocytocine est considérée comme la base de la biochimie primaire de la protection et des soins. Dans une étude sur le campagnol des prairies, il a été démontré que les campagnols qui ne libèrent pas d'ocytocine ont moins d'intérêt pour leur partenaire. Lorsque l'hormone a été libérée dans les campagnols qui en manquaient, ils ont commencé à se lier à leur partenaire. Chez l'être humain, une étude a révélé que la vasopressine, produit chimique proche cousin de l'ocytocine, abaisse les niveaux de testostérone, et vice versa la libération de testostérone supprime l'ocytocine[3].

Le neuroscientifique Jean Decety estime que l'expression de la douleur est un stimulus fondamental pour motiver les comportements de compassion ou d'empathie envers les autres. Plusieurs études sur l'empathie de la douleur ont constamment démontré le rôle de l'ACC (cortex cingulaire antérieur) et de l'insula antérieure dans le contexte de la douleur affective et de la perception de la douleur chez les autres. Cependant, pour *l'auto-perspective de la douleur*, un réseau neuronal plus étendu a été activé, comme le cortex somatosensoriel secondaire, l'insula moyenne (postérieure pour l'auto-perspective) et la partie postérieure du cortex cingulaire antérieur, ACC ; quant à la perception de *la douleur chez les autres*, une activation claire du carrefour temporo-pariétale droit (RTPJ) est notée, en plus de la face

---

[1] Cf. Simon Baron-Cohen, "Zero degrees of empathy", Penguin Books, London UK 2011, p. 85-99, or https://www.thersa.org/video/events/2011/06/zero-degrees-of-empathy [2024-05-20].

[2] Cf. Daniel Goleman, *Social intelligence: the new science of human relationships*, Arrow Books, London 2007, p. 208.

[3] Cf. Daniel Goleman, *Social intelligence: the new science of human relationships*, Arrow Books, London 2007, p. 215-216.

antérieure de l'Insula. Les données de neuroimagerie avec l'IRMf et la tomographie par émission de positrons (PET) ont démontré à la fois des similitudes et des différences dans les réseaux neuronaux activés pour la génération d'émotions et la perception des émotions chez les autres[1].

Des circuits neuronaux partagés entre soi et l'autre ont été suivis pour comprendre les actions, reconnaître les émotions et traiter la douleur. Ces circuits sont à la base de l'intersubjectivité et permettent une connexion implicite entre soi et l'autre. Decety, se basant sur de nombreuses recherches, soutient également le rôle du carrefour temporo-pariétal droit (RTPJ) dans l'*élaboration de l'état mental* et, à un niveau inférieur, des stimuli socialement pertinents. L'auteur suggère que la fonction de cette zone est cruciale pour l'empathie, en maintenant une différence minimale entre soi et l'autre et en retraçant l'origine des sentiments. Des études de neuroimagerie ont également été réalisées par Decety lui-même pour étudier les fondements neuronaux de *l'adoption de la perspective* de trois manières différentes (motrice, conceptuelle, émotionnelle)[2]. Il est intéressant de noter que trois zones, répertoriées parmi les dix régions de la fig. 2.7, sont systématiquement impliquées lorsque les participants adoptent la perspective d'une autre personne, et ces zones sont : le cortex orbitofrontal/OFC, le cortex préfrontal médial et la cingulaire postérieure.

Les formes contagieuses et cognitives d'empathie sont cartographiées par LeDoux en deux processus : 1) les processus sous-corticaux réflexifs rapides, directement des cortex sensoriels au thalamus, à l'amygdale, à la réponse, et 2) les processus corticaux lents, des cortex sensoriels au thalamus, au cortex, à l'amygdale, à la réponse. La figure suivante illustre cette cartographie (Fig. 2.8) :

---

[1] Cf. Jean Decety, “Human empathy”, in *Japanese journal of neuropsychology,* 22 (2006) 1, 11-33, p.18-23.

[2] Ibid.

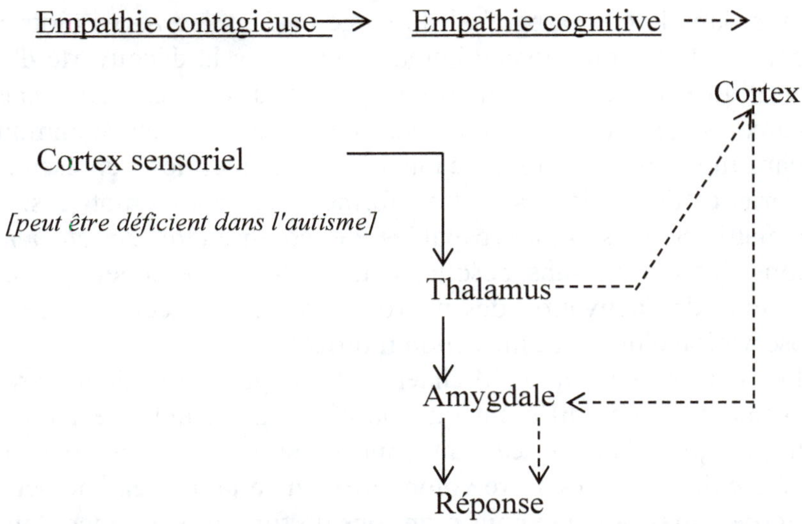

Fig. 2. 8 – Formes contagieuses et cognitives de l'empathie

2.4.1 Les neurones miroirs

Les neurones miroirs, comme les définit Christian Keysers, neuroscientifique à l'Université de Groningen, sont : « *ce qui vous donne la richesse de l'empathie, le mécanisme fondamental qui fait que voir quelqu'un blessé vous fait vraiment mal* » [1]. Il est intéressant de noter la multidisciplinarité de cette affirmation : un neuroscientifique, qui étudie le cerveau et ses mécanismes physiologiques, explique avec simplicité un composant matériel (hardware), comme les "neurones miroirs", en utilisant une terminologie psychologique, interpersonnelle et émotionnelle.

Le "système de neurones miroirs", MNS, a été découvert chez des singes lors de recherches sur l'exécution et l'observation de l'action. Ces expériences, réalisées par Rizzolatti, ont fourni des preuves pour une compréhension directe des autres, à travers la découverte du même réseau de neurones qui est activé lorsque quelqu'un effectue une certaine action motrice, par exemple, saisir de la nourriture à manger (saisie volontaire), et quand il regarde quelqu'un d'autre saisir de la nourriture et la manger (saisie involontaire) ; en supposant que ces deux actions peuvent être classées comme "volontaires/involontaires". La découverte par Rizzolatti des neurones

[1] Daniel Goleman, *Social intelligence: the new science of human relationships*, Arrow Books, London 2007, p.57.

miroirs dans le cortex pariétal du singe et dans les zones motrices et viscéro-motrices du cerveau humain, ajoutée à la découverte d'autres scientifiques sur les zones motrices qui produisent des chants chez les oiseaux, suggèrent que tous ces neurones ont en commun "le mécanisme miroir" : un mécanisme par lequel les représentations sensorielles des actions sont transformées en actions motrices. Selon Rizzolatti, nous sommes capables de comprendre *directement* les actions des autres, sans besoin de traitement inférentiel, grâce à la similitude de l'activation des neurones lors de l'exécution et lors de l'observation d'une certaine action motrice[1].

Le neuroscientifique Michael Gazzaniga, cependant, présente brièvement un cas différent où une distinction subtile est notée : il explique que, dans le cas du sourire, si nous demandons à une personne de sourire (sourire volontaire), un certain réseau de neurones est activé ; mais lorsque nous montrons un film drôle ou racontons une blague et que la personne sourit (sourire involontaire), un réseau de neurones différent est activé[2]. Cela soulève quelques questions que nous présenterons en détail à la fin de ce chapitre …

Entre-temps, il a été démontré que le système de neurones miroirs, MNS, pour une action motrice, est situé dans le cortex prémoteur ventral et dans le lobule pariétal inférieur. Les enregistrements de cellules individuelles chez les singes et les données de neuroimagerie ont montré que les réponses miroir (neurones activés ou dépendants du niveau d'oxygène dans le sang, BOLD) sont plus faibles pendant l'observation de l'action (involontaire) que pendant l'exécution de l'action (volontaire). Chez l'être humain, il a été démontré que les réponses liées aux neurones miroirs se produisent dans la partie dorsale du gyrus frontal inférieur, IFG, c'est-à-dire dans la pars opercularis (n° 3 sur la figure 2.7) et dans la partie rostrale du lobule pariétal inférieur, IPL (n° 8 sur la figure 2.7). Des études révèlent que l'imitation (involontaire) et (volontaire) des expressions émotionnelles montre une augmentation de l'activité dans la partie operculaire du

---

[1] Cf. Giacomo Rizzolatti and Corrado Sinigaglia, "Understanding action from the inside", in Wolfgang Prinz, Miriam Beisert and Arvid Herwig (eds), *Action science: foundations of an emerging discipline*, MIT Press, Cambridge MA 2013, p. 201-227.

[2] Cf. Michael Gazzaniga, "The distributed network" in The Gifford lectures*: the science of mind constraining matter*,Edinburgh university 2009, https://www.ed.ac.uk/arts-humanities-soc-sci/news-events/lectures/gifford-lectures/archive/archive-2009-2010/prof-gazzaniga/lecture-2-distributed; https://www.youtube.com/watch?v=q1fq4qTPSdg [2024-05-20].

gyrus frontal inférieur IFG (n° 3 sur la figure 2.7), dans le cortex prémoteur ventral (n° 9 sur la Fig.2.7), dans l'insula (n° 5 sur la Fig.2.7) et dans l'amygdale (n° 10 sur la Fig.2.7). En termes d'empathie, le MNS est associé à la composante affective de l'empathie. Cette association est plus évidente chez les enfants. D'autres composantes cognitives de l'empathie, telles que l'adoption de la perspective, peuvent ou non être liées au MNS[1].

Nous résumons toutes les données ci-dessus dans le tableau suivant :

Table 2. 2 – Système des Neurones Miroirs (MNS) chez l'être humain

Zone du cerveau	**Réseau de l'empathie** *(Fig. 2.7)*
Pars opercularis du gyrus frontal inférieur	no.3
Partie rostrale du lobule pariétal inférieur	no.8
Cortex prémoteur ventral	no.9
Insula	no.5
Amygdale	no.10

Fait intéressant, les résultats de Jean Decety suggèrent que l'activation affective n'est pas liée au système de neurones miroirs. Son expérimentation confirme la thèse de James Blair selon laquelle l'activation affective de l'empathie n'est pas basée sur les neurones miroirs ou les mécanismes "perception-action", mais plutôt sur le conditionnement. Pour étayer cette thèse, il a appliqué la technique ERP (potentiels reliés aux événements) sur deux groupes, l'un composé de psychopathes et l'autre de participants de contrôle. Les psychopathes ont montré une activation réduite du cortex frontal en réponse à des stimuli qui représentaient des personnes souffrant de douleur. Alors que les deux groupes ne présentent pas des déficits en résonance sensorimotrice, considérée comme un indice fiable du système des neurones miroirs[2], sur la base de cette observation, la

[1] Cf. Jennifer H. Pfeifer and Mirella Dapretto "Mirror, mirror, in my mind: Empathy, interpersonal competence, and the mirror neuron system", in Jean Decety and William Ickes (eds), *The social neuroscience of empathy,* MIT Press, Cambridge 2009, p.187-191.

[2] Cf. Jean Decety, "Promises and challenges to the neurobiological approach to empathy", in *Emotion Review,* 3 (2011) 1, 115-116.

forme automatique d'empathie chez les psychopathes ne semble pas être compromise, tandis que la forme volontaire d'empathie fournie par l'adoption de la perspective dans ce même groupe de personnes semble l'être.

La perspective de Decety et Blair semble soutenir l'idée que nous défendrons au chapitre 5 : "Optique juridique", celle-ci étant que les psychopathes et leurs défenseurs auraient du mal à soutenir l'affirmation "mon cerveau m'a fait faire", alors que les données neuroscientifiques à peine mentionnées révèlent qu'il n'y a pas de déficience dans le cerveau de cette population en ce qui concerne la forme automatique d'empathie ; mais c'est la forme volitive qui peut être compromise. L'un des principaux objectifs de ce travail est d'expliquer comment la volonté ne peut être influencée que par la manière dont les psychopathes ou chacun d'entre nous grandit (environnement, famille, etc. ...). Le message que nous pouvons retenir de ce paragraphe est que, pour l'expression de comportements empathiques, les deux processus sont importants, c'est-à-dire le processus automatique à travers les neurones miroirs pour percevoir l'état mental d'une autre personne et le processus volitif à travers le conditionnement pour comprendre les sentiments de l'autre personne.

Les neuroscientifiques spéculent que le genre pourrait être un groupe social important à influencer le système de neurones miroirs ou MNS. Une étude IRMf a révélé une augmentation de l'activité MNS en réponse à des actions effectuées par des personnes conspécifiques (c'est-à-dire d'autres humains) plutôt qu'à des actions effectuées par des animaux tels que des chats ou des singes. Toujours dans le contexte de ces découvertes, il est connu que l'empathie comportementale chez les enfants et les adultes, ainsi que chez les singes, augmente avec une plus grande similitude entre le sujet et le receveur, en fonction de facteurs tels que l'espèce, la personnalité, l'âge et le sexe[1]. Ces postulations seront le déclencheur d'une question supplémentaire à la liste suggérée dans la dernière section de ce chapitre.

En conclusion, nous pouvons soupçonner que la forme automatique d'empathie, fournie par le système de neurones miroirs ou MNS, et la forme volontaire d'empathie, fournie par l'adoption de la perspective,

---

[1] Cf. Jennifer H. Pfeifer and Mirella Dapretto “Mirror, mirror, in my mind: Empathy, interpersonal competence, and the mirror neuron system”, in Jean Decety and William Ickes (eds), *The social neuroscience of empathy,* MIT Press, Cambridge 2009, p.191.

nécessitent plus d'exploration dans les études futures afin de comprendre le fondement neuronal du concept d'empathie.

Pour résumer les études ci-dessus d'une manière plus facile à lire, le tableau suivant illustre les différentes régions cérébrales activées lorsque les participants se voient présenter des situations et critères différents en relation avec l'empathie. Certaines zones supplémentaires sont incluses avec des notes de bas de page pour indiquer qu'elles ont été extraites d'une autre source de littérature :

Table 2. 3 – Empathie et corrélations neuronales

Situation	Zones neuronales actives	Réseau de l'empathie *(Fig. 2.7)*
Perspective de soi de la douleur ou expérience réelle de la douleur	1. ACC Cortex cingulaire antérieur (plutôt postérieure) 2. Insula postérieure 3. Cortex somatosensoriel secondaire 4. Lobule pariétal inférieur gauche[1]	no.4 no.5 no.9 no.8
Perspective de la douleur chez les autres	1. ACC[2] 2. RTPJ Carrefour Temporo-Pariétal Droit 3. Insula antérieure 4. Lobule pariétal inférieur droit[3]	no.4 no.6 no.5 no.8
Adopter la perspective des autres pour une action motrice (par ex. remonter une montre)	1. Cortex orbitofrontal/OFC 2. Lobule pariétal inferieur droit 3. Zone motrice supplémentaire (SMA) 4. Cortex prémoteur 5. Zone temporo-occipitale	no.2 no.8

[1] Cf. Jennifer H. Pfeifer and Mirella Dapretto "Mirror, mirror, in my mind: Empathy, interpersonal competence, and the mirror neuron system", in Jean Decety and William Ickes (eds), *The social neuroscience of empathy,* MIT Press, Cambridge 2009, p.186.

[2] Ibid.

[3] Ibid.

Situation	**Zones neuronales actives**	**Réseau de l'empathie** *(Fig. 2.7)*
Adopter la perspective des autres pour un concept (par ex. la prise de médicaments antibiotiques provoque une fatigue générale)	1. Cortex orbitofrontal/OFC 2. Cortex préfrontal médial 3. Lobule pariétal inférieur droit	no.2 no.1 no.8
Adopter la perspective des autres pour une expérience émotionnelle (par ex. quelqu'un entre dans le vestiaire que vous avez oublié de verrouiller)	1. Cortex orbitofrontal/OFC 2. Cortex préfrontal médial 3. Cortex préfrontal ventral médial 4. Lobule pariétal inférieur droit	no.2 no.1 no.1 no.8
Régulation des émotions	1. ACC 2. OFC 3. Cortex préfrontal ventral médial 4. Cortex temporal droit	no.4 no.2 no.1 [no.6, no.7]

2.5 Le mental contraint le cerveau et le cerveau habilite le mental

Les scientifiques qui étudient et s'occupent du fonctionnement du cerveau sont comme des informaticiens intéressés par le matériel (hardware) informatique. Quant aux scientifiques intéressés à étudier le comportement mental ; ils sont comme des informaticiens qui programment le logiciel du hardware informatique[1]. Cette vision interactionniste de la relation dynamique entre le cerveau et le mental a été intensément débattue entre deux scientifiques/philosophes du

[1] Cf. Michael Gazzaniga, *Mind matters: how mind and brain interact to create our conscious lives,* Houghton Mifflin: Published in association with the MIT Press, Boston Cambridge, Mass. 1988, p.1.

XIXe siècle. Galton, un cousin de Charles Darwin, connu pour avoir inventé l'expression "la nature contre l'éducation", a fait une étude sur des jumeaux qui ont grandi dans des environnements différents. Il croyait tellement que l'hérédité (gènes ou structure cérébrale) est la base de l'intelligence, pour soutenir des réformes sociales absurdes au nom de l'eugénisme. L'opinion opposée de John Stuart Mill suggère cependant que l'environnement a un rôle important dans le développement des capacités mentales. Mill était célèbre pour affirmer que le mental est une ardoise vierge sur laquelle l'expérience est écrite[1].

En parlant de la puissance de l'environnement et de la façon dont le mental contrôle notre biologie, il est inévitable de mentionner le scientifique de renommée internationale Bruce Lipton, qui décrit l'histoire de l'épigénétique comme une "primauté de l'environnement" au lieu de la "primauté de l'ADN". C'est l'histoire de la façon dont les signaux environnementaux contrôlent l'activité des gènes. Il associe ces "mécanismes épigénétiques" à l'apport de l'éducation. Ses recherches et celles des autres ont montré que les *gènes ne sont pas le destin* ! Et que les influences environnementales, telles que la nutrition, le stress et les émotions, peuvent changer l'expression des gènes sans changer le code ADN. Il appelle l'épigénétique : "La nouvelle science de l'autonomisation", en raison du pouvoir du mental qui, influencé par les signaux de l'environnement, peut commander notre biologie[2].

Au cours des dix dernières années, les neurosciences ont commencé à identifier avec une spécificité surprenante comment certains modèles de circuits neuronaux se forment. Pour citer quelques exemples, il a même été démontré par des expériences que les états mentaux limitent la fonction cérébrale. Comme le dit bien Gazzaniga,«... *une pensée peut changer la chimie du cerveau tout comme un événement physique dans le cerveau peut changer une pensée* »[3]. Apparemment, il existe des différences individuelles dans

---

[1] Cf. Michael Gazzaniga, *Mind matters: how mind and brain interact to create our conscious lives,* Houghton Mifflin: Published in association with the MIT Press, Boston Cambridge, Mass. 1988, p 54-58.

[2] Cf. Bruce Lipton, *The biology of belief: unleashing the power of consciousness, matter and miracles*, ReadHowYouWant, Sydney Australia 2010, p. 56-65.

[3] Michael Gazzaniga, *Mind matters: how mind and brain interact to create our conscious lives,* Houghton Mifflin: Published in association with the MIT Press, Boston Cambridge, Mass. 1988, p.14.

les circuits cérébraux. L'anatomie du cerveau varie d'une personne à l'autre : forme différente du corps calleux et différentes quantités de tissus. Des expériences de Merzeniach et Kaas sur des singes ont montré que le cerveau adulte peut être incroyablement adaptable au changement. Ils suggèrent que l'expérience modifie le réseau neuronal et soutiennent que l'environnement influence constamment la structure du système nerveux. Ils ont également constaté que le cerveau est dans un état d'évolution constante, que l'information est représentée dans un schéma dynamique plutôt que statique et que la cartographie générale du cerveau est différente pour chaque animal qu'ils ont testé[1].

Certains neurochirurgiens de l'Ohio ont effectué des expériences sur des patients éveillés pendant la neurochirurgie en changeant leurs états mentaux, en leur demandant de penser à quelque chose d'agréable ou de désagréable. Selon la pensée, grâce à une stimulation par électrodes, la fonction cérébrale s'est avérée changer en conséquence, c'est-à-dire que les patients ont réagi à la même stimulation exprimant une déclaration agréable, si la pensée était agréable, et exprimant une déclaration désagréable si la pensée était désagréable[2].

Pour affirmer encore plus l'importance de cette interaction entre le cerveau et le mental, nous lisons une citation de Joan Borysenko de son best-seller "*Minding the body, mending the mind*" :

« Je suis convaincue – en tant que scientifique médicale, psychologue, professionnelle engagée, en tant que mère, grand-mère et épouse – que prendre soin du mental qui à son tour génère des émotions est l'élément manquant lorsqu'il s'agit de prendre soin du corps [I am convinced – As a medical scientist, a psychologist, a busy professional, a mother, a grandmother and a wife – that taking care of the mind which in turn generates emotions, is the missing link when it comes to taking care of the body] »[3].

---

[1] Cf. Michael Gazzaniga, *Mind matters: how mind and brain interact to create our conscious lives,* Houghton Mifflin: Published in association with the MIT Press, Boston Cambridge, Mass. 1988, p. 66-67.

[2] Cf. Michael Gazzaniga, "Free and yet determined" in The Gifford lectures*: the science of mind constraining matter*, Edinburgh university 2009, https://www.ed.ac.uk/arts-humanities-soc-sci/news-events/lectures/gifford-lectures/archive/archive-2009-2010/prof-gazzaniga/lecture-4-free-yet-deter; https://www.youtube.com/watch?v=aGtZek7RPts, [2024-05-25].

[3] Joan Borysenko, *Minding the body, mending the mind,* Da Capo Press, Cambridge MA 2007, p.3.

Michael Meaney, neuroscientifique de l'Université McGill, montre dans ses expériences sur des souris comment la parentalité peut modifier de façon significative la chimie des gènes d'un jeune. L'engagement d'une mère de souris à lécher et à entraîner ses souriceaux au cours des douze premières heures de leur naissance détermine comment les substances chimiques du cerveau qui répondent au stress seront générées dans le cerveau de ces souriceaux pour le reste de leur vie [1] : Cela démontre le rôle puissant de l'épigénétique et son influence sur le mental dans le développement de la structure cérébrale.

Une autre source importante qui affirme cette interaction sur la façon dont le cerveau habilite le mental et le mental contraint le cerveau, vient du neuroscientifique Norman Weinberger, qui, lorsqu'il explique les bienfaits de la musique, écrit :

« La musique a des avantages pour le développement intellectuel qui transcendent la musique elle-même ... apprendre et jouer de la musique est très susceptible d'avoir un avantage neurobiologique direct »[2].

Une littérature prolifique peut être trouvée illustrant ce concept interactionniste entre le cerveau et le mental ; mais pour les besoins de notre thème, nous avons choisi de limiter nos références à la littérature ci-dessus et de conclure ce paragraphe en disant que nous devons être conscients que le mental conscient ou la conscience ne sera compris qu'en étudiant les processus inconscients qui le rendent possible. Les groupes de synapses qui ont été établis dans le passé et qui sont activés automatiquement dans le présent sont appelés, en langage philosophique, projections : un sujet qui sera approfondi à la fois dans le chapitre 3 : "Optique psychologique" et dans le chapitre 4 : "Optique philosophique". Ces réseaux neurologiques persistants (inconscients) ne peuvent pas être désactivés sans réapparaître au préalable. Ce n'est que lorsque nous réalisons à quel point ces connexions sont obsolètes (le cerveau habilite le mental) que nous pouvons les reconnecter ou les mettre à jour (le mental contraint le

---

[1] Cf. Daniel Goleman, *Social intelligence: the new science of human relationships*, London, Arrow Books, 2007, p. 153.

[2] http://pom.sagepub.com/content/26/2/197.full.pdf, p. 198, [2024-05-25].

cerveau)[1], afin de devenir un processus conscient en harmonie avec l'expérience présente.

2.6 Questions restant sans réponses

Premièrement : pourquoi le réseau de neurones qui est activé pendant le mouvement de saisie volontaire ou involontaire est le même (expérimentation de Rizzolatti, section 2.4.1 ci-dessus), tandis que les réseaux de neurones qui s'activent pendant le sourire volontaire ou involontaire sont deux réseaux différents ?

Deuxièmement : il a été mentionné plus tôt dans la section intitulée "neurones miroirs" que les enregistrements cellulaires individuels chez les singes et les données de neuroimagerie ont montré que les réponses "miroirs" ou l'activation de zones dans le cerveau sont plus faibles lors de l'observation de l'action que lors de l'exécution de l'action. Cela a été montré chez les singes, mais qu'en est-il des humains ? De plus, il a été démontré que la même zone du cerveau est activée lorsqu'un sujet est au repos et qu'il est demandé de réfléchir à une activité et lorsque le sujet fait cette activité. Dans la littérature, nous n'avons trouvé aucune tentative de mesurer le niveau d'activité cérébrale ou la variation de ce niveau entre le moment où le sujet est "au repos" et "pas au repos". La recherche ne devrait-elle pas aller plus loin pour mesurer le changement dans l'activité cérébrale entre ces deux situations ? Cette question sera à nouveau proposée dans le chapitre 5 : "Optique juridique", car elle montre certaines limites dans l'évaluation de la connexion "mental et cerveau".

Troisièmement : où commence l'empathie cognitive, de moi ou de l'autre ? en d'autres termes : *Est-ce que je ressens ce que je ressens et ensuite ce que tu ressens ?*. Ou : *Je ressens ce que tu ressens, et ensuite je ressens ce que je ressens ?* La question sera abordée amplement dans le chapitre 3 : "Optique psychologique".

Quatrièmement : la mémoire, située dans l'hippocampe, peut-elle avoir une corrélation positive clé avec l'empathie ? En d'autres termes, pouvons-nous dire que plus la mémoire est forte, plus l'empathie est grande ? Je pense qu'il existe une corrélation positive, bien que seules des recherches plus poussées pourront le confirmer. Mon raisonnement concernant cette croyance est que si nous regardons les

[1] Cf. Ginette Paris, *Heartbreak: New Approaches to Healing - Recovering from Lost Love and Mourning,*Millcity Press, MN 2011, p.106-108.

patients atteints d'Alzheimer, nous nous rendons compte qu'ils ne peuvent pas faire preuve d'empathie à cause de leurs lésions cérébrales et en particulier à cause de l'altération de leur mémoire. D'un autre côté, en observant des individus atteints de PTSD, nous remarquons qu'ils sur-empathisent en raison de la capacité de leur hippocampe à conserver des souvenirs vivants. Certaines études ont également montré que l'espace de travail mental connu sous le nom de "mémoire de travail" n'est pas aussi développé chez les adolescents que chez les adultes [1] . Cela peut nous suggérer qu'il n'est probablement pas surprenant de voir que les adultes en général sont plus empathiques que les adolescents. De plus, dans le chapitre 3 : "Optique psychologique", nous montrons en profondeur comment notre "représentation de l'expérience passée" d'une situation similaire à celle dont nous sommes témoins est un facteur majeur dans le processus d'empathie. La mémoire est le principal, sinon le seul, outil permettant de réaliser la "représentation de l'expérience passée". Ces hypothèses conduisent à penser que le niveau de mémoire est un indicateur important du niveau d'empathie. Nous espérons que d'autres recherches seront menées pour explorer davantage cette question.

Cinquièmement : comme indiqué dans la section 2.4.1 de ce chapitre, s'il a été démontré que le genre est un groupe important pour activer le système MNS ou les neurones miroirs, comment pouvons-nous utiliser ces données empiriques pour construire un monde empathique meilleur ? Bien que certaines réponses sur la similitude et le comportement empathique soient données dans la section 3.1.2 du chapitre 3 : "Optique psychologique", nous pensons qu'il est approprié de suggérer quelques idées qui pourraient ouvrir la voie à de futures discussions socio-philosophiques. Par conséquent, nous intégrerons ces suggestions dans la section 4.3 du chapitre 4 : "Optique philosophique".

Enfin et surtout, je me rends compte de la nécessité de poursuivre les recherches en imagerie du cerveau ou en d'autres moyens, tels que les changements hormonaux ou l'expression des gènes, pour étudier les zones du système nerveux qui sont activées dans les cas où nous observons ou vivons des situations joyeuses. Ceci, en d'autres termes, afin d'étudier l'empathie lorsque des expériences joyeuses ou heureuses sont vécues ou observées. Nous trouvons beaucoup de

---

[1] Cf. Daniel Weinberger, Jay Giedd, Brita Elvevag, “The adolescent brain: a work in progress”, in *http://www.kvccdocs.com/KVCC/2013-Spring/PSY215-02/content/L-19/The%20Adolescent%20Brain-A%20Work%20in%20Progress.pdf*, June 2005, p.15 [2024-05-20]

littératures qui étudient l'empathie pour la douleur ou l'empathie dans des situations de peur ou de dégoût ou d'autres émotions qui sont tout sauf joyeuses. Une telle suggestion pourrait conduire à un chevauchement avec le domaine de la psychologie positive. Même ainsi, si nous sommes en mesure de démontrer scientifiquement que l'empathie dans la joie, à la fois la joie de soi et la joie de l'autre, a un résultat positif significatif sur notre santé – esprit et corps, alors ne contribuerions-nous pas à un monde meilleur et plus sain ?

Résumé

Dans ce chapitre, nous avons présenté de manière concise et, espérons-le, suffisante pour notre thème, une vue d'ensemble du cerveau humain. Nous avons expliqué comment le développement neuronal se déroule de la naissance à l'âge adulte dans le but de justifier la plasticité du cerveau et sa capacité à apprendre tout au long de son développement jusqu'à son plein accomplissement. Nous avons présenté les zones du cerveau humain liées aux émotions ainsi que quelques données sur l'activation de ces zones dans le mode d'auto-perspective (émotions vécues) en comparaison avec le mode de l'adoption de la perspective de l'autre (observation des émotions des autres). Par la suite, nous avons restreint davantage les données illustrant les zones du cerveau humain liées à l'empathie, offrant le même modèle de comparaison que la section précédente sur les émotions. Tout au long du chapitre, nous avons essayé de justifier comment ces zones se développent au cours de la vie ; En outre, nous avons donné quelques explications sur l'impact potentiel de l'éducation, de l'apprentissage et de l'environnement dans lequel un individu grandit pour le plein développement de ces zones. Avant de conclure le chapitre avec quelques questions sans réponse sur lesquelles réfléchir ou enquêter, nous avons consacré une section pour décrire comment le cerveau affecte le mental et comment le mental affecte le cerveau, dans le but de montrer comment le cerveau et le mental fonctionnent en chœur dans le façonnement de nos comportements et de notre vie. Cette relation dynamique qui existe entre la structure (cerveau) et l'expérience (mental/comportement) est ce qui sera souligné dans les prochains chapitres. "Garder cette dynamique en équilibre est ce qui rend nos réponses comportementales empathiques !" C'est le message clé que nous souhaitons mettre en avant lors de cet ouvrage.

Chapitre 3– OPTIQUE PSYCHOLOGIQUE

Introduction

L'empathie s'apprend. S. Baron-Cohen a développé un DVD pour enseigner l'empathie aux enfants d'âge préscolaire atteints d'autisme ; l'amélioration du niveau d'empathie chez ces enfants semble être significative. Une étude a montré que le résultat positif du DVD pédagogique peut être atteint en peu de temps (quatre semaines), avec seulement vingt minutes d'entraînement par jour[1].

Daniel Siegel, un professeur de psychiatrie qui fait des recherches et des travaux approfondis sur le mental, affirme que l'expérience peut changer le cerveau. "Lorsque les neurones sont activés, nous pouvons les faire re-câbler/reconnecter". Les connexions synaptiques se construisent à travers les expériences. Il y a un moyen d'apprendre à transformer les connexions dans notre cerveau. C'est ce qu'on appelle la vision mentale ou le *mindsight* : utiliser le focus du mental pour changer les connexions dans le cerveau lui-même[2]. C'est une preuve absolue aujourd'hui – ce qui était autrefois une probabilité – que le mental peut changer la structure du cerveau. À maintes reprises, au cours des quinze dernières années, les scientifiques ont été en mesure de démontrer que la concentration intentionnelle de l'attention, d'une certaine manière, conduit le cerveau à changer, non seulement sa façon de fonctionner, mais aussi sa structure. L'intention et l'attention étant des processus mentaux, le mental modifie la structure du cerveau. Il n'y a aucun doute là-dessus, ce n'est plus une hypothèse, c'est un fait[3].

Il y a plus d'un siècle, Charles Darwin a affirmé que l'empathie est un phénomène phylogénétique (c'est-à-dire en développement) continu. Des études empiriques, plus ou moins au cours des trois dernières décennies, révèlent que les humains et les autres animaux montrent les mêmes effets cohérents de familiarité, d'expérience passée et de pertinence indicative sur l'expérience d'empathie ; et qu'il

---

[1] Cf. Simon Baron-Cohen, Ofer Golan, Emma Chapman and Yael Granader, "Transported to a world of emotions" in *The Psychologist*, 20 (2007) 2, 76-77.

[2] Cf. Daniel Siegel, *Mindsight, the new science of personal transformation*, Bantam Books, New York 2010, p. 40-43.

[3] Cf. Daniel Siegel, "Toward an interpersonal neurobiology of the developing mind: attachment relationships, mindsight, and neural integration", in *Infant mental health journal*, 22 (2001) (1–2), 67–94.

existe des parallèles entre le développement de l'empathie chez les jeunes êtres humains et l'émergence phylogénétique de l'empathie. Par exemple, la réponse des nourrissons à la détresse des autres est différente de celle d'un garçon de deux ans, qui essaie de mettre en œuvre un certain comportement d'aide, et d'un adulte, dont le comportement d'aide devient plus approprié et le stress personnel en diminution[1].

Le but de ce chapitre est de montrer principalement comment l'empathie peut être apprise et développée du jeune âge à l'âge adulte. On commence par une explication des éléments de l'empathie et de la façon dont ces éléments fonctionnent ensemble pour créer et maintenir l'empathie compassionnelle. La dynamique entre émotions/sentiments empathiques, corps et comportement sera également expliquée, suivie d'une présentation du rôle du conscient et de l'inconscient dans l'expérience de l'empathie. On analysera ensuite comment la nature et l'éducation doivent être considérées ensemble pour le développement de l'empathie, ce qui nous conduira à étudier l'empathie et la psychologie du développement. Enfin, on mettra en évidence certains concepts parallèles à l'empathie, tels que le piège de l'empathie, l'intimidation et l'empathie, et l'importance de l'empathie pour la survie sociale.

3.1 Analyse de la dynamique (séquence) des 3 types d'empathie

Jean Decety a bien dit quand il a écrit : « *Le partage affectif, la conscience de soi, la flexibilité mentale et la régulation des émotions sont les macro-composantes de base de l'empathie* »[2]. Dans l'analyse suivante des trois aspects de l'empathie – cognitive, affective et compassionnelle – nous verrons ces macro-composantes émerger dans tous ou dans l'un de ces trois aspects.

---

[1] Cf. Stephanie D. Preston, Frans B.M. de Waal, "Empathy: its ultimate and proximate bases", 2001 http://www.wisebrain.org/papers/EmpathyOrigins.pdf, p. 3 [2024-05-26].

[2] Jean Decety, "Human empathy", in *Japanese journal of neuropsychology,* 22 (2006) 1, 11-33, p.27.

3.1.1 L'empathie cognitive

Selon Antonio Damasio, les émotions et les sentiments comme l'empathie ne sont pas des qualités intangibles et éthérées. Leur matière (cognitive et neurale) est concrète et peut être reliée à des systèmes spécifiques du corps et du cerveau. Damasio propose deux processus de base pour les émotions et les sentiments :

1) la perspective d'un certain état corporel avec les images d'évaluation et la collection de déclencheurs qui ont causé cet état ;

2) un niveau et un style particuliers d'efficacité du processus cognitif qui accompagne ces événements[1].

Ces deux processus s'appliquent principalement à l'empathie cognitive.

D'un autre côté, deux macro-composantes de l'empathie cognitive, la conscience de soi et la mentalisation, sont des compétences fondamentales pour l'expérience de l'empathie. Plus nous devenons l'objet de notre attention, plus nous avons la conscience introspective de nos états mentaux et nous pouvons attribuer des états mentaux aux autres. Le développement des fonctions exécutives est lié au développement de la compréhension de l'état mental de soi et de l'autre. La maturation du cortex préfrontal conduit au développement de ce système de contrôle cognitif. De nombreuses études ont fait valoir que l'hémisphère droit est l'élément clé de la conscience de soi et de l'attribution des états mentaux[2].

Les psychologues sociaux ont montré à travers des travaux empiriques que nous sommes fondamentalement égocentriques : notre façon de penser est influencée par notre auto-perspective. Il nous est difficile d'aller au-delà de notre propre perspective lorsque nous devons anticiper ce que les autres pensent ou ressentent. Nous utilisons nos propres connaissances (y compris les croyances, les opinions, les attitudes et les sentiments) comme base principale pour comprendre les autres. Mais ce mécanisme d'auto-perspective, bien que prudent et avantageux, est loin d'être parfait. L'incapacité de supprimer la perspective de soi conduit à de nombreux et coûteux malentendus sociaux. C'est la raison pour laquelle il faut calibrer son

---

[1] Cf. Antonio Damasio, *Descartes' error: Emotion, reason and the human brain*, HarperCollins Publishers Inc. Quill, New York 2000, p.162-164.

[2] Cf. Jean Decety, "Human empathy", in *Japanese journal of neuropsychology*, 22 (2006) 1, 11-33, p.20-22.

propre point de vue. La flexibilité mentale est essentielle pour cette calibration, pour la réussite des interactions sociales et pour la compréhension empathique. La flexibilité mentale et l'autorégulation sont des éléments importants de l'empathie [1] en général et de l'empathie cognitive en particulier.

Rankin et ses collègues distinguent trois composantes de l'empathie cognitive : *l'adoption de la perspective*, signifiant la capacité d'adopter la perspective des autres et de développer une théorie du mental (TdM) en imaginant l'état mental (TdM cognitif et/ou TdM émotionnel) d'un autre individu ; le *raisonnement abstrait* est d'être capable d'interpréter et de s'engager dans un raisonnement de haut niveau sur les perspectives, les motivations ou les intentions des autres ; la *flexibilité cognitive*, ou la capacité de générer rapidement des idées sur les états cognitifs et émotionnels de l'autre et de construire rapidement les informations de ces états[2].

Certains scientifiques postulent que les criminels ou les psychopathes, en général, peuvent avoir un fonctionnement correct de ce premier niveau d'empathie "cognitive" mais altéré aux deux autres niveaux : "affectif et compassionnel". Cela implique que dans la population générale ou la population de contrôle, il est nécessaire d'avoir développé au moins les deux premiers niveaux (cognitif et affectif) pour l'expérience de l'empathie. Cependant, selon l'analyse ci-dessus, nous pouvons affirmer que même l'empathie cognitive peut ne pas fonctionner correctement chez les criminels ou les psychopathes, lorsque ces sujets montrent une incapacité plausible de supprimer leur propre perspective ou de la calibrer. Cela suggère que cette population a une flexibilité mentale altérée lorsqu'elle fait ce qui semble être destructeur pour les autres. Cette population pourrait bien avoir la capacité d'adopter les perspectives des autres, de les interpréter et de construire des informations sur les états mentaux et émotionnels des autres en fonction de leurs propres connaissances et croyances. Mais cela ne suffit pas jusqu'à ce qu'elle soit capable d'aller au-delà de sa propre perspective de soi et de calibrer ces perspectives et informations. Donc, si la flexibilité mentale ou cognitive ou si le calibrage de la perspective de soi des criminels ou des psychopathes

---

[1] Cf. Jean Decety, "Human empathy", in *Japanese journal of neuropsychology,* 22 (2006) 1, 11-33, p. 22-24.

[2] Cf. Jeanne C. Watson and Leslie S. Greenberg, "Empathic resonance: a neuroscience perspective", in Jean Decety and William Ickes (eds), *The social neuroscience of empathy,* MIT Press, Cambridge 2009, p. 132-133.

est probablement altéré, on peut conclure que cette population ne peut pas avoir "une empathie cognitive pleinement fonctionnelle".

D'autres sources affirment que pendant le développement du cortex préfrontal, de l'enfance à l'âge adulte, avec l'augmentation des fonctions préfrontales et des facultés cognitives supérieures, chez les êtres humains, les comportements, la mémoire de travail et les facultés d'inhibition peuvent également augmenter. Avec une inhibition accrue, on peut éviter d'être en détresse personnelle et contagieuse à la vue de la détresse d'un autre, et décider d'un plan d'action approprié pour les besoins de l'autre[1]. Encore une fois, la prudence s'impose, car les fonctions cognitives seules ne peuvent pas conduire à un comportement empathique. Par exemple, les psychopathes ou les criminels sont parfaitement capables de se séparer de l'angoisse des autres en raison de leur plus grande inhibition. Cependant, un manque dans leurs fonctions de mémoire de travail, dans leur expérience ou dans la formation reçue, peut expliquer leur comportement destructeur et leur incapacité à déterminer le cours de l'action empathique envers les besoins de l'autre.

3.1.2 L'empathie affective

L'empathie affective comprend la capacité de reconnaître les émotions des autres, la réactivité émotionnelle et la capacité d'identifier correctement ses propres états émotionnels et cognitifs.

Le mécanisme du partage affectif est nécessaire mais pas suffisant pour une compréhension empathique. Les interactions sociales nécessitent d'autres processus supplémentaires importants, y compris la capacité d'imaginer le comportement des autres. Le partage des émotions doit être mesuré correctement, dans le sens que les individus doivent pouvoir se séparer des autres. Sinon, un chevauchement complet entre soi et l'autre pourrait induire un stress émotionnel ou une sur-stimulation de l'empathie (une réponse émotionnelle auto-orientée aversive), ce qui n'est pas le but de cette dernière. L'auto-agence, tout comme la conscience de soi et la mentalisation, est donc essentielle pour gérer l'émotion partagée de l'empathie[2]. Cela nous

---

[1] Cf. Stephanie D. Preston, Frans B.M. de Waal, "Empathy: its ultimate and proximate bases", 2001 http://www.wisebrain.org/papers/EmpathyOrigins.pdf, p. 42 [2024-05-26].

[2] Cf. Jean Decety, "Human empathy", in *Japanese journal of neuropsychology,* 22 (2006) 1, 11-33, p.18-20.

amène à noter l'entrelacement dynamique entre l'aspect cognitif (conscience de soi et mentalisation) et l'aspect affectif (émotion commune ou partagée) de l'empathie.

Dans l'empathie affective, la similitude, la familiarité et les expériences antérieures sont des éléments importants pour que les réponses empathiques aient lieu. Les animaux sympathisent mieux avec leur espèce qu'avec les autres espèces. Ceci est attribué aux similitudes de morphologie et de biomécanique. L'expérimentation animale a montré que l'observateur s'identifie mieux aux autres de la même espèce en difficulté.

La similitude ou la familiarité permet de percevoir plus rapidement l'état de l'autre. La familiarité fait converger les états émotionnels de l'observateur et de l'observé. Cela se traduit par une représentation plus prête de la perception à l'action ou à la réponse empathique, sans avoir à passer par des processus cognitifs conscients pour interpréter l'état de l'autre. Plus similaire ou familière une personne est avec une autre, plus leurs représentations convergent, ce qui se traduit par une meilleure correspondance des états émotionnels, une compréhension plus précise et une attitude d'aide plus appropriée. Les mêmes principes s'appliquent aux effets des expériences passées. Si l'observateur a vécu la même situation que celle observée chez l'autre, alors il aura des représentations plus riches de l'événement observé. Cela permet d'accéder plus rapidement à l'état interne du mental et de comprendre la situation de l'autre, facilitant ainsi la réponse empathique. Ces mécanismes de représentation des expériences passées restent actifs tout au long de la vie. Cela renforce la thèse sur la formation et la culture de l'empathie, examinée en détail dans ce chapitre : la culture d'expériences qui construisent un certain type de représentations prépare les personnes à une meilleure condition de correspondance avec l'état de l'autre. Cela aide à s'engager davantage dans l'adoption de perspective et à montrer une empathie émotionnelle plus renforcée[1].

Il est également important de comprendre que les conséquences affectives en soi, dues à l'expérience de l'empathie et à la perception de l'état affectif de l'autre, doivent être soumises à un contrôle auto-régulier. Sans un tel contrôle, le mécanisme de perception-action, ainsi

---

[1] Cf. Stephanie D. Preston, Frans B.M. de Waal, "Empathy: its ultimate and proximate bases", 2001 http://www.wisebrain.org/papers/EmpathyOrigins.pdf, p. 35-37 [2024-05-26].

que les réponses autonomes et somatiques, pourraient conduire à un stress émotionnel. Cette notion de contrôle autorégulateur constitue l'entrelacement entre l'empathie affective et l'empathie compassionnelle qui sera examinée plus en détail plus loin.

En résumé, il s'avère que, si l'empathie cognitive semble impliquer davantage l'élaboration de la théorie du mental, c'est-à-dire la capacité à s'engager dans un processus cognitif d'adoption de la perspective d'une autre personne, l'empathie affective, cependant, implique plus de mimétisme ou de *mirroring*/"reflet" à travers des neurones miroirs, également connus sous le nom de processus de simulation. Notons que les zones du cerveau impliqués dans l'élaboration de la théorie du mental sont : le cortex préfrontal médian (mPFC), les pôles temporels (TP) et le sillon temporal supérieur (STS) pour la théorie cognitive du mental (Tom) ; le cortex préfrontal ventromédial (vmPFC) pour la théorie affective du mental (Tom). Les zones cérébrales impliquées dans le processus de simulation sont : le cortex cingulaire antérieur (ACC), l'amygdale, l'insula et le gyrus frontal inférieur[1]. Cela nous amène à suggérer que les actes des psychopathes ou des délinquants pourraient être dus à une insuffisance de mimétisme, causant ainsi leur incapacité de partager les émotions des autres.

3.1.3 L'empathie compassionnelle

Certains scientifiques dans la littérature étudiée omettent ce troisième aspect de l'empathie à trouver les deux aspects (cognitifs et affectifs) satisfaisants pour l'expliquer. D'autres remplacent l'empathie compassionnelle par l'empathie motrice, ou par une combinaison des deux premiers aspects. Quelqu'un l'explique comme l'action/réaction émotionnelle de l'observateur, ou comme le mimétisme de l'observé (ce qui implique également une action ou des mouvements ou des postures corporelles). Dans ce travail, nous choisissons d'inclure et d'analyser explicitement ce troisième aspect comme un élément vital pour une compréhension globale de l'empathie.

L'empathie compassionnelle est le niveau auquel le processus d'empathie se termine par une action empathique. Comme mentionné dans la section précédente, la régulation des émotions est un élément

---

[1] Cf. Simone G. Shamay-Tsoory, "Empathic processing: its cognitive and affective dimensions and neuroanatomical basis", in Jean Decety and William Ickes (eds), *The social neuroscience of empathy,* MIT Press, Cambridge 2009, p. 215-227.

fondamental pour que l'empathie compassionnelle puisse s'exprimer correctement et efficacement à la fois pour ceux qui assistent ou aident (le soi) et pour ceux qui sont assistés ou aidés (l'autre). La régulation des émotions est une combinaison d'adoption de perspective (empathie cognitive) et de réévaluation affective (empathie affective). Elle implique, comme nous l'avons vu au chapitre 2 : "Données de la neuroscience", les deux circuits cognitifs et affectifs du cerveau. Cela soutient l'idée que les réponses à la douleur des autres, modulées par des processus cognitifs et motivationnels, influent sur le fait que ces réponses se traduisent en préoccupation empathique, initiatrice d'empathie compassionnelle ou de comportement d'aide.

Une action motivée par la préoccupation, étape successive à l'empathie cognitive et affective, est une expression naturelle de l'empathie compassionnelle. Une combinaison des aspects affectifs et cognitifs de l'empathie confère la forme la plus complète de compréhension empathique, c'est-à-dire l'empathie compassionnelle : une compréhension de la perspective de l'autre et de ce que les choses signifient pour l'autre est jointe avec une compréhension de la signification émotionnelle des événements. Comment tout cela se traduit dans le monde réel ? Pour expliquer cet aspect de l'empathie dans le processus de guérison, par exemple, il est nécessaire de souligner que l'empathie compassionnelle du guérisseur permet non seulement de comprendre le patient à un méta-niveau (ressentir ce que ressent le patient) mais aussi de suivre les expériences du patient moment par moment en restant à l'écoute de façon responsable pendant que ces expériences se développent. En termes philosophiques, c'est le résultat de l'approche "je-tu"[1] vers l'autre.

Comme nous le savons, l'empathie compassionnelle joue un rôle clé dans l'attention et l'assistance maternelle. Lorsque nous prenons soin des autres, (comme entre mère et enfant ou entre amis), l'ocytocine est libérée (voir la base neurale de l'empathie, chapitre 2 : "Données de la neuroscience"). Plus nous avons d'ocytocine, plus nous sommes sociables. Inversement, plus nous nous engageons dans un contact affectueux avec les personnes dont nous prenons soin (ou même en pensant simplement à ces personnes à plusieurs reprises),

[1] L'approche "Je-Tu", comme nous le voyons dans le chapitre 4 : "Optique philosophique", consiste à se rapporter à l'autre en tant que sujet, c'est l'opposé de l'approche "Je-chose" où l'autre est traité comme un objet.

plus l'ocytocine est libérée dans notre corps. La compassion, dans ses formes de disponibilité, de sensibilité ou de réponse, peut montrer tous les signes d'une bonne parentalité ou d'une bonne amitié[1].

3.1.3.1 Le rôle de l'empathie compassionnelle dans la perception des autres dans la souffrance

La recherche a révélé qu'un certain niveau de précision dans le "sens du savoir" et une certaine similitude dans les réponses affectives sont nécessaires pour un comportement prosocial et une assistance efficace. Les résultats indiquent également que l'exactitude du jugement d'un observateur sur les pensées et les sentiments liés à la douleur des autres est loin d'être parfaite. Cependant, dans la plupart des interactions sociales, les gens sont des percepteurs "assez bons" plutôt que "parfaitement exacts" pour comprendre l'expérience subjective des autres. Le bon sens suggère que la précision de l'évaluation de la douleur est essentielle pour un traitement efficace de la douleur. Dans les environnements professionnels, cependant, il est conseillé que l'observateur maintienne un niveau de précision moins parfait de la douleur, afin que les déductions faites soient proprement adéquates pour faciliter des actions efficaces. Une précision élevée pourrait stimuler une cascade d'angoisse et d'impuissance tant chez l'observateur que chez la personne éprouvant de la douleur. Les professionnels de la santé qui font preuve d'empathie compassionnelle sont en mesure de trouver l'équilibre qui leur permet de prêter attention aux détails de l'expérience douloureuse du patient et de comprendre cette expérience sans être émotionnellement submergés[2]. Comme discuté au chapitre 4 : "Optique philosophique" section 4.2, la compassion doit être au centre de la pratique de la médecine. Percevoir une inquiétude est un allié biologique potentiel pour l'intérêt du patient. Comme le dit Daniel Goleman :

« Un chirurgien compassionnel doit toutefois couper et une infirmière compassionnelle doit toutefois effectuer des procédures

---

[1] Cf. Daniel Goleman, *Social intelligence: the new science of human relationships*, Arrow Books, London 2007, p.215-216.

[2] Cf. L. Goubert, K.D. Craig, and A.Buysse, “Perceiving others in pain: Experimental and clinical evidence on the role of empathy”, in Jean Decety and William Ickes (eds), *The social neuroscience of empathy,* MIT Press, Cambridge 2009, p. 154-160.

douloureuses. Mais ces actes sont moins douloureux quand un air de gentillesse et d'inquiétude va de pair. Être remarqué, ressenti et soigné soulage considérablement la douleur. L'angoisse et le rejet l'amplifient »[1].

Un autre modèle d'empathie postule qu'il existe quatre facteurs déterminants qui peuvent interagir pour déterminer les réponses empathiques d'un observateur à la douleur des autres : 1) caractéristiques de la personne qui souffre – déterminants ascendants, tels que les spécifications du comportement douloureux observé – ; 2) caractéristiques de l'observateur – déterminants descendants, tels que la prise de décision à un niveau supérieur, qui reflètent l'expérience d'apprentissage personnelle – ; 3) caractéristiques contextuelles – telles que la présence de sang, de blessures – ; 4) nature de la relation entre l'observateur et l'observé – par exemple, professionnel, famille, étranger –.

En développant le deuxième facteur déterminant, les caractéristiques de l'observateur supposent que les expériences antérieures avec des situations particulières de douleur permettent des représentations plus détaillées de ces situations chez les observateurs, de sorte que des réponses empathiques sont facilement générées lorsqu'une autre personne est perçue comme faisant partie d'une situation similaire. La capacité des observateurs à identifier et à discriminer les informations ascendantes disponibles devrait également influencer leur réponse empathique. Les processus d'évaluation de l'observateur modifient également ses réponses émotionnelles à la douleur d'une autre personne. Par exemple, au stade terminal d'une maladie grave, les aidants familiaux surestiment la douleur du patient. Cette surestimation provoque chez l'observateur des niveaux plus élevés de stress émotionnel[2]. Cependant, avec une évaluation plus réfléchie de la situation, nous sommes en mesure de prendre le contrôle de nos émotions et de les remplacer, si nécessaire, par celles qui nous servent le mieux, soit à l'observateur et à l'observé.

---

[1] Cf. Daniel Goleman, *Social intelligence: the new science of human relationships*, Arrow Books, London 2007, p.253.

[2] Cf. L. Goubert, K.D. Craig, and A.Buysse, “Perceiving others in pain: Experimental and clinical evidence on the role of empathy”, in Jean Decety and William Ickes (eds), *The social neuroscience of empathy,* MIT Press, Cambridge 2009, p. 154-160.

Un autre exemple où le contrôle des émotions est nécessaire est dans les relations sexuelles des couples. Certains hommes avec une concentration élevée de testostérone – en référence aux études sur cette hormone au chapitre 2 : "Données de la neuroscience" – peuvent être plus agressifs ou dangereux en tant que maris ; ils ont tendance à manquer d'empathie, ce qui les rend indifférents aux souffrances qu'ils causent à leur partenaire pendant qu'elle subit des relations sexuelles forcées (le même mécanisme s'applique aux violeurs, par exemple). Ils sont incapables d'avoir de la compassion pour le mécontentement de leur victime dans un acte sexuel agressif. Cependant, ces impulsions de testostérone peuvent être contrôlées par l'apprentissage, impliquant le système cortical préfrontal qui gère tous les types d'impulsions[1]. Cela signifie que, heureusement, de nombreux hommes avec un niveau élevé de testostérone peuvent avoir une vie conjugale régulière, grâce aux résultats d'apprentissage positifs, au bon environnement social et aux effets sur la plasticité du cerveau que les expériences de vie positives génèrent.

En résumé, l'empathie compassionnelle, c'est-à-dire un score moyen de précision empathique, une "connaissance générale" de l'expérience de l'autre dans la douleur, la capacité de réguler les émotions auto-orientées, comme le maintien de l'anxiété à un niveau modéré, ainsi que réguler les réponses affectives orientées vers les autres, sont essentiels pour les professionnels de la santé qui cherchent à offrir des soins efficaces.

Avant de clore cette section du chapitre, il vaut la peine d'examiner comment l'empathie est perçue dans le domaine psychologique. Une telle vision rassemble les trois aspects de l'empathie ci-dessus dans une séquence 1-2-3, les résumant dans une réponse empathique compassionnelle : 1) *connaître* les sentiments d'une autre personne ; 2) *sentir* ce que cette personne ressent ; 3) *répondre avec compassion* à son angoisse[2]. En une expérience réelle de la vie, ceci se traduit par : *Je t'aperçois* (étant par exemple à côté de ma mère lors des funérailles de mon frère, je vois sa souffrance émotionnelle) ; *Je ressens avec toi* (l'âme brisée de ma mère et ses larmes, m'apportent tristesse et larmes) ; et donc *j'agis pour t'aider* (je reste tout près de ma mère essayant de la consoler, de l'accompagner à un siège confortable,

---

[1] Cf. Daniel Goleman, *Social intelligence: the new science of human relationships*, Arrow Books, London 2007, p.208.

[2] Cf. Daniel Goleman, *Social intelligence: the new science of human relationships*, Arrow Books, London 2007, p.58.

d'essuyer ses larmes avec un mouchoir, et lui offrir une tasse d'eau et un médicament pour réduire son état dévasté...). L'empathie compassionnelle n'est pas exclusive aux situations affligeantes. La même séquence peut s'appliquer dans des situations joyeuses.

3.2 Relation entre sentiments/émotions empathiques, expression corporelle et comportement

L'existence d'une relation entre les émotions et l'expression corporelle est reconnue depuis longtemps par Aristote lorsqu'il a affirmé que :

« Les émotions impliquent un processus corporel (cp Sur l'âme 403al6ff) : par exemple, 'La colère est productrice de chaleur' (Sur les parties des animaux 650b35), tandis que 'La peur est, en fait, une sorte de froid' (Rhétorique1389b32) »[1].

Darwin se réfère aux émotions et aux comportements, d'une manière intelligente, lorsqu'il prétend que chaque émotion est une prédisposition à agir de manière unique : par exemple, la peur est suivie d'un blocage ou d'une fuite ; la colère de la lutte ; la joie de l'étreinte et ainsi de suite. De même, ressentir avec quelqu'un nous pousse du fait de notre empathie à agir en conséquence. Au niveau neuronal, comme le montre le chapitre 2 : "Données de la neuroscience", les zones du cerveau, y compris les zones sensorimotrices, sont activées et nous poussent à agir lorsque nous ressentons une émotion[2].

Antonio Damasio, écrivant sur l'interaction entre le corps et l'environnement, explique, comme nous l'avons vu au chapitre 2 : "Données de la neuroscience", que les connaissances innées et acquises, contenues par le cerveau, font partie de notre interaction avec le monde extérieur[3]. Selon Damasio, l'émotion est un processus qui mène à un sentiment. Le processus émotionnel commence par des changements dans les muscles, les articulations, les intestins, les noyaux de neurotransmetteurs, le système endocrinien et d'autres

---

[1] A W Price, "Aristotle's ethics", in *Journal of medical ethics*, 11 (1985), 150-152.

[2] Cf. Daniel Goleman, *Social intelligence: the new science of human relationships*, Arrow Books, London 2007, p.61.

[3] Cf. Antonio Damasio, *Descartes' error: Emotion, reason and the human brain*, HarperCollins Publishers Inc. Quill, New York 2000, p. 94.

produits chimiques dans le sang, pour atteindre le système nerveux central en activant les signaux neuronaux dans certains noyaux sous-corticaux et dans le cortex cérébral. Ce processus est nécessaire mais pas suffisant pour vivre une émotion. Ce qui est nécessaire, en plus de l'expérience de ces changements ou états corporels, c'est la combinaison avec une image mentale complétée par un changement dans le style et l'efficacité du processus de pensée[1]. Antonio Damasio résume bien ce concept :

« Un sentiment concernant un objet particulier est basé sur la subjectivité de la perception de l'objet [l'image mentale], la perception de l'état corporel qui est suscité [le processus de l'émotion], et la perception du style modifié et de l'efficacité du processus de la pensée [cognition] »[2].

Encore une fois, nous prenons conscience de l'unité psychophysique du soi, fondée dans le processus de sentiments empathiques. Que ce soit dans la perception de l'autre à travers une image mentale, ou dans la perception de l'état de notre corps généré par la perception de l'autre, ou dans la perception de la pensée : dans les trois cas, notre corps ou le corps de l'autre est en jeu. La découverte la plus importante des neurosciences, pertinente pour la psychologie, est de savoir comment le changement de notre mental (pensée), change nos sentiments (corps/cerveau). Inversement, si nous changeons nos sentiments à travers de nouvelles expériences, notre pensée change. Ces concepts sont inévitablement la version douce de ceux mentionnés dans la section intitulée *Le mental contraint le cerveau et le cerveau habilite le mental* du chapitre 2 : "Données de la neuroscience". Ils soulignent également l'échange immanent et la forte relation entre le mental, le corps et les sentiments. Ainsi, le mental et le physique sont sans équivoque et fermement interconnectés, agissant constamment comme une seule entité.

Prenons l'exemple suivant : je suis assise avec un ami, qui reçoit des nouvelles choquantes sur la perte d'un être cher. Mon cerveau détecte la tristesse de cet ami et déclenche plusieurs chaînes complexes de réactions chimiques et neurales. Certaines de ces

---

[1] Cf. Antonio Damasio, *Descartes' error: Emotion, reason and the human brain*, HarperCollins Publishers Inc. Quill, New York 2000, p.145-147.

[2] Cf. Antonio Damasio, *Descartes' error: Emotion, reason and the human brain*, HarperCollins Publishers Inc. Quill, New York 2000, p.148.

réactions sont écrites dans le corps et d'autres dans le cerveau lui-même. Pourtant, je ne fais pas de distinction parfaite entre ce qui se passe dans le cerveau et ce qui se passe dans le corps, même si je suis une experte en neurophysiologie et neuroendocrinologie sous-jacentes. Je serai consciente du fait que je suis dans une situation choquante, que je suis sur le point de fondre en larmes, empathisant et réconfortant mon ami – dans l'espoir – d'être tous les deux libérés d'une certaine douleur. Le "je" dans cet épisode est une véritable construction mentale appelée "soi" et se base sur les activités de tout mon organisme, c'est-à-dire dans le corps et le cerveau (unité psycho-socio-physique).

Nous rappelons la définition simple du terme empathie selon Edith Stein :« *L'empathie est l'expérience d'une conscience externe en général »* ; nous ne pouvons ignorer l'importance du mot "expérience" pour manifester ou partager les sentiments des autres à travers notre corps. En d'autres termes, si l'autre pleure et que nous ressentons de l'empathie, nous manifesterons spontanément notre sentiment envers l'autre à travers les expressions du visage ou l'expression des yeux tristes, ou avec une étreinte consolante ou, encore, avec une tape sur les épaules, etc. La même chose se produira avec le bonheur et la joie : le sentiment est partagé et s'exprime corporellement à travers le rire, un saut dans l'air, un visage souriant, etc. Joseph LeDoux explique bien cette relation inévitable :

« La capacité de comprendre la langue ... fonctionne bien chez les personnes qui vivent leur vie sans pouvoir exprimer leur capacité de parler. Dans le cas de l'émotion, cependant, la réponse du corps fait partie intégrante du processus global de l'émotion. Comme William James, le père de la psychologie des États-Unis, l'a déjà observé, il est difficile d'imaginer les émotions en l'absence de leurs expressions corporelles »[1].

Selon le physiologiste Walter Cannon, l'énigme de l'émotion est complètement à l'intérieur du cerveau (hypothalamus, étant le centre du cerveau émotionnel) et, contrairement à ce que suggère William James, il n'exige pas que le cerveau "lise" les réponses corporelles pour générer un feedback qui provoque des émotions. Pour James, en

---

[1] Joseph LeDoux, *The emotional brain: the mysterious underpinnings of emotional life,* Simon & Schuster, New York 1998, p.40.

fait, le sentiment est causé par le feedback "nous avons peur parce que nous courons" au lieu du feedback provoqué par le sentiment "nous courons parce que nous avons peur".

Stimulus ⟶ *Response* ⟶ *Feedback* ⟶ *Feeling*

La théorie du Feedback de James[1]

En 1960, Schachter et Singer, psychologues sociaux à l'Université de Columbia, ont proposé une nouvelle solution au débat James-Cannon. Leur théorie est qu'il existe une certaine interprétation/étiquetage cognitif de la circonstance sociale dans laquelle se produit le feedback corporel, pour combler l'écart entre le feedback et le sentiment. Bref, selon ces deux psychologues, les émotions sont le résultat de l'interprétation cognitive des situations.

Stimulus ⟶ *Arousal* ⟶ *Cognition* ⟶ *Feeling*
(bodily feedback) (interpretation/labelling)

Théorie de la stimulation cognitive de Schachter-Singer[2]**– (modifiée)**

Pendant la même période que Schachter et Singer, la psychologue Magda Arnold a proposé une théorie fondamentale, appelée théorie de l'évaluation ou *Appraisal*, affirmant que le cerveau, après une évaluation du stimulus, intervient pour combler l'écart entre le stimulus susmentionné et la sensation émotionnelle. Un modèle d'évaluation à usage général a suivi et est reconnu aujourd'hui par de nombreux psychologues. Cependant, ce modèle a été critiqué pour l'importance excessive accordée à la cognition pour expliquer l'émotion, laissant derrière lui les aspects uniques qui distinguent l'émotion de la cognition.

---

[1] Joseph LeDoux, *The emotional brain: the mysterious underpinnings of emotional life,* Simon & Schuster, New York 1998, p.46.
[2] Joseph LeDoux, *The emotional brain: the mysterious underpinnings of emotional life,* Simon & Schuster, New York 1998, p.48.

Stimulus ⟶ *Appraisal* ⟶ *Feeling*

Objectif général du modèle Appraisal[1](basé sur la théorie d'évaluation d'Arnold)

Robert Zajonc a contesté ce modèle d'évaluation en suggérant, à travers des expériences, une théorie qui revendique la primauté de l'émotion sur la cognition due aux processus inconscients. Cette théorie, même si elle reconnaît le processus inconscient des émotions, ne prouve pas que la cognition soit exclue du cycle du processus émotionnel, car nous savons que des processus cognitifs inconscients existent également.

Stimulus ⟶ *Unconscious Affect* ⟶ *Feeling*

Théorie affective primaire de Zajonc[2]

Pour Walter Cannon, un physiologiste mentionné précédemment, les sensations corporelles et la réponse se produisent en parallèle. Les voies descendantes (efférentes) vers les systèmes de réponse physique et les voies ascendantes (afférentes) vers le cortex sont activées simultanément par l'hypothalamus, qui reçoit les stimuli émotionnels transmis par le thalamus. James Papez, un anatomiste de l'Université Cornell, a poursuivi l'idée de Cannon en déclarant que les sorties du cortex cingulaire sont transmises à l'hypothalamus par l'hippocampe et génèrent des pensées (implication de la cognition) dans le cortex cérébral pour contrôler la réponse émotionnelle[3].

Ainsi, sur la base des différentes théories mentionnées ci-dessus, on peut conclure qu'en principe, la discussion des chercheurs se concentre principalement sur la question de savoir si la base des émotions est un processus conscient ou inconscient. Une chose est sûre : la plupart des théories s'accordent pour localiser le siège des processus émotionnels, conscients ou inconscients, dans le cerveau et l'interaction entre ce

---

[1] Joseph LeDoux, *The emotional brain: the mysterious underpinnings of emotional life,* Simon & Schuster, New York 1998, p.52.
[2] Joseph LeDoux, *The emotional brain: the mysterious underpinnings of emotional life,* Simon & Schuster, New York 1998, p.54.
[3] Cf. Joseph LeDoux, *The emotional brain: the mysterious underpinnings of emotional life,* Simon & Schuster, New York 1998, p.84, 89.

dernier et le corps est fondamentale pour produire des sentiments et agir sur eux. Cela nous amènera à la section suivante, où nous examinerons de plus près les processus conscients/inconscients.

3.3 Processus conscients v/s inconscients

La question à laquelle je voudrais répondre dans cette section, est la suivante : quelle dynamique vient en premier ? *Est-ce que je ressens ce que moi je ressens, ensuite je ressens ce que l'autre ressent ?* Ou bien *Est-ce que je ressens ce que l'autre ressent et ensuite je ressens ce que moi je ressens ?* Les processus conscients et inconscients font partie intégrante de cette dynamique et de la réponse à la question. Commençons en se référant à l'une des conférences de Gazzaniga que nous trouvons utile dans l'exploration de ces processus :

Récemment, toute une série de réseaux prédéfinis a été découverte, qui sous-tend cette période du "mental errant" quand on a tendance à penser que le cerveau est en veille ou statique. Des techniques d'imagerie capturent le cerveau pendant cette période d'inactivité, comme un mouvement constant, un système fou, merveilleux et dynamique. C'est ce que nous essayons de comprendre lorsque nous avons le sens de l'unité psychologique individuelle. Nous devons reconnaître qu'il existe tous ces processus automatiques et inconscients qui sont interprétés et responsables de notre comportement. Nous avons évidemment des processus automatiques au niveau de nos génomes, de nos cellules, et au niveau neural et physiologique, un vaste système qui met en œuvre ce lourd traitement qui nous permet de faire quoi que ce soit. Il est nécessaire que ces processus deviennent automatiques et inconscients. La raison de cette automaticité est la conscience qui requiert du temps dont il nous manque. Nous avons beaucoup de choses à faire rapidement et nos réactions doivent être automatiques. Les processus conscients, qui deviennent automatiques et inconscients, sont de deux types :

- Intégré : par exemple, les jugements perceptifs dans un exemple de planches, de même forme et de même surface, représentées sous des angles différents, elles sont automatiquement perçues comme différentes même si elles sont identiques.
- Appris/acquis : par exemple, la maîtrise de taper sur le clavier.

L'unité psychologique entre l'expérience consciente et inconsciente émerge d'un système spécialisé particulier appelé "l'Interprète".

L'Interprète semble être uniquement humain et spécialisé dans l'hémisphère gauche[1].

Il y a longtemps, Freud a dit que l'inconscient est le siège des émotions, souvent dissociées des processus normaux de réflexion. Contrairement, LeDoux affirme que la capacité d'avoir des sentiments est directement liée à la capacité d'être conscient de soi-même et du reste du monde. Il soutient également que les réponses émotionnelles et le contenu du conscient sont tous deux des produits de systèmes d'émotions spécialisés qui fonctionnent inconsciemment. Les états du cerveau et les réponses du corps sont les faits fondamentaux d'une émotion et les sentiments conscients sont les extras ajoutés à l'émotion[2].

Damasio, à propos de la perception et de la conscience, suggère que la perception consiste autant à agir sur l'environnement qu'à en recevoir des signaux. Il suggère que le mental résulte d'activités dans les circuits neuronaux et qu'un mental normal n'aura lieu que si ces circuits contiennent des représentations de base de l'organisme. Les circuits neuronaux représentent l'organisme en continu, en tant qu'il est perturbé par les stimuli des environnements physiques et socioculturels et puisqu'il agit sur ces environnements[3].

Pour traduire ce qui précède, du point de vue de l'empathie, nous nous approchons de la réponse à la question posée au début de cette section, en nous référant à un article dans lequel Jean Decety explique largement que l'empathie implique une compréhension de l'affection et de l'expérience inconsciente de l'autre. Decety dans son article fait référence à un autre auteur, Bash, qui suggère que notre système nerveux autonome est programmé pour répondre de manière similaire à une expression affective donnée. Cela se fait par la promotion d'une imitation autonome *inconsciente* par le destinataire, de l'état corporel et l'expression faciale de l'expéditeur. La recherche psychologique montre que les humains imitent *involontairement* et *inconsciemment*

---

[1] Cf. Michael Gazzaniga, "The interpreter", in *The Gifford lectures: the science of mind constraining matter*,Edinburgh University 2009, https://www.ed.ac.uk/arts-humanities-soc-sci/news-events/lectures/gifford-lectures/archive/archive-2009-2010/prof-gazzaniga/lecture-3-interpreter;
https://www.youtube.com/watch?v=mJKloz2vwlc [2024-05-26].

[2] Cf. Joseph LeDoux, *The emotional brain: the mysterious underpinnings of emotional life,* Simon & Schuster, New York 1998, p.5, 125, 299, 302.

[3] Cf. Antonio Damasio, *Descartes' error: Emotion, reason and the human brain*, HarperCollins Publishers Inc. Quill, New York 2000, p. 225, 226.

un large éventail de comportements, tels que les accents, le ton de la voix, les postures ou l'humeur, etc.…[1].

Comme nous l'avons vu plus haut dans cette section, puisque la plupart de nos comportements sont basés sur des processus automatiques et inconscients, ce phénomène de contagion de l'émotion, ou cette tendance à imiter *automatiquement* et synchroniser notre comportement émotionnel avec les autres, aide à lisser les interactions sociales et peut également favoriser l'empathie. Nous avons tendance à percevoir *inconsciemment* (je ressens ce que moi je ressens dans l'inconscient) ce que l'autre ressent – *l'observation* composante de l'empathie selon la définition d'Ickes est impliquée, ascendant *(bottom-up*) – et à se sentir inconsciemment avec l'autre (encore une fois, je ressens ce que moi je ressens dans l'inconscient) – la *mémoire* composante de l'empathie selon la définition d'Ickes, *bottom-up* –. Viennent ensuite la *connaissance* et le *raisonnement* (je ressens ce que l'autre ressent, probablement dans le conscient), qui sont plus explicites que les deux composantes précédentes, sont aussi descendants (*top-down*) et beaucoup plus proches du constituant conscient du sentiment empathique. Cet argument conduit à suggérer que la réponse à la question principale de cette section est : *je ressens ce que moi je ressens, ensuite je ressens ce que l'autre ressent.*

Le tableau suivant est dressé pour mieux illustrer l'argument et, en espérant, le simplifier :

Table 3. 1– Je ressens ce que moi je ressens, ensuite je ressens ce que l'autre ressent

D'abord – Je ressens ce que moi je ressens	**Puis – Je ressens ce que l'autre ressent**
Inconscient et *bottom-up*	Conscient et *top-down*
L'*observation* et la *mémoire* se produisent à un niveau inconscient, en quelque sorte automatiquement, après avoir été déclenchées par un processus bottom-up.	La *connaissance* et le *raisonnement* sont plus probablement à un niveau conscient et sont générés par un processus top-down.

La première colonne est ce que Daniel Goleman appelle la "route basse", n'engageant que l'aspect affectif. Le caractère automatique de

[1] Cf. Jean Decety, "Human empathy", in *Japanese journal of neuropsychology*, 22 (2006) 1, 11-33, p.14-15.

la route basse permet une rapidité. Chez certaines personnes, l'amygdale réagit aux signes d'émotions chez les autres en seulement 17 millièmes de seconde. L'hyper-vitesse de la route basse est si rapide que le mental/esprit conscient reste ignorant (inconscient) de cette perception. La deuxième colonne est comparée à la "route supérieure" dans laquelle la rationalité et la cognition sont impliquées[1] (voir également Fig. 2.8 du chapitre 2 : "Données de la neuroscience"). Dans la première colonne, l'empathie implique une sorte de projection subtile, cartographiant nos sentiments mémorisés et projetant notre monde intérieur sur celui que nous observons. Des circuits cérébraux identiques sont activés lorsque l'expérience de quelqu'un d'autre coïncide avec notre expérience passée dans cette même situation[2]. En fait, c'est un défi de distinguer notre projection d'une véritable empathie. L'empathie crée une boucle de feedback, alors que nous nous efforçons d'identifier d'où vient le sentiment. Si elle découle de ce que nous percevons ou observons dans l'autre, elle se transmet dans les deux sens. Tandis que nous partageons ce sens intérieur et reflétons l'expérience de l'autre personne envers elle, la connexion est établie et l'empathie se renforce. Edith Stein a corrigé Lipps qui appelle cette boucle d'empathie "sympathie réflexive", en précisant ce qui suit : sachant que le phénomène réflexif peut se produire entre deux personnes dans les deux sens ou entre trois personnes (je peux sympathiser avec une personne qui a sympathisé avec une troisième). Stein précise que lorsque la boucle de l'empathie est limitée à deux personnes "moi" et "l'autre", seulement alors nous pouvons l'appeler "sympathie réflexive"[3].

Cette même séquence de sentiments de soi à l'autre, puis de l'autre à soi (*je ressens ce que moi je ressens, ensuite je ressens ce que l'autre ressent*), se confirme en découvrant comment Edith Stein l'explique génialement à travers cet exemple [4] : voyant une blessure, je sympathise avec la douleur de la personne blessée ; habituellement, en regardant le visage de cette personne, j'ai une confirmation de mon expérience (*je ressens ce que moi je ressens*) à travers l'expression de la souffrance (*je ressens ce que l'autre ressent*). Si, cependant, je

---

[1] Cf. Daniel Goleman, *Social intelligence: the new science of human relationships*, Arrow Books, London 2007, p. 107.
[2] Cf. Daniel Goleman, *Social intelligence: the new science of human relationships*, Arrow Books, London 2007, p. 59.
[3] Cf. Edith Stein, *Il problema dell'empatia*, Edizioni Studium, Roma 1985, p. 89.
[4] Cf. Edith Stein, *Il problema dell'empatia*, Edizioni Studium, Roma 1985, p. 186.

regarde le même visage de la personne avec la plaie et perçois une expression de joie ou d'indifférence, alors je me rends compte que probablement cette personne n'a pas de douleur sinon la douleur aurait généré des sentiments désagréables qui auraient dû être visibles à travers son expression faciale. Donc, à ce stade, je me rends compte que le "je ressens ce que moi je ressens" n'est pas confirmé par le sentiment de l'autre ; ce qui signifie qu'il n'y a pas d'état de correspondance, pas de partage du sens intérieur, et pas moyen de refléter l'expérience de l'autre personne envers elle. Par conséquent, la boucle de feedback que l'empathie crée ne peut plus se produire, à moins que je m'arrête et que j'essaye de corriger ma perception empathique en fonction des causes qui ont motivé l'autre personne à montrer une expression faciale sans rapport avec la douleur. Ce phénomène de "correction des actes empathiques", comme l'appelle Edith Stein, n'est pas le but de notre discussion. Le but est de valider notre réponse à la question qui a été posée au début de cette section. Et je pense que le scénario inspiré par Edith Stein nous a aidés à réaliser cette validation.

Cette argumentation renvoie également à la notion longuement discutée au chapitre 4 : "Optique philosophique", section 4.3 ; ici, nous soulignons une fois de plus le rôle important des représentations/expériences passées dans le façonnement des perceptions qui amènent le sujet à ressentir l'état de l'autre, permettant la correspondance de cet état (appariement d'état/*state-matching*) et aboutissant à des comportements empathiques. De plus, la spontanéité des "*amae*" japonais mentionnés dans ce même chapitre 4 : "Optique philosophique" et la grande harmonie dans le mode "je-tu" de relation avec les autres, émergent à nouveau dans cette discussion illustrant l'entrelacement des multiples disciplines abordées tout au long de la thèse.

3.4 Développer la nature et développer l'empathie

Cette section de la discussion mérite d'être introduite avec quelques réflexions d'Edith Stein : connaître la vie psychique jusqu'à un certain point signifie avoir aussi vécu cette vie. Il est évident que nous ne pouvons pas connaître une expérience de vie si nous ne l'avons pas vécue. Et cela inclut l'expérience de l'empathie. Ceux qui ont suivi la vie d'une autre personne avec un dévouement complet peuvent probablement mieux connaître cette personne qu'eux-mêmes, comme l'exemple d'une mère avec son bébé [1]. Les neuroscientifiques suggèrent également que le cerveau a un système qui reste préparé pour l'activité de sentiments positifs, conduisant les gens plus souvent à des attitudes positives que négatives et à une vision plus positive de la vie. Cela implique que la nature a tendance à favoriser les relations positives. Nous ne sommes pas intrinsèquement prédéterminés à ne pas aimer les gens. La contagion émotionnelle à laquelle nous assistons dans la foule lors d'un concert, par exemple, est ce que les psychologues appellent "intrinsèquement renforçant" n'est qu'un exemple de la façon dont une attraction subtile mais puissante peut être pour la pensée et le sentiment similaires entre les personnes qui sont en relations étroites de toute nature.

À cet égard, il est important de souligner l'importance du rôle des parents, le rôle que nos mères, pères et éducateurs, collègues et amis peuvent jouer dans notre éducation et influencer notre caractère, notre personnalité et notre comportement, dans ce cas, notre empathie naturelle.

3.4.1 Éducation et gènes

Comme mentionné précédemment dans le chapitre 2 : "Données de la neuroscience", l'épi-génétique et les parents peuvent contraindre le cerveau ou modifier la chimie même des gènes d'un jeune, y compris (pas moins) les dix gènes identifiés comme responsables de l'empathie. Nous démontrons également dans le chapitre 4 : "Optique philosophique" à quel point nous sommes loin d'être déterminés par nos gènes : Des données claires conduisent à une conclusion claire que, tout comme notre alimentation régule certains gènes, nos expériences sociales et nos interactions avec l'environnement (épi-génétique) déterminent également les constructions génomiques ou les commutateurs *on-off* génomiques. Les environnements qui peuvent transformer certains gènes *On* ou *Off* sont également formés par nos relations. Nos relations avec les autres ont des conséquences biologiques surprenantes[2].

Pour qu'un enfant grandisse et qu'il soit empathique, non seulement un groupe de gènes de base est nécessaire, mais aussi une bonne dose

---

[1] Cf. Edith Stein, *Psicologia e scienze dello spirito: contributi per una fondazione filosofica*, Città nuova editrice, Roma 1996, p. 124.
[2] Cf. Daniel Goleman, *Social intelligence: the new science of human relationships*, Arrow Books, London 2007, p.151, 220.

de compétences parentales ou d'autres expériences sociales appropriées. Seule cette combinaison garantit que les bons gènes fonctionnent au mieux. Comme le montrent les expériences de Michael Meaney sur les souris, chapitre 2 : "Données de la neuroscience", plus la mère est attentive pour ses chiots, plus ces derniers seront vifs d'esprit, confiants et sans peur et ils auront des connexions plus denses entre leurs cellules cérébrales (en particulier dans l'hippocampe qui est le siège de la mémoire et de l'apprentissage et aussi de la régulation du stress). Selon Meaney, l'équivalent humain du léchage et du toilettage semble être l'empathie, l'harmonie et le toucher. Au niveau humain comme chez le rat, certains systèmes cérébraux, comme l'hippocampe, continuent d'être façonnés par l'expérience tout au long de la vie. Ainsi, chez les êtres humains, la façon dont les parents traitent leurs enfants laissera son empreinte génétique. Les chercheurs concluent que les nombreuses façons dont une famille et les parents opèrent contribuent à façonner l'expression de nombreux gènes. Cela suggère que les petits actes de soins parentaux – et sans aucun doute les actes de soin et d'affection des éducateurs, ainsi que des frères, des sœurs et des amis – ont des effets durables, et que la culture/l'éducation joue un rôle fondamental dans la restructuration continue du cerveau[1].

Louis Ptáčesk, discutant de l'impact de l'environnement sur la manifestation des maladies génétiques, déclare que, même dans le cas de deux individus ayant la même mutation, la maladie peut survenir à différents moments de leur vie et la variation de la manifestation de la maladie peut dépendre de l'exposition de l'environnement ou de la façon dont les individus mènent leur vie. L'un peut pratiquer une activité physique, manger des aliments sains et s'abstenir de fumer et de consommer de l'alcool ; l'autre pourrait mener une vie à l'opposé. À la lumière de ces faits, nous serons surpris de l'impact que l'éducation à l'empathie peut avoir, bien qu'il semble y avoir principalement un lien fort avec la causalité génétique[2].

3.4.2 Éducation et événements stressants v/s agréables de la vie

---

[1] Cf. Daniel Goleman, *Social intelligence: the new science of human relationships*, Arrow Books, London 2007, p.151-156.

[2] Cf. Louis Ptáčesk, “What is neurogenetics?”, in A. Mansfield (ed.), *A judge's guide to neuroscience: a concise introduction*, University of California, Santa Barbara 2010, p.30.

LeDoux, comme nous l'avons mentionné au chapitre 2 : "Données de la neuroscience", a démontré les effets incontestables d'un stress léger contre un stress répété ou sévère des événements de la vie, sur le développement physiologique du cerveau, principalement l'amygdale, l'hippocampe et ses fonctions de mémoire [1]. Si nous considérons les effets positifs d'un stress léger sur l'amygdale et sur le renforcement de la mémoire, nous n'aurions peut-être aucune raison de douter que l'éducation émotionnelle positive, telle que l'empathie, modifierait certaines zones du cerveau en y développant des marqueurs pour comportement empathique. Si nous examinons également les effets négatifs des événements forts stressants de la vie sur la dégénérescence de certaines zones spécifiques du cerveau, nous n'aurions peut-être aucune raison de douter que des événements agréables de la vie, tels que l'exposition à des scènes empathiques, par l'éducation, à l'école, à la maison et dans la vie quotidienne, conduirait à une structuration physiologique du cerveau pour que des réseaux empathiques s'établissent. À ce jour, on ne connaît aucune hormone libérée dans des états positifs qui pourrait avoir des effets positifs directs sur la physiologie du cerveau. Cependant, nous savons que l'ocytocine a des effets positifs directs sur le mental et le comportement, et pouvons donc soupçonner que cette hormone a des effets positifs indirects sur l'amygdale et la mémoire.

Mais, il est intéressant de noter, avec la rapidité des découvertes dans le domaine de la science du cerveau, d'il y a vingt ans à nos jours, comment les études des équipes de Martha Farah et ses collègues démontrent une augmentation de la taille de l'hippocampe, chez les enfants de familles avec des ressources financières supérieures. Rappelons que l'hippocampe est une zone du cerveau cruciale pour la régulation du stress, de l'apprentissage et de la mémoire. Il y a des facteurs physiques derrière ces preuves, la nutrition, l'environnement, les soins prénatals, etc. ... Mais ce qui est intéressant, c'est que les facteurs psychologiques semblent également être aussi puissants que les facteurs physiques sur le développement du cerveau. Des facteurs tels que le stress, sur l'enfant ou sur la famille, les différences entre parents pauvres et riches, différentes quantités de stimulation cognitive, comme les livres à la maison, les voyages au zoo, les conversations à la maison, etc. ... Un certain

---

[1] Cf. Joseph LeDoux, *The emotional brain: the mysterious underpinnings of emotional life,* Simon & Schuster, New York 1998, p.206, 242-244.

nombre de recherches ont montré qu'une augmentation de l'affection des parents a un effet positif incroyable sur l'amélioration de la mémoire de l'enfant, par rapport aux parents qui montrent moins d'affection, cette diminution de l'affection a un effet négatif clair sur la mémoire de l'enfant[1].

Toujours en référence à la section intitulée "développement neuronal" du chapitre 2 : "Données de la neuroscience", la recherche sur les souris montre qu'un *apprentissage répété* accélère la vitesse à laquelle un nouveau neurone s'intègre à d'autres neurones. D'un autre côté, des études sur des singes montrent que certaines cellules de l'hippocampe, qui n'occupent leurs positions que durant l'enfance, peuvent ne pas pouvoir migrer vers leurs positions désignées si l'enfant subit un *stress* extrême pendant cette période. Contrairement, des parents attentionnés et aimants peuvent améliorer cette migration. Les données en neurosciences suggèrent également que des influences telles que le *stress* familial ou une atmosphère accueillante et aimante ont respectivement un impact important, pour le pire ou pour le meilleur, sur l'endroit et la façon dont les cellules en forme de fuseau se connectent. Si "l'échafaudage neural", cité dans les neurosciences, a établi et renforcé le modèle de comportement empathique chez l'enfant en raison de l'utilisation répétée de ces connexions, alors ça va ; que demander de plus ? Si toutefois cet "échafaudage" était construit vers le modèle opposé que celui du "comportement empathique", les psychologues reconnaissent qu'avec de nouvelles opportunités, ou parfois seulement avec l'effort et la prise de conscience, une nouvelle piste ou "échafaudage" peut être établie et renforcée pour produire un modèle de "comportement empathique"[2].

Tous ces travaux et preuves nous amènent à conclure avec conviction que l'éducation à l'empathie donnée par les parents peut également avoir un effet extrêmement positif sur les réseaux cérébraux responsables des comportements empathiques qui peuvent être déterminés par les milliers d'interactions routinières auxquelles un enfant est confronté pendant la croissance.

---

[1] Cf. Martha Farah, "*Links between poverty, brain development raise key policy issues*" in https://www.aaas.org/news/aaas-briefing-links-between-poverty-brain-development-raise-key-policy-issues; https://www.youtube.com/watch?v=v0YahNvMx7o [2024-05-26].

[2] Cf. Daniel Goleman, *Social intelligence: the new science of human relationships*, Arrow Books, London 2007, p.157-161.

3.4.3 Éducation et développement de l'empathie

Un cas particulier de sentiments appelés marqueurs somatiques, générés par les émotions secondaires, sont acquis par l'*expérience* (l'éducation), combinant le contrôle d'un système de préférence interne avec l'influence d'un groupe externe de circonstances, y compris non seulement les entités et les événements avec lesquels l'organisme doit interagir, mais aussi les conventions sociales et les règles éthiques. Le développement de marqueurs somatiques nécessite un état de normalité à la fois dans le cerveau et dans la culture de la société. Lorsque l'un des deux – cerveau ou culture – est défectueux dans un premier temps, les marqueurs somatiques sont difficiles à établir. Par exemple, dans le développement de sociopathes ou de psychopathes, des facteurs sociaux interagissent avec des facteurs biologiques pour aggraver la maladie ou augmenter sa fréquence. Il a été démontré que l'effet d'une "culture malade" sur le système de raisonnement normal d'un adulte peut être dramatique. Des exemples sont ce qui s'est passé en Allemagne et en Union soviétique dans les années 1930 et 1940 ou en Chine pendant la révolution culturelle, ou même actuellement, pour ne citer que les cas où une culture malade a prévalu sur un mécanisme normal de raison, entraînant des conséquences désastreuses[1].

Un autre facteur qui peut influencer le développement de l'empathie est la formation. On sait que certains des aspects de l'empathie semblent être innés, et d'autres pourraient être améliorés par la formation et la réflexion personnelle. Comme déjà mentionné dans diverses parties de cette thèse, l'empathie peut être apprise. À ce stade, nous avons l'intention de souligner le fait que l'empathie peut être améliorée. Nous pouvons apprendre à lire l'affection/l'affect avec plus de précision et à être plus attentifs aux signaux affectifs. Si nous nous engageons dans l'autoréflexion, afin d'augmenter notre niveau de conscience de soi et d'intuition, nous pouvons mieux différencier nos sentiments de ceux des autres. Nous pouvons être formés à réguler efficacement nos émotions afin de ne pas souffrir de détresse excessive ou de contagion émotionnelle lorsque nous travaillons avec des personnes qui éprouvent beaucoup de douleur. Les aptitudes cognitives peuvent être promues/favorisées si nous sommes

[1] Cf. Antonio Damasio, *Descartes' error: Emotion, reason and the human brain*, HarperCollins Publishers Inc. Quill, New York 2000, p.177-179.

encouragés à décentraliser et à examiner les problèmes de différents points de vue et de différentes manières[1].

Il existe généralement deux types de réponse lorsque le sujet *éprouve* de l'empathie[2] :

- Réponse ***avec*** l'autre qui est observé (réponses similaires telles que la douleur à la douleur et la joie à la joie)
- Réponse ***à*** l'autre (réponses utiles comme consolation à la détresse perçue dans l'autre)

Le premier type de réponse est l'imitation et depuis lors, des études ont montré que l'imitation émerge avant le comportement pro-social, les réponses avec l'autre devraient émerger plus tôt et avec moins d'apprentissage (*la nature*). Le deuxième type de réponse concerne le comportement empathique, dans lequel les gens apprennent à inhiber et à contrôler la contagion émotionnelle et l'imitation. Les données indiquent le besoin d'*expérience* (c'est-à-dire d'*éducation*) pour affiner les réponses *avec* l'autre afin qu'elles deviennent des réponses plus efficaces *à* l'autre. Ces deux concepts seront examinés respectivement dans les deux prochaines sections.

3.4.3.1 Développer l'empathie par l'imitation

Il n'existe aucun doute que les interactions sociales jouent un rôle éducatif important dans le développement d'un comportement empathique. La recherche a montré que le mécanisme de l'imitation, en cartographiant directement un comportement observé sur nos représentations comportementales, constitue une forme rudimentaire d'empathie. Fondamentalement, l'imitation implique que les deux personnes en interaction ont au moins certaines des mêmes représentations comportementales activées dans le cerveau. Des travaux expérimentaux révèlent que l'imitation inconsciente se traduit par des interactions positives : lorsque les conseillers imitent le comportement non verbal du patient, ils sont perçus comme exprimant plus d'empathie que les conseillers qui n'imitent pas le patient. L'imitation inconsciente et automatique des autres dans nos

---

[1] Cf. Jeanne C. Watson and Leslie S. Greenberg, in "Empathic resonance: a neuroscience perspective", in Jean Decety and William Ickes (eds), *The social neuroscience of empathy,* MIT Press, Cambridge 2009, p.133.

[2] Cf. Stephanie D. Preston, Frans B.M. de Waal, "Empathy: its ultimate and proximate bases", 2001 http://www.wisebrain.org/papers/EmpathyOrigins.pdf, p. 10-11 [2024-05-26].

interactions sociales implique une similitude cognitive, affective et comportementale, et c'est donc une forme d'empathie. La recherche sur le développement indique que l'imitation avec nos congénères (de la mémé espèce) est innée et que ce mécanisme est le pont qui mène à l'empathie[1]. D'où l'effet positif d'exposer un enfant dès son plus jeune âge, et par l'éducation, à l'observation d'un comportement empathique, qui renforcerait son mécanisme d'imitation, aboutissant à une rampe de lancement vers l'inter-subjectivité et le développement d'empathie (la notion de *réponse* ***avec*** *l'autre*, présentée ci-dessus).

Fait intéressant, des études à partir d'un groupe d'interactions dans un restaurant entre un serveur et des clients, et un groupe d'expériences dans un laboratoire, suggèrent que même, être imité nous fait sentir plus comme l'imitateur ; cela affecte la façon dont nous jugeons l'imitateur de manière positive, ce qui permet d'améliorer l'interaction avec ce dernier. Cela nous rend généralement plus enclins à aider les autres, plus pro-sociaux en tant que personnes, plus proches et connectés aux autres, même à d'autres étrangers[2].

Une autre preuve indique que les mères déprimées ont tendance à passer moins de temps à interagir avec leurs enfants, elles semblent donc modéliser des expressions moins positives. Cela compromettrait la capacité de l'enfant à représenter des états positifs, entraînant également une diminution de l'attention, de la reconnaissance et de l'imitation de ces états. De plus, les mères déprimées ont tendance à passer moins de temps à imiter les expressions de l'enfant, ce qui compromettrait les capacités de modélisation, d'imitation et de régulation générale des émotions de l'enfant ; puisque ces compétences font partie intégrante du processus d'empathie, la perte d'une ou de toutes ces compétences peut avoir un impact négatif énorme sur le développement d'un enfant empathique[3].

Dans la même ligne de pensée, plusieurs études menées par des influents psychologues du développement de l'enfant tels que John

---

[1] Cf. Rick B. van Baaren, "Being imitated: consequences of nonconsciously showing empathy", in Jean Decety and William Ickes (eds), *The social neuroscience of empathy,* MIT Press, Cambridge 2009, p. 32-33.

[2] Cf. Rick B. van Baaren, "Being imitated: consequences of nonconsciously showing empathy", in Jean Decety and William Ickes (eds), *The social neuroscience of empathy,* MIT Press, Cambridge 2009, p.34-36.

[3] Cf. Stephanie D. Preston, Frans B.M. de Waal, "Empathy: its ultimate and proximate bases", 2001 http://www.wisebrain.org/papers/EmpathyOrigins.pdf, p. 31 [2024-05-26].

Bowlby et Mary Ainsworth ont montré que les parents anxieux produisent des enfants anxieux. Les parents empathiques, qui sont sensibles aux besoins de leurs enfants, créent un sentiment de sécurité en eux et qui à leur tour permet à ces enfants d'être empathiques dans leurs relations avec les autres. Les parents isolés produisent des enfants évitants ; c'est en fait, l'effet miroir ou imitation. Des études sur des jumeaux retiennent que lorsqu'un parent anxieux adopte un enfant avec un sentiment de sécurité, ce dernier partagera très probablement le même schéma d'anxiété. Il a été démontré que le modèle de partage émotionnel avec lequel les parents se rapportent à un enfant prédit le style émotionnel de l'enfant avec une précision d'environ 70 %[1].

Cette dynamique émotionnelle et contagieuse chez les parents partage beaucoup avec la gestion des employés en milieu de travail. Des leaders empathiques, qui sont connectés et qui font que les employés se sentent appréciés, sereins et inspirés, ont des employés plus performants et mieux ciblés, plus libres d'explorer, d'innover et de relever de nouveaux défis. Plus les liens affectifs entre les travailleurs sont forts, plus ils sont motivés, productifs et satisfaits de leur travail. Un leader qui écoute avec empathie les employés, qui fait preuve de préoccupation en prenant soin de leurs sentiments et qui cherche, avec un effort de bonne volonté, de changer les choses pour le mieux, fait quelque chose de bien émotionnellement. En plus de mettre les gens à l'aise et d'offrir des performances maximales, ces courants émotionnels ont de réelles conséquences humaines et des implications commerciales positives[2].

Cela nous amène à dire que, si dans leurs pratiques éducatives, les parents ont tendance à imiter ou à être imités par leur enfant, à la fois inconsciemment et consciemment, cela peut être un grand avantage pour promouvoir l'empathie ou le comportement empathique chez l'enfant. Le message de ces résultats aux parents ou aux éducateurs est que, en offrant à l'enfant un environnement favorable pour imiter et/ou être imité, dans les deux sens, il est considéré comme bénéfique pour le développement de l'empathie chez l'enfant.

3.4.3.2 Développer le comportement empathique

---

[1] Cf. Daniel Goleman, *Social intelligence: the new science of human relationships*, Arrow Books, London 2007, p.163-165.

[2] Cf. Daniel Goleman, *Social intelligence: the new science of human relationships*, Arrow Books, London 2007, p.277-281.

Steven Pinker, au sujet du comportement et des gènes, a écrit que cela n'avait aucun sens de soulever la question de savoir si le comportement est dans nos gènes. Aucun comportement ne peut être dans nos gènes. Notre mental vise à générer un comportement résultant d'une lutte interne entre de nombreux modules mentaux. Les opportunités et les contraintes définies par le comportement des autres influencent le mode avec lequel elles forment la base de comment notre comportement est reproduit. La biologie est tout aussi importante que la culture, explique le réformateur du Modèle Standard des Sciences Sociales (SSSM). Tous nos comportements sont un mélange de biologie et de culture, même si la biologie impose des restrictions de comportement[1]. Également, Pinker écrit :

« Même si un jour les neuroscientifiques décoderaient (déchiffreraient) l'intégralité du diagramme de connexion du cerveau, le comportement humain a plus de sens lorsqu'il est expliqué en termes de croyances et de désirs, pas en termes de volts et de gramme »[2].

Selon le même auteur, l'impact de l'éducation dispensée par les parents sur la personnalité (non les comportements) des enfants s'est avéré, au maximum, de cinq pour cent. Cinquante pour cent des changements de personnalité sont causés par des gènes. Les quarante-cinq pour cent restants de la variation de la personnalité sont façonnés par différentes expériences de vie, en particulier par le biais d'interactions avec divers groupes de pairs auxquels on fait face de l'enfance à l'âge adulte. Ces interactions impliquent non seulement la psychologie et la biologie, mais aussi l'éthique, les stratégies et la politique. L'exposition à tous ces domaines intervient pour forger la personnalité d'un individu [3], et – il faut ajouter – dans le développement de son comportement empathique.

Il est extrêmement important de souligner dans la déclaration ci-dessus les termes "croyances et désirs". Ces termes sont particulièrement liés au concept de culture (ou de développement). Les croyances et les désirs sont en étroite corrélation avec : un

[1] Cf. Steven Pinker, *How the mind works?,* W.W. Norton, New York 1999, p.42, 45.
[2] Cf. Steven Pinker, *How the mind works?,* W.W. Norton, New York 1999, p.314.
[3] Cf. Steven Pinker, *How the mind works?,* W.W. Norton, New York 1999, p.448-451.

contexte social, des relations interpersonnelles, l'environnement religieux, politique et éducatif. Ils n'ont rien à voir avec la biologie ou la physiologie, et encore moins avec le déterminisme ou la nature. Plus précisément, les croyances et les désirs sous-tendent le développement de l'empathie. Dès le plus jeune âge, nous cultivons la conviction chez les enfants (*empathie cognitive*) que si quelqu'un pleure c'est parce qu'il souffre et si quelqu'un rit c'est parce qu'il est heureux. En exposant les enfants à différents contextes de la vie quotidienne, nous leur permettons d'observer comment les adultes gèrent ces contextes et d'encourager le désir de ces enfants (*empathie affective*) pour réconforter ceux qui souffrent et partager le rire avec ceux qui célèbrent des événements heureux (la notion de *réponse à l'autre*, ci-dessus). C'est en comprenant et en réfléchissant sur nos croyances et nos désirs que nous pouvons comprendre les croyances et les désirs des autres. Comprendre les croyances et les désirs des autres est une condition préalable pour comprendre la cause de leur comportement. Une fois cette compréhension acquise, nous pouvons interagir de manière adéquate avec ces personnes.

D'autre part, dans le chapitre 5 : "Optique juridique", on introduit le concept de socialisation morale et ce qu'il implique quand il est compromis. Des études révèlent que les psychopathes présentent des difficultés de socialisation morale, comme par exemple dans leur réponse moins significative à l'angoisse des autres. Une telle déficience ou insuffisance est un trouble du développement qui apparaît pendant l'enfance. Les techniques d'induction de l'empathie ont montré qu'elles sont efficaces pour la socialisation morale. Ces techniques focalisent l'attention du sujet sur la souffrance de la victime. Les résultats d'une recherche de (Pessoa, Padmala et Morland, 2005) ont montré que l'augmentation de l'attention focalisée sur un stimulus émotionnel influence de manière significative l'augmentation de la réponse émotionnelle (comportement) à ce stimulus[1].

Une étude longitudinale a montré que ceux qui sont "antisociaux à l'âge adulte" ont été moins bouleversés de voir l'angoisse de leur mère quand ils avaient 5-7 ans d'âge. Par exemple, dans les situations d'angoisse, l'inquiétude est une émotion "sociale" ou "morale" qui est

---

[1] Cf. R.J.R. Blair & Karina S. Blair, “Empathy, morality and social convention: Evidence from the study of psychopath and other psychiatric disorders”, in Jean Decety and William Ickes (eds), *The social neuroscience of empathy,* MIT Press, Cambridge 2009, p. 141-143.

stimulée par l'empathie. Cette discussion rejoint celle de la section 4.1 intitulée "L'empathie, une base pour le comportement moral" dans le chapitre 4 : "Optique philosophique". Le remords, la honte, l'embarras, la culpabilité et l'orgueil ou la "colère altruiste", etc., sont des émotions morales qui présupposent la présence d'empathie afin de ressentir comment son propre comportement est vécu par les autres. Si nous enseignons aux enfants à avoir honte lorsque les autres prennent conscience d'un tort qu'ils ont fait, ou à ressentir des remords ou de la culpabilité lorsqu'ils se rendent compte qu'ils ont fait quelque chose de mal ; ou si nous leur enseignons la "colère altruiste" pour punir ceux qui font du mal en violant une norme sociale, comme l'abus de confiance, alors nous cultivons chez ces enfants ces émotions qui sont les piliers d'un comportement empathique. Les chercheurs suggèrent que "cultiver l'attention et la *préoccupation* des enfants sur les besoins des autres" peut être une stratégie efficace pour prévenir les mauvais comportements plus tard. La *préoccupation* révèle la capacité de compassion d'une personne. La carence de cet aspect devrait mieux identifier un manque de comportement empathique, une insouciance face aux besoins et aux souffrances des autres, ou envers la recherche d'aider les autres[1].

Cette idée est parfaitement complémentaire de la ligne des résultats de Daniel Siegel et de son équipe, décrite plus haut dans ce chapitre, où il était dit d'un point de vue "physiologique", que "la concentration intentionnelle de l'attention d'une certaine manière se révèle changer non seulement le fonctionnement du cerveau, mais aussi sa structure" (voir première page de ce chapitre).

3.5 Empathie et psychologie du développement

De nouvelles preuves concernant le développement du cerveau des adolescents suggèrent que certains domaines clés du cerveau des adolescents ne sont pas complètement matures avant la troisième décennie de la vie. Les adolescents sont prometteurs, mais ils ne sont pas adultes neurologiquement, ils sont un "travail en cours". Nous en déduisons que les enfants doivent être entourés d'adultes attentifs qui les aident à acquérir des compétences spécifiques et des comportements appropriés et, dans notre cas, un comportement

[1] Cf. Daniel Goleman, *Social intelligence: the new science of human relationships*, Arrow Books, London 2007, p.97, 130-132.

empathique[1]. Dans cette section, nous essaierons de considérer les pratiques spécifiques qui aident le mieux ces cerveaux en développement à grandir et à mûrir en empathie.

Des études pionnières sur la précision empathique des enfants et des jeunes adolescents révèlent que l'empathie a un rôle direct dans le développement personnel et dans les relations avec les pairs et les ajustements sociaux. Tout d'abord, commençons par expliquer le terme "précision empathique". Comme nous nous en souvenons des définitions générales, l'empathie résulte de la lecture du mental que nous faisons quotidiennement lorsque nous essayons de déduire les pensées et les sentiments des autres. Aussi connue sous le nom de "mentalisation" ou "théorie du mental", la précision empathique est la mesure dans laquelle cette lecture de la pensée quotidienne est réussie. Un observateur empathiquement précis (de précision empathique) est une personne qui sait bien "lire le mental", les pensées et les sentiments des autres[2].

En se référant aux études pionnières mentionnées ci-dessus, la précision empathique s'est avérée jouer un rôle important dans la relation mère-enfant. Les résultats de la recherche montrent que les mères empathiquement précises pourraient contribuer davantage à la croissance de l'estime de soi de l'enfant que les mères moins précises. Une étude de 116 jeunes adolescents a également montré que les enfants avec une faible précision empathique avaient de mauvaises relations avec les pairs et des difficultés d'adaptation sociale, tandis que les enfants avec une grande précision empathique avaient des relations de bonne qualité avec les pairs et un meilleur ajustement social après avoir subi un impact négatif des relations avec les compagnons[3].

Restant dans le discours sur le développement de l'enfant, il est important de se référer au psychologue Heinz Kohut qui compare l'empathie à :

---

[1] Cf. Daniel Weinberger, Jay Giedd, Brita Elvevag, "The adolescent brain: a work in progress", *http://www.kvccdocs.com/KVCC/2013-Spring/PSY215-02/content/L-19/The%20Adolescent%20Brain-A%20Work%20in%20Progress.pdf,* June 2005, p.13 [2024-05-20].

[2] Cf. William Ickes, "Empathic accuracy: its links to clinical, cognitive, developmental, social, and physiological pscychology", in Jean Decety and William Ickes (eds), *The social neuroscience of empathy,* MIT Press, Cambridge 2009, p. 57.

[3] Cf. William Ickes, "Empathic accuracy: its links to clinical, cognitive, developmental, social, and physiological pscychology", in Jean Decety and William Ickes (eds), *The social neuroscience of empathy,* MIT Press, Cambridge 2009, p. 63.

« L'oxygène dans lequel l'enfant se développe, vit, respire et grandit pour devenir un être humain en bonne santé et, à son tour, dans lequel l'adulte s'épanouit dans ses relations d'amour et de travail »[1].

La perspective de Kohut sur la "psychologie de soi" est basée sur l'empathie. Selon cet auteur, si l'enfant reçoit une empathie insuffisante, déformée ou mal dirigée, sa croissance se développe de manière incomplète. Du fait de sa contribution au développement de soi, l'empathie devient le fondement d'une éthique d'excellence[2].

D'autres études suggèrent que les figures d'attachement, comme les parents, aident les enfants à gérer les émotions négatives et la frustration, et par conséquent, favorisent le développement de processus d'autorégulation qui peuvent contribuer à l'empathie[3]. Les facteurs environnementaux, tels que les parents et les enseignants, peuvent donc jouer un rôle essentiel pour renforcer la capacité des gens à répondre avec empathie. Il est documenté que les élèves qui ont une expérience de communication empathique de leur enseignant développent des attachements à l'enseignant et à l'école. De la même façon, les élèves éprouvent une plus grande acceptation et développent une plus grande estime de soi en réponse à des enseignants empathiques[4].

L'influence directe de l'empathie sur les résultats scolaires et la formation est de plus en plus documentée. L'apprentissage est facilité par l'empathie. Les enfants empathiques sont en mesure de mieux comprendre les rôles et les perspectives des personnages représentés par exemple dans les lectures de fiction et d'histoire. Cette compréhension, avec la capacité de partager et d'expérimenter dans une certaine mesure les sentiments des personnages illustrés, se traduit par un meilleur renforcement, donc une meilleure performance

---

[1] Internet Encyclopedia of philosophy, *Empathy and sympathy in ethics,* March 2011, http://www.iep.utm.edu/emp-symp, section #5, [2024-05-11].
[2] Cf.Internet Encyclopedia of philosophy, *Empathy and sympathy in ethics,* March 2011, http://www.iep.utm.edu/emp-symp, section #5, [2024-05-11].
[3] Cf. Nancy Eisenberg and Natalie D. Eggum, "Empathic responding: Sympathy and personal distress", in Jean Decety and William Ickes (eds), *The social neuroscience of empathy,* MIT Press, Cambridge 2009, p.78-79.
[4] Cf. N.D. and S. Feshbach, "Empathy and education", in Jean Decety and William Ickes (eds), *The social neuroscience of empathy,* MIT Press, Cambridge 2009, p.88.

scolaire. Par exemple, une corrélation positive a été trouvée entre l'empathie des filles et leurs compétences en lecture et en orthographe. Une autre étude a montré que les écoles où les élèves participaient à des programmes conçus pour accroître l'empathie afin de créer des "communautés bienveillantes", affichaient un score plus élevé dans la compréhension de la lecture et de l'orthographe. L'empathie mène à de meilleurs résultats scolaires et vice versa, comme de nombreux éducateurs l'indiquent, l'apprentissage et la lecture aident à augmenter et à renforcer l'empathie[1].

Il est désormais généralement reconnu que l'empathie peut être enseignée et apprise. Cela est particulièrement vrai en psychologie du développement. Il a été démontré que les enfants de quatre ans atteignent les bases de l'empathie dont ils s'inspireront tout au long de leur vie – même si avec une plus grande complexité cognitive et psychologique. Ces premières années d'expérience sont une école de vie. Ces leçons et expériences deviennent de plus en plus raffinées au fil des ans à mesure que les enfants élargissent leur développement cognitif ou d'apprentissage, leurs réseaux sociaux et leur éventail de contacts. Diverses études et documents renseignent sur les programmes qui encouragent l'empathie chez les élèves, tels que être exposé à des camarades de classe de différents milieux socio-économiques, s'informer sur la pauvreté, visiter les hôpitaux, participer à des activités qui aident les groupes dans le besoin. De nombreuses publications sur l'éducation recommandent d'utiliser la littérature, l'art ou l'histoire comme outils pour inspirer l'empathie. Les preuves s'accumulent montrant que les capacités d'empathie augmentent à la fois chez les jeunes et moins jeunes étudiants lorsque[2] :

- une formation est offerte pour reconnaître les états émotionnels de soi et des autres ;
- la similitude entre soi et les autres est soulignée ;
- dans le programme de formation, des activités de prise de rôle et de jeu de rôle (qui ont des effets sur l'empathie affective et cognitive) sont intégrées ;

---

[1] Cf. N.D. and S. Feshbach, “Empathy and education”, in Jean Decety and William Ickes (eds), *The social neuroscience of empathy,* MIT Press, Cambridge 2009, p.87-89.

[2] Cf. N.D. and S. Feshbach, “Empathy and education”, in Jean Decety and William Ickes (eds), *The social neuroscience of empathy,* MIT Press, Cambridge 2009, p.90.

- une formation à adopter la perspective ou à être capable de regarder du point de vue de l'autre est incluse ;
- lorsque la formation comprend l'observation d'un malheur ou la modélisation du comportement des autres ;
- des cours de musique sont inclus dans le programme de formation et qui sont une source d'inspiration pour des réponses empathiques ;
- un programme d'apprentissage en groupe et de dépendance mutuelle est proposé. Ceci est considéré comme approprié pour améliorer les résultats des élèves en raison de la stimulation de l'empathie par la dynamique de groupe ;
- l'écriture/rédaction, le dessin ou l'échange de sentiments sont utilisés dans la formation.

D'autres études spéculent que dans l'approche évolutive de l'empathie, il y a deux facteurs. Premièrement, l'empathie est considérée principalement comme une réaction affective plutôt que comme un processus cognitif de raisonnement. Comme présenté dans le chapitre 4 : "Optique philosophique" section 4.1, la recherche de Blair suggère que les aspects affectifs automatiques de l'empathie, tels que la contagion émotionnelle et le partage d'affection sont évidents chez les nourrissons et les enfants (une tendance innée). C'est un aspect sur lequel les éducateurs à la maison ou à l'école peuvent compter pour le maintenir et le développer. Deuxièmement, le processus cognitif du raisonnement est évolutif et on sait qu'il se développe au moins jusqu'à la première décennie de la vie. Ainsi, on peut supposer que les mécanismes neuronaux de l'empathie pourraient changer avec le développement car les enfants au cours des années d'école primaire perfectionnent leur adoption de la perspective cognitive et leur "mentalisation" [1]. Des psychologues tels que M. Hoffman, A. Meltzoff et M. Keith Moore soutiennent également que le développement de l'empathie est fortement corrélé avec le

---

[1] Cf. Jennifer H. Pfeifer and Mirella Dapretto "Mirror, mirror, in my mind: Empathy, interpersonal competence, and the mirror neuron system", in Jean Decety and William Ickes (eds), *The social neuroscience of empathy,* MIT Press, Cambridge 2009, p.185.

développement de la différenciation de soi-autre et les deux sont corrélés avec le développement du cortex préfrontal[1].

À ce stade, il est juste de dire que l'empathie peut être favorisée par une formation systématique d'étudiants de tous âges, ainsi que d'enseignants ou d'éducateurs. En milieu éducatif, l'enseignant semble être la clé du succès de ces programmes de formation, étant donné les effets positifs des enseignants empathiques sur le comportement et la réussite de leurs élèves.

3.6 Empathie et intimidation (harcèlement)

Il a été brièvement mentionné dans le chapitre 1 : "L'Empathie", que l'intimidation a une relation inverse avec l'empathie. Cela a été confirmé par les résultats de la recherche, en particulier auprès des garçons et des adolescents du primaire. Moins une personne est empathique, plus son comportement sera agressif ou antisocial. L'empathie a un effet inhibiteur sur le comportement agressif et peut influencer l'agression avec l'inhibition ou la régulation de l'agression.

Dans le domaine de l'éducation, un large éventail de fonctions a été attribué au processus d'empathie. La formation à l'empathie chez les enfants peut servir de médiateur ou favoriser les compétences ou fonctions suivantes :

- Compétences cognitives telles que : compréhension sociale, compétence émotionnelle, comportement moral et pro-social. Ce sont des éléments cruciaux pour le développement de la composante cognitive de l'empathie.
- Compétences affectives telles que la régulation de l'agression et d'autres comportements antisociaux, en valorisant le point de vue et les sentiments de l'autre. Ce sont des éléments importants pour le développement de la composante émotionnelle de l'empathie.
- Compétences compassionnelles telles que : réponse affective, partage du sentiment de l'autre, compassion et attention. Ce sont des éléments cruciaux pour la composante compassionnelle de l'empathie.

Les résultats de la recherche suggèrent qu'une formation à l'empathie accompagnée d'une formation spécifique au comportement pro-social devrait se traduire par moins de préjugés sociaux, moins de

[1] Cf. Stephanie D. Preston, Frans B.M. de Waal, “Empathy: its ultimate and proximate bases”, 2001 http://www.wisebrain.org/papers/EmpathyOrigins.pdf, p. 29 [2024-05-26].

conflits et des ouvertures sociales plus positives : éléments clés pour éradiquer le harcèlement à l'école et dans la société en général[1].

Divers programmes de formation à l'empathie, tels que "Le programme Deuxième Pas", "Le programme Apprendre à prendre soin" et le "programme du Citoyen" ont abordé les effets de la formation à l'empathie sur le comportement des élèves. Ces effets jouent un rôle important dans la réduction de l'intimidation dans les écoles par le développement de l'empathie chez les personnes ayant un comportement de harcèlement ; ceux-ci sont résumés par[2] :

- augmentation significative de la maîtrise de soi, de l'autorégulation et de l'affirmation de soi ;
- comportements sociaux moins agressifs et plus positifs, une image de soi plus positive et une augmentation significative des résultats scolaires ;
- tolérance et coopération accrues et réduction des préjugés.

Il est important d'attirer l'attention sur la relation entre la théorie Rogérienne (Carl Rogers) dans la thérapie centrée sur le client ou sur la personne et le développement de l'empathie chez les "intimidateurs". Dans la théorie de Rogers, il y a six conditions impliquées dans le processus thérapeutique. La sixième condition implique que le critère pour déterminer la présence d'empathie est la perception du client (dans ce cas, "l'intimidateur") de la compréhension empathique et du respect inconditionnel[3].

Il est intéressant de noter le sens riche du *respect inconditionnel* et son interaction avec le processus de formation du "harceleur". Cela signifie accepter tous les traits et comportements chez une autre personne, à condition que cela n'entraîne pas de dommages importants à soi-même. En d'autres termes, cela signifie "accepter" les autres ou leur montrer du respect. C'est une attitude saine. Étant donné que l'intimidation est, en partie, le résultat d'un manque d'empathie et d'un manque de respect ou de considération positive pour les autres, il est

---

[1] Cf. N.D. and S. Feshbach, “Empathy and education”, in Jean Decety and William Ickes (eds), *The social neuroscience of empathy,* MIT Press, Cambridge 2009, p.86-87.

[2] Cf. N.D. and S. Feshbach, “Empathy and education”, in Jean Decety and William Ickes (eds), *The social neuroscience of empathy,* MIT Press, Cambridge 2009, p.91.

[3] Cf. Jerold D. Bozarth, “Rogerian empathy in an organismic theory: a way of being”, in Jean Decety and William Ickes (eds), *The social neuroscience of empathy,* MIT Press, Cambridge 2009, p.102.

essentiel dans la thérapie d'éradication de l'intimidation de mettre l'accent sur l'activation et la promotion chez l'intimidateur ou patient, le *respect inconditionnel* envers les autres, un élément de soutien pour inculquer l'empathie chez ce client.

Dans cette même sixième condition de Carl Rogers, la perception de la compréhension empathique est un élément essentiel d'une thérapie centrée sur l'intimidateur. Les harceleurs dans les cours d'école, qui ont généralement des antécédents de violence physique, perçoivent la colère dans le visage de l'autre, là où elle n'existe pas. Ils hyper-interprètent la colère et lisent l'aversion sur des visages neutres. Ils attaquent d'autres enfants en raison de leur perception erronée d'intentions hostiles là où il n'en existe pas[1]. Cela nous amène à la discussion de la prochaine section sur le piège de l'empathie.

3.7 Le piège de l'empathie

Parmi nos auteurs, la première qui a abordé cette notion de "piège dans l'empathie" était Edith Stein, qui dit que si en faisant preuve d'empathie nous partons de notre structure individuelle plutôt que de la nature de notre espèce, alors nous pourrions obtenir de mauvais résultats. C'est ce qui arrive quand on compare nos impressions chromatiques à celles d'un daltonien, ou quand on compare notre jugement à celui d'un enfant et notre sensibilité esthétique à celle d'un primitif. Mais Edith nous rassure curieusement que cette erreur d'empathie ne peut être éliminée que par l'empathie elle-même. C'est le cas lorsque je sympathise avec une personne, convaincue qu'elle aime comme moi écouter une symphonie de Beethoven alors qu'en réalité, cette personne n'a aucun attrait pour la musique. Cette erreur d'empathie disparaîtrait immédiatement dès que je regarde le visage de l'autre et que je perçois une expression ennuyée par son sentiment de monotonie. Stein met donc en garde contre l'adoption de la méthode de "juger les autres selon notre critère d'évaluation" comme moyen de connaître la vie psychique des autres[2].

Stein se réfère également à Léopold von Ranke qui reconnaît dans le "Soi" la source d'erreur dans la compréhension des autres et, par

---

[1] Cf. Daniel Goleman, *Social intelligence: the new science of human relationships*, Arrow Books, London 2007, p.169-170.

[2] Cf. Edith Stein, *Il problema dell'empatia*, Edizioni Studium, Roma 1985, p. 189-190

conséquent, aussi dans l'empathie [1]. Pour Stein, cette méthode incorrecte peut être évitée si nous surveillons constamment notre expérience d'empathie sur la base de ce que nous percevons dans l'autre à travers ses expressions corporelles en gardant à l'esprit l'unité psycho-socio-physique qui caractérise chacun de nous les êtres humains. Cette interrelation entre le corps et le comportement empathique a déjà été présentée dans ce chapitre.

Comme nous l'avons montré, l'empathie implique en quelque sorte une communication des émotions d'un individu à un autre, ou selon le modèle perception-action, implique une "correspondance directe". Dans une étude, les enfants de 2 ans montrent plus d'agressivité envers leurs pairs après avoir observé un conflit simulé entre adultes. Les perceptions et les réponses des sujets sont préparées en observant des rencontres violentes ou hostiles. Ces résultats sont d'une grande importance pratique, car la propagation de cette émotion négative peut être une source d'erreur dans nos interactions sociales. Lorsqu'un sujet est exposé à des états négatifs d'autrui, son état négatif augmente. Cela conduit souvent à de fausses évaluations telles que "l'autre est en colère contre moi" ou "je suis en colère contre l'autre". C'est ce qui se passe dans l'esprit des harceleurs, comme on l'a vu dans le paragraphe précédent. Leur perception excessive de la colère quand ce n'est pas le cas entraîne une distorsion de l'empathie. De telles réponses peuvent être inhibées ou remplacées par un comportement pro-social envers les autres ce, comme discuté ci-dessus, nécessite un apprentissage. Lorsque les parents gèrent leur propre colère, sans exagérer en l'exprimant ou en la réprimant, maintenant la relation avec leur enfant, ils offrent à leur enfant les moyens d'apprendre à gérer ses irritations. Mais si cet apprentissage n'a pas eu lieu, alors la négativité s'installe conduisant à une interaction désagréable ou à une confrontation. La même chose peut se produire dans les interactions parent-enfant. L'angoisse de l'enfant peut conduire à l'angoisse des parents, si ces derniers n'évaluent pas bien l'état émotionnel de l'enfant, provoquant des réponses parentales violentes inappropriées. Ces résultats soulignent le fait que l'empathie peut être un piège lorsque le résultat des processus empathiques est négatif[2].

---

[1] Cf. Edith Stein, *Il problema dell'empatia*, Edizioni Studium, Roma 1985, p. 227.
[2] Cf. Stephanie D. Preston, Frans B.M. de Waal, "Empathy: its ultimate and proximate bases", 2001 http://www.wisebrain.org/papers/EmpathyOrigins.pdf, p. 29-30 [2024-05-26].

Il existe également d'autres cas où l'empathie peut être un piège. Par exemple, quand on est bon à démontrer une précision empathique mais que l'on applique négligemment (comme par exemple, dire à un partenaire, "vous n'aimez pas ou ne vous souciez pas de ce que je viens de faire"), cela peut conduire à des conflits dans une relation. Dans de telles situations, fermer les yeux ou tout simplement ne pas agir est plus prudent et peut être utile dans une relation. Un autre cas dans lequel l'empathie peut être un piège se retrouve chez les *personnes manipulatrices* qui peuvent être habiles dans l'affection primaire, ou dans l'empathie dite "*low-road*/de basse route" (ressentir avec les autres, percevoir des signaux émotionnels non verbaux) et aussi dans l'empathie cognitive ou la précision empathique (comprendre les pensées, les sentiments et les intentions d'une autre personne) mais qui ne prêtent pas attention ou ne font pas quelque chose pour aider ou pour partager ces sentiments. En d'autres termes, les personnes manipulatrices ne parviennent pas à faire preuve d'empathie et de ce qui mène à l'empathie compassionnelle, comme nous l'avons vu précédemment dans l'analyse des trois niveaux d'empathie. Un autre type de personnalité qui a une empathie "piège" est le *narcissique* "sain", qui travaille principalement dans le monde des affaires. Ces personnes ont tendance à faire preuve d'empathie de manière sélective, sont ouvertes à la critique et développent un sens de la perspective tout en poursuivant leurs objectifs. Mais le risque est que leur empathie est fragile car ils ne l'utilisent que pour leurs propres objectifs et gloire ce qui fait qu'ils pourraient facilement tomber dans l'autre excès : les narcissiques pathologiques qui se soucient peu de la façon dont leurs actions affectent les autres se sentent libres de poursuivre agressivement leurs objectifs indépendamment des coûts humains. Même les *Machiavéliens* peuvent montrer un bon niveau d'empathie cognitive pour mettre en lumière les émotions de quelqu'un, mais uniquement pour les utiliser pour leurs propres intérêts et objectifs. Une telle empathie est principalement basée sur un savoir-faire social et sur une manipulation où le cœur reste ignorant et aveugle à toute la gamme de compréhensions ou d'interactions empathiques[1].

---

[1] Cf. Daniel Goleman, *Social intelligence: the new science of human relationships*, Arrow Books, London 2007, p.84-97, 118-127.

3.8 Empathie, impulsions et survie sociale

Darwin a donné une bonne indication lorsqu'il a décrit l'empathie comme un facteur de survie. Il a dit que l'empathie, en tant que prologue de l'action compassionnelle, était une puissante aide à la survie. L'empathie favorise la sociabilité et nous convenons tous que nous, les êtres humains, sommes les animaux sociaux "par excellence".

Une simple "attention" nous permet de tisser un lien émotionnel. Si nous manquons d'attention, nous fermons les chances d'empathie. Comme nous l'avons vu au chapitre 2 : "Données de la neuroscience", les circuits de l'attention et de la mémoire de travail résident dans le cortex préfrontal. L'angoisse, les défis et les inquiétudes surchargent notre capacité à prêter attention. Malheureusement dans les villes modernes, les citoyens modernes apprennent à gérer l'anxiété provenant des stimuli externes en évitant instinctivement l'attention.

La bonne nouvelle, tirée de données neuroscientifiques dérivées de recherches sur des souris de laboratoire, des singes, des poissons et des enfants humains, suggère que nous avons un ensemble de circuits cérébraux de base similaires à d'autres espèces. Nous partageons une similitude sympathique combinée à l'envie d'aider. Le cerveau est programmé avec une impulsion automatique pour aider un autre individu en difficulté : notre cerveau est prédisposé à la gentillesse. Si un bébé pleure, les parents commencent automatiquement à faire quelque chose pour calmer le bébé. Nous voulons automatiquement étreindre un enfant souriant ou aider un enfant qui crie. Notre perception initiale nous prépare à l'action. Le "voir" nous prépare à faire. Les impulsions empathiques sont puissantes et leurs réactions suscitent immédiatement en nous le désir d'aider. Les psychologues spéculent que le fait d'entendre ou de voir des histoires d'actes de bonté a un avantage social, car il suscite également l'impulsion à effectuer les mêmes actes et cela a le même impact émotionnel sur nous. Les gestes empathiques sont contagieux. Ils suscitent un sentiment de soulagement chaleureux chez ceux qui les exécutent et ceux qui les regardent ou en entendent parler. Ce sentiment de soulagement est appelé par les psychologues "l'élévation".

Pour expérimenter cette élévation ou contagion de soulagement, nous devons prêter attention aux autres autour de nous. L'égocentrisme et une forte angoisse empêchent notre capacité d'empathie. Lorsque nous nous concentrons sur nous-mêmes, nos problèmes deviennent visiblement importants, mais lorsque nous nous concentrons sur les autres, nos problèmes semblent plus petits et notre capacité à agir avec compassion augmente. Donc, plus nous vivons cette "élévation", mieux nous survivons en tant que société ; plus nous sommes sociables, plus nous avons de chances de survivre. Les mères sociables peuvent rendre leurs enfants sociables et les enfants sociables rendent les mères meilleures. Une telle puissante valeur de survie que celle de la sociabilité a été démontrée par les "données neuroscientifiques" à façonner progressivement les circuits cérébraux, en particulier les "neurones miroirs", circuits clés et critiques dans les interactions sociales et dans l'expérience de l'empathie. Les neuroscientifiques disent que plus les systèmes de neurones miroirs sont actifs, plus l'empathie est forte[1].

La sociabilité est un potentiel dans le développement de "neurones miroirs" connus comme la base neurale centrale de l'empathie ou de l'imitation ; vice versa, le développement de "neurones miroirs" est fondamental pour la survie sociale et pour une coexistence sociale harmonieuse. Cela met en évidence notre principal argument tout au long de cette thèse sur l'importance de stimuler les sens et l'attention envers les autres dès le plus jeune âge par la formation et les relations, l'enseignement et l'éducation, dans les sociétés qui nous accueillent et celles qui nous entourent.

Résumé

Nous avons montré dans ce chapitre à travers une myriade de littérature scientifique et psychologique que l'empathie peut certainement être enseignée, apprise et améliorée. Malgré la structure biologique, altérée ou non, il y a toujours possibilité et espoir de raviver, développer et améliorer l'empathie. Nous avons clarifié en détail les trois aspects de l'empathie : cognitif, affectif et compassionnel. Nous avons expliqué la distinction entre les émotions (généralement au niveau inconscient) et les sentiments (généralement au niveau conscient) et nous avons souligné comment l'empathie transite des émotions et des sentiments, est activée par l'observation des autres et par la mémoire de nos expériences similaires. Cela se produit par l'utilisation de notre raisonnement et de nos connaissances

---

[1] Cf. Daniel Goleman, *Social intelligence: the new science of human relationships*, Arrow Books, London 2007, p.50-62.

pour atteindre l'harmonie qui s'exprime dans une réponse corporelle et ainsi de suite jusqu'à ce que l'empathie se manifeste par un comportement. Nous avons également essayé de montrer comment l'empathie, si elle est apprise par les harceleurs, peut changer leur attitude en "respect inconditionnel" envers les autres. Nous avons dévoilé quelques pièges de l'empathie et comment les éviter. Enfin, nous avons montré à quel point l'empathie, en particulier celle impulsive que nous tous possédons, est au centre de notre survie sociale.

Chapitre 4 – OPTIQUE PHILOSOPHIQUE

Introduction

Dans ce chapitre, nous analysons comment l'empathie se réfère à des concepts ou domaines philosophiques, tels que le comportement moral, la philosophie des sciences, la perception, la projection, l'ouverture et l'altruisme. Nous démontrons également le lien entre l'empathie et la dynamique "corps-mental-comportement", en abordant une analyse du déterminisme v/s le non-déterminisme, du mental et de l'âme. Enfin, la façon dont nous traitons "l'Autre" comme "sujet" ou comme "objet" est le thème de la dernière section qui nous aide à migrer de ce chapitre vers le chapitre 5 : "Optique juridique". Avant d'aborder le cœur de l'optique philosophique, il convient de commencer par quelques éléments de base qui, nous l'espérons, aideront à poser les bases des sections qui suivent.

Notre vie est basée sur la relation. La définition philosophique de la personne en tant qu'*être relationnel* peut constituer une base pour le concept philosophique d'empathie. Il faut au moins deux personnes pour que l'empathie se manifeste – cela ne signifie pas pour autant nier le concept d'auto-empathie, qui est un sujet en soi ; le but de cette thèse est avant tout l'empathie avec les autres –. L'empathie est le pilier le plus important de notre relation avec les autres. Vice-versa, le soi et l'autre sont les principaux éléments de l'étude du processus d'empathie. Evan Thompson l'a bien écrit en expliquant cette interrelation plausible entre le soi, l'autre et "empathiser ou faire preuve d'empathie" :

« …Mon sentiment d'identité personnelle dans le monde, même au niveau de base d'un agent incarné, est inséparable de la reconnaissance par un autre et de la capacité de saisir cette reconnaissance avec empathie »[1].

En philosophie, on a toujours cru que le comportement humain est l'expression d'un choix personnel et n'est pas déterminé par les forces physiques, le destin ou Dieu. Alors que nous tournons rapidement

[1] Evan Thompson, *Empathy and human experience,* p.8, https://evanthompson.me/wp-content/uploads/2012/11/empathy-and-human-experience.pdf, [2024-06-01].

notre attention vers le lien entre le choix personnel et le thème de l'empathie et de la responsabilité personnelle du Chapitre 5 : "Optique juridique", ou vers l'argument de nourrir ce choix personnel d'une manière empathique constructive du Chapitre 3 : "Optique psychologique", nous ne pouvons pas ne pas reconnaître la caractéristique interdisciplinaire sans équivoque de notre thème principal "l'empathie et le comportement moral". Evan Thompson parle de l'approche de la *circulation mutuelle* dans son article sur "l'empathie et l'expérience humaine", suggérant et analysant la circulation mutuelle des sciences cognitives, de la phénoménologie (philosophie) et de la psychologie contemplative[1]. Le même auteur postule que l'empathie est la source d'une expérience morale et le point d'entrée dans celle-ci. L'empathie est la capacité de base qui compose toutes les attitudes morales et les émotions que l'on peut avoir pour l'autre. Le souci et le respect des autres en tant que personnes – en tant que fins en soi – au sens moral sont impossibles sans l'empathie[2].

4.1 Empathie, une base du comportement moral

L'empathie génère un environnement harmonieux et paisible. Ainsi, l'empathie est fondamentale pour la paix entre les peuples et les nations. D'où l'importance de la règle d'or : *faites pour les autres ce que vous voulez qu'ils fassent pour vous* ; dans cette étude, la règle d'or se traduit par "refléter le comportement moral".

Mais, nous devrions nous demander, est-ce vraiment un "reflet du comportement", ou peut-il y avoir un intérêt personnel impliqué dans un acte d'empathie ? Prenons, par exemple, la vision philosophique de Thomas Hobbes lorsqu'on l'interroge sur sa motivation à aider les nécessiteux, son explication est qu'il ressent lui-même une certaine douleur lorsqu'il voit la misère d'un autre ; ainsi, tout en aidant à soulager certaines souffrances de l'autre, cela peut aussi apporter un

---

[1] Cf. Evan Thompson, *Empathy and human experience*, p.15, https://evanthompson.me/wp-content/uploads/2012/11/empathy-and-human-experience.pdf, [2024-06-01].

[2] Cf. Evan Thompson, *Empathy and human experience*, p.9, https://evanthompson.me/wp-content/uploads/2012/11/empathy-and-human-experience.pdf, [2024-06-01].

soulagement à l'assistant même[1]. Ce point de vue de Hobbes peut-il suggérer qu'il y a un petit intérêt personnel à sympathiser avec les autres ? La réponse remonte au troisième siècle avant Jésus-Christ, bien avant Hobbes, lorsque le sage chinois Mencius a écrit : « Tous les hommes ont un mental qui ne peut pas supporter de voir la souffrance des autres » [2] . Déjà ici, nous ressentons l'interrelation et la synchronisation entre le mental, le corps et le comportement. L'expression "ne peut pas supporter de voir" implique une certaine impulsion pour répondre avec un comportement empathique envers la souffrance d'autrui. Ce qui exprime la présence naturelle de l'empathie en chacun de nous et la spontanéité ou l'automaticité que nous tous incarnons pour agir avec empathie en réponse à l'expression émotionnelle ou au partage émotionnel de l'autre.

L'empathie est un concept qui va au-delà des composantes cognitives et affectives. L'empathie comporte également une composante de compassion, qui est l'empathie en action. Si nous ignorons cette dernière, nous avons tendance à tomber dans l'erreur de percevoir l'empathie comme un concept insuffisant pour la morale, comme nous le voyons dans l'article de Prinz intitulé "L'empathie est-elle nécessaire pour la morale ?"[3]. L'erreur est évidente lorsque Prinz conclut que l'empathie manque de force de motivation, est vulnérable aux préjugés et est très sélective. Je dirais contre Prinz que l'empathie n'est pas seulement la capacité de se mettre à la place de l'autre et de ressentir ce que l'autre ressent, mais aussi la capacité de faire preuve d'empathie avec soi-même et d'être conscient de ses propres sentiments, qui sont dans la plupart des cas le fondement de notre développement et de notre comportement moraux. Prinz estime que, par exemple, on peut juger qu'il est mal de se soustraire à l'impôt ou de voler, sans s'attarder sur les souffrances de ceux qui seraient endommagés (absence de victime saillante/proéminente), et donc l'empathie n'a aucun rôle dans ce jugement moral. Je pense que cela a un rôle, parce que si nous pouvons juger que l'évasion fiscale est mauvaise, c'est aussi parce que nous avons pu anticiper notre

---

[1] Cf. Daniel Goleman, *Social intelligence: the new science of human relationships*, Arrow Books, London 2007, p. 59-60.

[2] Daniel Goleman, *Social intelligence: the new science of human relationships*, Arrow Books, London 2007, p.60.

[3] Cf. Prinz J.J., “Is empathy necessary for morality?”, in A. Coplan and P. Goldie (eds.), *Empathy: Philosophical and Psychological Perspectives*, Oxford University Press, Oxford 2011, (pp. 211-229).

mécontentement si nous devions échapper à l'impôt ou voler (empathie avec soi-même). Quant aux exemples de transgressions sans victime, Prinz écrit que l'empathie n'a aucun sens dans des cas tels que la nécrophilie ou la destruction de lieux inhabités dans l'environnement. En réponse à cette déclaration de Prinz, nous pouvons affirmer que l'empathie a toujours un sens, car si le contrevenant fait preuve d'empathie avec lui-même, il serait conscient des dommages qu'il cause à la société, à l'intérêt public, au gouvernement, dont il fait partie. Prinz suggère que se mettre à la place de quelqu'un d'autre ne suffit pas pour définir l'empathie et justifie sa proposition à travers cet exemple : nous pouvons rencontrer un membre d'une secte qui est ravi pour les plans néfastes du chef de secte ; nous avons peur pour compte de ce membre de la secte, alors que ce dernier devait faire preuve d'une peur qu'il ne ressent pas (il est plutôt ravi). Par conséquent, Prinz suppose que l'empathie ne s'applique pas ici. Je pense, au contraire, que l'empathie s'applique également ici, car elle ne doit pas nécessairement être une sorte de mimétisme émotionnel ou simplement "ressentir ce qu'une autre personne ressent" – comme le prétend Prinz –. Le fait que nous ayons ressenti de la peur au nom du membre de la secte (même si ce dernier ne ressent pas la même chose) est en soi un sentiment d'empathie car une personne normale en tant que membre de la secte aurait ressenti de la peur – c'est là que l'expression "ce que l'autre personne est supposée ressentir" se concrétise (voir la définition de N. Eisenberg au chapitre 1, section 1.1) – ; si le membre de la secte est plutôt ravi, c'est son problème.

Je crois également que si nous comprenons l'empathie dans ses composantes de grande envergure jusqu'au niveau d'empathie compassionnelle et pas seulement d'empathie cognitive et affective, seulement alors nous serons en mesure de percevoir la richesse de l'empathie comme une force de motivation à l'action – une action désintéressée complètement orientée vers le bien d'autrui et totalement exempte de tout préjugé ou sélectivité –.

Jesse Prinz se référant à une étude d'Eisenberg et al. (1989), – où "l'attention avec préoccupation" a été jugée liée au comportement prosocial chez les enfants –, arrive à la conclusion que l'empathie ne contribue pas au comportement prosocial, mais attention et préoccupation contribuent[1]. Je pense que Prinz a tort d'interpréter

[1] Ibid.

l'attention et la préoccupation comme différentes de l'empathie. En fait, l'attention et la préoccupation correspondent respectivement à l'empathie cognitive et affective ou émotionnelle. Ceux-ci sont des humeurs ou des sentiments qui sont normalement suivis de l'empathie compassionnelle, c'est-à-dire concrétisés dans un comportement prosocial.

Prinz dans son article, malgré ses arguments que nous venons de critiquer, fournit un bon point sur le rôle de l'empathie dans le jugement moral, le développement moral et la conduite morale, quand il cite Blair RJR (1995) qui a étudié la corrélation entre absence d'empathie chez les psychopathes et leur profond déficit de compétence morale. Les études de Blair sur le besoin d'empathie pour le développement moral ont montré que les enfants, se développant normalement, ont une tendance innée à faire preuve d'empathie face à l'angoisse observée. Donc, si un enfant fait pleurer un autre enfant, l'enfant coupable capturera l'émotion observée et se sentira mal. Ce mauvais sentiment sert de signal d'inhibition qui aide à cesser les actions qui causent la détresse et à associer des sentiments négatifs à ce type d'action pour l'avenir. Il a été démontré que les psychopathes ne comprennent pas l'essence des règles morales. Quand ils disent que quelque chose est "moralement mauvais", ils ne comprennent pas vraiment ce que ces mots signifient. Blair spécule que cet échec est le résultat direct du déficit d'empathie et pense que l'inhibition de la violence (ou des *impulsions*) est médiée par la détresse empathique et que les règles morales sont basées sur les émotions. Si l'empathie est absente, les règles morales ne fourniraient jamais de fondement émotionnel. Alors Blair arrive à la conclusion que l'empathie est nécessaire au développement moral[1].

Bien que le terme "empathie" n'ait été découvert qu'au XXe siècle, comme nous l'avons vu au chapitre 1 : "Empathie", je trouve approprié de terminer cette section en faisant référence au philosophe du XVIIIe siècle Adam Smith qui décrit l'empathie, appelée "sympathie" à cette époque, comme “un co-sentiment auquel s'ajoute l'approbation/la désapprobation”. Voici comment la description de Smith se réfère intelligemment aux optiques "philosophiques, psychologiques et juridiques" que recèle le concept d'empathie :

[1] Ibid.

« Là où il n'y a pas approbation du comportement de la personne qui confère l'avantage, il y a peu de sympathie pour la gratitude de ceux qui reçoivent cet avantage : et cela, au contraire, là où il n'y a pas désapprobation des motifs de la personne qui fait le mal, il n'y a aucune sorte de sympathie avec le ressentiment de ceux qui souffrent de ce mal (1759: 143 ; *chapter abstract*) »[1].

Je vois dans la première partie de la description ci-dessus des éléments moraux suffisants tels que : l'approbation, le comportement, l'octroi d'avantages, la réception d'avantages, la gratitude, etc. ... chacun d'eux constituant une contribution substantielle à notre discussion soit dans ce chapitre soit dans le chapitre 3 : "Optique psychologique" où nous essayons d'explorer la corrélation entre l'empathie et certains concepts philosophiques et psychologiques respectivement. Alors que la deuxième partie de cette description est davantage liée à des concepts juridiques tels que : désapprobation, motivations, malveillance, ressentiment, souffrance, etc. ; concepts que nous prévoyons de couvrir plus en détail au chapitre 5 : "Optique juridique". Ainsi, dans la section suivante, nous proposons d'explorer comment ce "co-sentiment" émerge avec un rôle significatif dans la philosophie des sciences.

4.2 Empathie et philosophie de la science

Le premier domaine scientifique auquel nous nous rapportons le plus, en termes d'étude de sa philosophie et de la naissance de l'empathie, est certainement le domaine des sciences de la vie. La médecine se caractérise de plus en plus par des attentes trop longues et des visites trop courtes des médecins. Le premier principe du code d'éthique médicale de l'American Medical Association avertit les médecins de fournir avec *compassion* des soins médicaux compétents. Mais, la tendance de la médecine à acquérir une mentalité de "comptable" ne fait pas seulement du tort aux patients. De plus en plus de médecins se plaignent de ne pas pouvoir consacrer le temps qu'ils souhaitent aux patients. Les procédures leur sont dictées puis calculées. De nombreux médecins sont frustrés par ces procédures qui n'incluent pas de moments pour *parler aux patients, établir un*

[1] Internet Encyclopedia of Philosophy, *Empathy and sympathy in ethics,* March 2011, http://www.iep.utm.edu/emp-symp, section #3.b, [2024-05-11].

rapport, expliquer ou faire en sorte qu'ils se sentent mieux, (ingrédients typiques d'un comportement empathique). Cette attitude dépersonnalisée du "je-chose", qui sera discutée en profondeur plus loin dans ce chapitre, conduit à un désespoir croissant chez les médecins praticiens. Dans certains programmes nationaux de santé en Europe, les médecins aspirent à avoir du temps pour traiter le patient ainsi que la maladie. Considérer les patients dans un établissement de santé uniquement dans une position "je-chose" signifie sacrifier l'empathie au nom de l'efficacité et de la commodité économique. Malheureusement, les établissements de santé peuvent être qualifiés de "manque d'amour organisé" où les opérations et le flux d'informations sont installés pour la commodité du personnel médical et non pour les patients[1].

Une observation anthropologique de trois ans, menée dans un établissement de soins conclut que précisément parce qu'ils partagent une mission de fournisseurs de soins – *caregiving*, ceux qui donnent des soins doivent prendre soin les uns des autres. Dans toute organisation humaine, la préoccupation ou l'attention "de collègue à collègue" affecte la qualité des soins qu'ils peuvent prodiguer. C'est une autre version d'offrir une base solide dans le lieu de travail. Les gens qui exercent des professions d'aide, comme la pratique médicale, deviennent compassionnels lorsqu'ils reçoivent suffisamment "d'oreille sympathique", une écoute compassionnelle et une base sécurisée de ceux avec qui ou pour qui ils travaillent. L'empathie entre collègues offre des recharges émotionnelles aux professionnels de la santé, ce qui leur permet d'être mieux en mesure d'offrir les mêmes recharges à leurs patients. Les leaders ou professionnels qui réussissent dans le domaine de la médecine se distinguent non seulement par leurs connaissances, mais bien au-delà, par leurs compétences relationnelles, telles que l'empathie, la résolution de conflits et le développement des personnes. La médecine compatissante a besoin de membres bienveillants, ceux qui peuvent refléter chez leurs pairs le sentiment d'une base émotionnelle empathique et sûre sur laquelle travailler. Des compétences telles que la diffusion de l'empathie et l'établissement de bons rapports entre les médecins et les patients peuvent être enseignées et apprises et, si elles sont pratiquées et cultivées comme toute autre compétence clinique,

---

[1] Cf. Daniel Goleman, *Social intelligence: the new science of human relationships*, Arrow Books, London 2007, p.251-253.

elles rendront les médecins plus efficaces et les patients adhéreront mieux aux traitements tout en restant plus satisfaits[1]. Dans ce cas également, on note l'aspect de l'entrelacement avec les phénomènes des neurones miroirs, l'imitation et l'impact de cultiver l'empathie qui sont discutés en détail respectivement au chapitre 2 : "Données de la neuroscience" et au chapitre 3 : "Optique psychologique".

Il convient de se référer aux déclarations de certains éminents scientifiques ou philosophes concernant le thème de l'empathie ou de la compassion. Par exemple, Alvin Weinberg, un physicien nucléaire notable, a écrit des articles faisant autorité dans lesquels il soulevait des questions valables en philosophie de la science. Plus tard, dans ses dernières années, ses idées ont pris une tournure philosophique ; il a déclaré : "... le capitalisme est connu pour être le seul moyen efficace d'allouer des ressources, mais la compassion fait défaut ... " et il s'est demandé : "... comment pourrions-nous modifier notre système pour qu'il soit non seulement efficace mais aussi compassionnel ?". Weinberg a continué à soutenir ses vues en faveur du capitalisme compassionnel, ce qui signifierait également rendre le système beaucoup plus stable politiquement. Il faut de l'empathie pour pouvoir imaginer la réalité des pays plus pauvres avec des dettes si énormes qu'ils n'ont presque rien pour des produits essentiels comme la nourriture ou les soins médicaux. L'empathie est nécessaire au capitalisme compassionnel[2].

Et ici, alors que nous commençons à toucher le côté de la science politique d'une certaine manière, je suggère que nous examinions de plus près comment l'empathie interagit avec la philosophie des systèmes politiques. La première fois que j'ai remarqué la relation entre la politique et l'expression "service public", c'est lorsque j'ai émigré au Canada, où j'ai découvert que les politiciens ainsi que les employés du gouvernement dans ce nouvel environnement social que j'allais adopter, sont appelés "serviteurs publics" (traduit de l'anglais). Ce qui m'a tout de suite frappé a été de constater cette différence de philosophie de la sphère politique entre les deux rives de l'océan Atlantique. Au fil du temps, je me suis rendue compte que cette philosophie promouvait un véritable et humble don de soi avec lequel nous servons le "public", y compris "nous-mêmes". La tendance à

---

[1] Cf. Daniel Goleman, *Social intelligence: the new science of human relationships*, Arrow Books, London 2007, p.257-263.

[2] Cf. Daniel Goleman, *Social intelligence: the new science of human relationships*, Arrow Books, London 2007, p.316-317.

faire pencher la balance vers l'intérêt personnel s'est estompée avec cette philosophie. L'"intérêt public" comprend "l'intérêt personnel" et les "intérêts personnels", se ramifient en "intérêt public". Comme on peut le voir, avec cette dynamique, on aborde le concept d'empathie à la base de l'attitude de "service" en science politique ou dans le domaine du "service public". Donc, si nous voulons servir le public, qui comprend nous-mêmes, nous nous mettons au service des autres. La capacité de le faire vient du fait que nous faisions partie du public avant notre position dans le domaine politique, et nous continuons plus qu'avant à faire partie du public. Connaissant donc les besoins du public, puisque nous y étions déjà là (en tant que membre du public), nous devrions pouvoir, plus qu'avant, être ouverts à l'empathie et agir selon notre sensibilité empathique avec compassion, au service du public dans notre mission qui nous est attribuée.

Nous pouvons ainsi suggérer qu'une philosophie de la science politique qui sous-tend une philosophie de "service public" est implicitement basée sur un comportement moral empathique. C'est un double sens dynamique "intérêt des autres" et "intérêt personnel" ; mais c'est aussi une philosophie "tournée vers l'autre", en même temps réciproque à moi-même puisque l'autre est le public et que je fais partie de ce public ; c'est une interaction "je-tu "entre" le public" et moi-même ; c'est une philosophie d'attention et de préoccupation, de partage et de compréhension des besoins des autres, cherchant à répondre à ces besoins avec compassion pour le bien de tous et pour une communauté prospère.

Les systèmes politiques ne sont bons que s'ils reposent sur des citoyens compassionnels. Nous pouvons avoir d'excellentes institutions et des systèmes de justice parfaits, mais sans des personnes ou soignants compassionnels, de nombreuses maladies ne peuvent être guéries par la justice et les besoins des personnes âgées ne peuvent être satisfaits. Pour ce genre de question, Aristote a contesté Platon lorsque ce dernier a déclaré qu'il n'y aurait pas de place pour la vertu morale de générosité dans une ville idéale où il n'y a pas de disparité de propriété ... Peu importe le fonctionnement d'un système politique, il reste humain et aura toujours besoin du soutien de personnes compassionnelles pour être stable. La relation entre l'empathie et un système social/politique est à double sens : les individus compassionnels construisent des institutions qui incarnent leurs idées et leurs conceptions ; et les institutions, à leur tour, influencent le développement de la compassion chez les individus.

L'empathie et la compassion sont un motif pour être attentif aux besoins de nos pairs, et par conséquent, elles sont un motif qui a besoin d'être reconnu dans la conception du système politique et dans l'éducation des citoyens[1].

Revenons maintenant au domaine de la santé ; Jean-Paul II, dans diverses interventions précédentes auprès des agents de santé, nous rappelle ce qui suit :

« L'activité de soins de santé repose sur une relation interpersonnelle d'un type particulier ... pour l'agent de santé, le patient n'est jamais qu'un cas clinique – un individu anonyme sur lequel appliquer le fruit de ses connaissances – mais toujours 'une personne malade' envers qui il montre une attitude sincère de *sympathie*, au sens étymologique du terme. Cela demande de l'amour : disponibilité, **attention**, compréhension, **partage**, bienveillance, patience, dialogue. 'La compétence scientifique et professionnelle' ne suffit pas ; ce qu'il faut, c'est 'une **empathie** personnelle avec les situations concrètes de chaque patient' »[2].

Le neuroscientifique Gazzaniga résume "... que nous généralisons sur tous les secteurs est un fait ..."[3]. Nous ne trouverons pas la réponse sur le mécanisme de généralisation du cerveau humain, dans une étude comparative anatomique ou comportementale. Cela semble être un problème unique dans la façon dont le cerveau humain est organisé. Nous devons donc étudier le cerveau humain pour comprendre la capacité à généraliser[4]. On peut implicitement reconnaître à partir de ces déclarations le mystère non résolu que nous, les humains, essayons de comprendre. Ajoutant à la déclaration de Gazzaniga, la nécessité d'étudier le cerveau humain, en particulier le cerveau empathique humain, d'un point de vue interdisciplinaire, et pas seulement d'un point de vue neurobiologique, est essentielle. En raison de la

[1] Cf. Martha C. Nussbaum, *Upheavals of thought – the intelligence of emotions*, Cambridge University Press, Cambridge; New York 2001, p.404-405.

[2]Pontifical Council for Pastoral Assistance to Health Care Workers, *Charter for Health Care Workers,* Daughters of St. Paul, Boston 1995, n. 2, in *The National Catholic bioethics Quarterly*, Winter 2005, footnote no. 9, p.774-775.

[3] Cf. Michael Gazzaniga, "What we are" in *Gifford lecture 1, 2009 Edinburg* https://www.ed.ac.uk/arts-humanities-soc-sci/news-events/lectures/gifford-lectures/archive/archive-2009-2010/prof-gazzaniga/lecture-1-what-we-are; https://www.youtube.com/watch?v=dadT-14FkSY, [2024-05-19].

[4] Ibid.

complexité du cerveau, il est certainement sage d'étudier comment le cerveau humain est organisé en mettant l'accent sur "l'empathie" qui identifie une à une toutes les structures et tous les mécanismes et fonctionnalités sous-jacents liés à l'empathie. Nous avons vu un grand nombre d'études de recherche dans le chapitre 2 : "Données de la neuroscience", qui, malgré leur jalon, sont encore considérées comme à leurs débuts. De la philosophie de la science en général, nous allons discuter dans la section suivante comment la perception et la projection peuvent s'entremêler avec l'empathie.

4.3 Empathie et "perception v/s projection"

Nous portons les souvenirs des relations sous forme de circuits neuronaux créés dans le passé qui sont encore actifs dans le cerveau. Ces groupes de synapse s'insèrent dans le présent lorsque nous sommes confrontés à des situations similaires à celles que nous avons connues dans le passé. Mais cette réactivation automatique des neurones devient un handicap si l'expérience passée n'est pas pertinente par rapport à l'expérience actuelle. Par exemple, si un reproche de la femme d'un individu génère le même sentiment d'humiliation qu'un reproche de la mère de l'individu dans sa petite enfance, alors c'est le piège de la projection. Les projections inconscientes obscurcissent notre réponse au présent[1].

L'écueil qui existe lorsque l'empathie découle de la projection plutôt que de la perception est également rapporté par Edith Stein. Se référant à Wilhelm Dilthey, elle observe que ce n'est que lorsque l'on vit en tant que personne dans sa totalité et son importance que l'on peut comprendre l'autre : « La faculté perceptive agissant dans la science de l'esprit est le soi tout entier ». Leopold von Ranke, quant à lui, également indiqué par Stein, suggère la nécessité de nier le "Soi" pour voir" les choses telles qu'elles sont". Le "Soi" ici est la structure individuelle des expériences vécues. Si nous prenons cette structure comme une mesure de base pour comprendre l'autre, elle nous bloque dans notre individualité ; l'autre devient une énigme pour nous et – pire – nous modélisons l'autre à notre image et falsifions la vérité[2]. Ce sujet devrait être étudié plus en profondeur lorsque nous présentons

[1] Cf. Ginette Paris, *Heartbreak: New Approaches to Healing - Recovering from Lost Love and Mourning,* Millcity Press, MN 2011, p.106-108.
[2] Cf. Edith Stein, *Il problema dell'empatia*, Edizioni Studium, Roma 1985, p. 227.

"le piège de l'empathie" au chapitre 3 : "Optique psychologique". L'objectif ici est uniquement de montrer l'impact négatif de la "projection" lorsqu'elle est utilisée comme mesure de base pour faire preuve d'empathie.

David Hume a noté dans son *Traité sur la nature humaine* qu'il y a une tendance notable dans la nature humaine à attribuer aux autres les mêmes émotions que nous observons en nous-mêmes, et à trouver partout les idées les plus présentes dans notre mental. La perception va de pair avec les représentations. Les représentations existantes façonnent la perception du sujet autant que les perceptions façonnent les représentations. Dans la perception, le sujet ressent l'état de l'autre. Dans la projection, le sujet suppose que son propre état est identique à celui de l'autre, il ignore la réalité interne de l'autre ; on suppose que l'autre pense et ressent comme soi-même. Lorsque nous sommes égocentriques, perdus dans notre monde, nous le cartographions sur celui de quelqu'un d'autre et n'avons guère le choix que de projeter ce sentiment, désaccordé, sur celui que nous percevons[1].

Dans le même ordre d'idées sur la manière dont les représentations peuvent faciliter l'empathie, Hume et Freud soutiennent que lorsque l'on perçoit chez un autre que quelque chose est en commun, il est alors plus facile de sympathiser ou de faire preuve d'empathie. En d'autres termes, l'état de correspondance ou l'adoption de la perspective est facilité par la similitude. Cette similitude peut être représentée par une expérience similaire que le sujet percevant a vécue ou, par une familiarité avec l'autre (par exemple, s'il existe avec l'autre un lien de parenté) ou, par une similitude morphologique externe (par exemple une femme observant l'état d'une autre femme ou un nouveau-né v/s un autre nouveau-né). En plus de faciliter les capacités cognitives de l'observateur, la similarité active également les effets de la congruence affective, ce qui incite l'observateur à répondre ou à s'engager avec empathie avec l'observé[2].

À ce stade, nous pouvons ouvrir une parenthèse pour suggérer nos idées concernant la cinquième question de la section 2.6 du chapitre 2 : "Données de la neuroscience". Étant donné que la similitude de facteurs tels que l'âge, le sexe, etc. ... génère une empathie

---

[1] Cf. Daniel Goleman, *Social intelligence: the new science of human relationships*, Arrow Books, London 2007, p. 115.

[2] Cf. Stephanie D. Preston, Frans B.M. de Waal, “Empathy: its ultimate and proximate bases”, 2001 http://www.wisebrain.org/papers/EmpathyOrigins.pdf, p. 36-37 [2024-05-26].

comportementale chez les enfants, et étant donné qu'une activité accrue dans le MNS (système de neurones miroirs) est détectée notamment en réponse à des actions effectuées par le même sexe, alors nous devrions probablement raviver les habitudes sociales d'il y a quelques décennies et peut-être des siècles, où les mères passaient du temps avec leurs filles et les pères avec leurs fils ; où la scolarité était sexuée, les écoles pour garçons et les écoles pour filles, au moins pour les écoles élémentaires et intermédiaires, c'est-à-dire les 12 à 14 premières années. Cette suggestion peut sembler la "renaissance" d'une philosophie de longue tradition qui est la philosophie d'une science sociale qui a été mise en pratique dans le passé et qui s'est souvent révélée durable. Et surtout, nos données du point de vue neuroscientifique justifient les avantages de ce contexte social proposé, tant au niveau de la structure du cerveau – connaissant l'importante plasticité du cerveau dans les premiers 12 à 14 ans – qu'au niveau du mental, conduisant ainsi au développement d'un comportement empathique. Bien que cela puisse sembler une proposition à l'ancienne, nous espérons que les philosophes et les spécialistes des sciences sociales prendront cette idée au sérieux et approfondiront la justification des avantages et des potentiels d'un tel environnement social afin de faire revivre une tradition qui semble être un outil crucial pour le développement d'une société empathique... parenthèse fermée, revenons maintenant au thème principal de cette section.

Lorsqu'un comportement d'aide est basé sur une projection pure, ce n'est pas l'empathie. Plus l'action est basée sur la perception, plus il est probable que l'action soit empathique. Lorsque, par exemple, certaines représentations d'expériences passées qu'un sujet a vécues sont perçues dans l'autre, la probabilité d'empathie avec l'autre est plus présente. La projection est en contraste avec l'empathie en ce qu'elle est censée cartographier du sujet (moi) à l'autre plutôt que de l'autre au sujet (moi)[1]. Dans l'empathie, nous voyons l'autre comme "Tu", alors que dans les projections, nous voyons l'autre comme "chose/objet". Mais il y a toujours de la place et du potentiel pour que les projections soient remplacées par des perceptions qui conduisent à un comportement empathique. Grâce à l'expérience de vie, à la maturité, à l'apprentissage ou à la thérapie, les projections peuvent être progressivement désactivées chaque fois que nous prenons conscience

---

[1] Ibid.

de la présence de réponses automatiques ou inconscientes qui en découlent ; nous différencions le passé et la situation actuelle en coupant le lien de la projection et ainsi nous arrivons à nous concentrer de plus en plus sur la cartographie mentale de "l'autre vers le soi", au lieu du "soi vers l'autre". De cette manière, nous éliminons les préjugés auto-servis, qui sont à la base des projections, et transformons notre état mental en représentations actuelles partagées avec l'autre, c'est-à-dire en perceptions et "adoption de perspective".

Il est également utile d'expliquer à ce stade la relation entre la phénoménologie de l'empathie, la perception et le mental. La perception diffère de la pensée par sa nature relationnelle au moment présent. Je peux percevoir mon meilleur ami en larmes et en profonde tristesse à cause d'une perte dans sa famille ; l'expérience phénoménologique de l'empathie se produit avec cette présence perceptive. Par conséquent, la perception est vivacité et immédiateté. Un acte empathique basé sur cette présence perceptive est certainement le résultat d'une expérience vivante et directe. Alors que, d'un autre côté, je peux avoir une pensée pure de ce même ami dans d'autres moments de notre amitié, étant plein de joie et de bonne humeur, sociable et extraverti. Mais avec cette pensée non perceptive, je ne peux pas faire preuve d'empathie avec la même gaieté qui lui correspond parce que la présence perceptive me force en ce moment à faire preuve d'empathie avec la situation douloureuse de mon ami. Le sujet de ma perception et de ma pensée est mon ami. Ma perception de mon ami est immédiatement sensible aux états qu'il vit en ce moment "chagrin et tristesse" tels que je les perçois actuellement ; d'où la vivacité de la réponse par l'empathie. Tandis que ma pensée non-perceptive n'exige pas d'être sensible au présent. Par exemple, je peux imaginer mon ami joyeux dans le passé ou joyeux dans une future fête projetée ou bien il me vient à l'esprit différent de ce qu'il ressent maintenant. Mais la pensée manque de vivacité et n'a pas besoin d'être réactive[1]. Cet exemple simplifié est une démonstration de l'interaction plausible entre l'empathie, la perception et la pensée, autrement dit entre l'empathie et le mental.

Fait intéressant, "la perception semble intuitivement être une ouverture sur le monde"[2]. Cela en soi nous amène à notre discussion

---

[1] Stanford encyclopedia of philosophy, *The problem of perception,* revision Aug. 2021, http://plato.stanford.edu/entries/perception-problem, paragraph 1.3, [2024-06-01].

[2] Ibid, paragraph 1.1, [2024-06-01].

dans la section suivante concernant certains bons attributs de la personnalité, y compris l'*ouverture* et la relation avec l'empathie.

4.4 Empathie et quelques vertus

Dans cette section, nous examinerons deux concepts principaux : l'ouverture et l'altruisme. Nous sommes conscients que l'étiquetage de ces concepts comme des vertus peut être discutable, car certains peuvent les comprendre comme capacité ou qualité. Mais, nous proposons de baser notre analyse suivante sur l'hypothèse que l'ouverture et l'altruisme, tous deux en tant que bons attributs de personnalité, incluent certaines caractéristiques vertueuses, en particulier en ce qui concerne l'altruisme.

4.4.1 Empathie et ouverture

Quand j'ai pensé qu'il devait y avoir un lien entre l'empathie et l'ouverture, et lorsque j'ai décidé d'approfondir cette idée, j'ai fait une recherche et j'ai trouvé des philosophes et des auteurs de diverses disciplines qui lient largement l'empathie à l'ouverture. Prenant note de ces résultats, ma curiosité a été poussée à étudier les principes philosophiques qui sous-tendent cette interrelation…

L'expérience empathique est intrinsèquement intersubjective, en ce sens que l'altérité ou l'ouverture à l'autre est une caractéristique a priori de la structure formelle de l'expérience. Les phénoménologues ont distingué quatre aspects de l'empathie, les quatre aspects comprenant la notion même de "ouverture à l'autre" comme fondamentale à l'expérience de l'empathie. Voici quelques aperçus sur l'ouverture incluse dans chacun des quatre aspects[1] :

1. L'empathie comme couplage : c'est le lien entre soi et l'autre, l'expérience d'autrui en tant que sujet corporel vivant d'expérience comme soi ; c'est la perception attentive de l'autre ; c'est un couplage sensori-moteur et un couplage affectif ou une harmonisation affective entre soi et l'autre. [Toute la dynamique entre soi et l'autre (même si

---

[1] Cf. Evan Thompson, *Empathy and human experience*, p.4-9, https://evanthompson.me/wp-content/uploads/2012/11/empathy-and-human-experience.pdf, [2024-06-01].

involontaire ou automatique dans ce cas) nécessite une sorte d'ouverture "involontaire" en *arrière-plan*].

2. L'empathie comme transposition imaginaire : c'est une adoption de perspective dans laquelle on s'imagine à la place de l'autre ; c'est la possibilité d'échanger des perspectives mentales, des pensées et des sentiments ; c'est une compréhension de l'autre en tant qu'agent intentionnel "comme moi". [Il est nécessaire, a priori, de s'ouvrir à l'autre afin de pouvoir faire cette transposition imaginaire].

3. L'empathie comme une compréhension du toi comme un autre pour moi et du moi comme un autre pour toi : je me vois du point de vue d'un autre et je me comprends comme un individu dans un monde partagé entre des sujets comme le moi et l'autre. J'imagine avec empathie ton expérience empathique envers moi et tu imagines avec empathie mon expérience empathique envers toi. C'est en comprenant avec empathie la perception que l'autre a de moi que je peux me comprendre comme appartenant à un monde intersubjectif. [L'ouverture ici est dans les deux sens : de moi à l'autre et de l'autre à moi, autrement dit un inter-soi ou ouverture "*inter-self*". Je voudrais également ajouter la possibilité d'une ouverture sur le moi intérieur ou "*intra-self*" (c'est-à-dire une ouverture à moi-même, et l'autre à lui-même)].

4. L'empathie comme perception éthique et morale de toi en tant que personne : c'est l'empathie qui sous-tend la capacité d'avoir des sentiments d'inquiétude orientés vers l'autre. C'est la reconnaissance de l'autre comme une personne qui mérite respect et préoccupation. C'est la sympathie qui pousse l'un à s'intéresser à l'autre et à aider l'autre en cas de besoin. [Sans ouverture, il est impossible de pouvoir s'orienter vers l'autre, et d'avoir une compréhension ou une adoption de perspective ou des sentiments orientés vers l'autre].

Une autre source philosophique suggère une définition opérationnelle de l'empathie, mettant en évidence quatre composantes essentielles minimales [1]:

1. "Ouverture" aux affections des autres (réceptivité empathique) ;
2. "Compréhension" de l'autre (compréhension empathique) ;

---

[1] Cf. Internet Encyclopedia of philosophy, *Empathy and sympathy in ethics,* March 2011, http://www.iep.utm.edu/emp-symp, section #2 [2024-05-11].

3. "Interprétation" de l’autre à partir de la "perspective-je", la "perspective-tu" et la "perspective-troisième-personne", (Interprétation empathique) ;

4. "Expression" dans le langage de la réceptivité, de la compréhension et de l'interprétation permettant à l'autre d'apprécier ce qu'on lui propose (écoute empathique).

À mon avis, en examinant les éléments essentiels ci-dessus, l'ouverture est le plus essentiel des quatre. Sans ouverture, la définition opérationnelle de l'empathie, comme on le suggère, n'aurait pas existé. Il me semble que l'ouverture est l'élément constitutif de toute définition possible de l'empathie.

En outre, et encore une fois en ce qui concerne la forte relation entre l'empathie et l'ouverture, il convient de mentionner une métaphore philosophique utilisée par le psychologue Heinz Kohut, lorsqu'il a écrit que « l'empathie est l'oxygène qui donne vie à la relation entre un individu et un autre » ; il justifie la métaphore en expliquant que lorsqu'un individu perd l'autre, l'individu reste apathique, léthargique, sans vie, déprimé. Sans empathie, l'appréciation de l'autre est incomplète, l'empathie est ce qui humanise l'individu. Rappelons ici que l'empathie est une forme de réceptivité à l'autre, où l'un est expérientiellement ouvert aux affects, aux sensations et aux émotions que l'autre éprouve[1].

Pour résumer, il est clair que cette dynamique dialogique et réciproque dans la perception, l'imagination, le sentiment, l'action, le geste et la parole, se fait de pair avec l'ouverture entre soi et l'autre, dans l'expérience de l'empathie. Je crois que l'ouverture pourrait être utilisée comme mécanisme d'expérience empathique. En s'ouvrant à l'autre, l'absence de l'ego se réalise. Une fois que nous devenons moins égocentriques, non seulement nous gagnons en ouverture à l'autre, mais nous découvrons également le sens plus profond de "l’individualité". Nous commençons à avoir l'attitude de vouloir protéger l'autre comme nous-mêmes et de traiter l'autre avec le même soin que nous nous offrons. Cette attitude est non seulement très compatible avec l'empathie, mais suggère également que l'ouverture est un mécanisme fondamental de l'empathie.

---

[1] Cf. Internet Encyclopedia of philosophy, *Empathy and sympathy in ethics,* March 2011, http://www.iep.utm.edu/emp-symp, section #5 [2024-05-11].

4.4.2 Empathie et altruisme

Avant d'élaborer notre analyse, il convient de commencer cette section par la définition du terme altruisme avec au moins un exemple. L'altruisme dans le dictionnaire Oxford est défini comme « souci désintéressé et généreux pour le bien-être des autres »[1] ; Cambridge Online Dictionary le définit comme « la volonté de faire des choses qui apportent des avantages à d'autres, même si elles entraînent un désavantage pour soi-même »[2]. Ces deux définitions justifient en quelque sorte le point de vue du philosophe Michael Slote selon lequel l'empathie fournit une contribution essentielle à l'altruisme éthique[3]. Et c'est vrai. Des mots comme "souci" et "bien-être" sont très corrélés à l'empathie affective analysée dans le chapitre 3 : "Optique psychologique". Des mots tels que "volonté", "avantages" et "désavantages" (qui portent implicitement en eux un sens de mesure ou d'identification), en corrélation avec l'empathie cognitive longuement discutée dans ce même chapitre, et des mots comme "faire" et encore "souci pour" sont plus ou moins conformes à l'empathie compassionnelle connue comme le niveau auquel le sentiment d'empathie prend forme dans l'acte d'aider. Sans parler du concept "d'adoption de perspective" également longuement étudié avec les trois niveaux d'empathie et qui s'incarne dans les mots "désintéressé" et "généreux", que l'on retrouve dans la définition de l'altruisme. Ainsi l'empathie, étant une étape d'entrée essentielle à l'altruisme, met en évidence cet aspect de corrélation entre les deux. Maintenant, quelle est la dynamique entre l'empathie et l'altruisme et comment la décrire ? Afin de répondre à cette question, il serait utile d'utiliser l'exemple suivant :

Deux familles d'une zone de guerre ont trouvé refuge dans un coin sûr de la maison d'un voisin. Les parents, les adultes et les jeunes enfants sont tous rassemblés dans une pièce du rez-de-chaussée, frissonnant et soupirant à chaque détonation d'une bombe dans le quartier. Au milieu d'heures intenses et traumatisantes de bombardements, une bombe frappe ce bâtiment de trois étages (rez-

---

[1] Oxford Dictionaries, https://www.oed.com/search/dictionary/?scope=Entries&q=altruism, [2024-06-01].

[2] Cambridge Dictionaries Online, https://dictionary.cambridge.org/dictionary/english/altruism, [2024-06-01].

[3] Internet Encyclopedia of philosophy, *Empathy and sympathy in ethics,* March 2011, http://www.iep.utm.edu/emp-symp, [2024-05-11].

de-chaussée et deux étages supérieurs). Une seconde de profond silence régna comme si tout le monde avait cessé de respirer. Quelques secondes plus tard, le fils du voisin de l'étage supérieur se met à crier, "au secours, au secours, mon père est blessé !" Et peu de temps après, au milieu des cris du fils, on entend aussi les gémissements et la voix traumatisée du père demandant de l'aide. Les jeunes hommes abrités au rez-de-chaussée sont restés figés dans un premier temps, tout comme les autres. Mais ces jeunes gens semblaient ne pas se soucier, malgré le cri constant qu'ils entendaient– ils étaient incapables de surmonter leur détresse empathique et par conséquent évitaient de s'engager. Une jeune fille a commencé à se préparer pour offrir de l'aide ... mais au moment où elle était sur le point de quitter la pièce, le fils du blessé était déjà arrivé à la voiture et un grand soulagement a été ressenti par tout le monde dans la pièce.

La fille altruiste, même si elle n'a pas accompli jusqu'au bout son geste d'aide, a manifestement montré plus d'empathie que tous les autres jeunes et adultes assis tremblants dans la pièce. Son geste a montré qu'elle était capable de surmonter sa détresse empathique en impliquant d'autres alternatives telles que l'aide. L'empathie chez la fille était bien sûr à la base de son geste moralement altruiste. Comme Michael Slote l'a bien dit « l'empathie fournit le ciment de l'univers moral »[1]. En effet, l'empathie est à notre avis *la plateforme qui nous permet de répondre de manière appropriée à un sentiment partagé avec l'autre*. C'est le niveau d'empathie qui distinguait la fille des autres et qui l'a amenée à une action altruiste.

L'altruisme est la partie de l'empathie qui s'appelle "abandonner quelque chose pour aider une autre personne à obtenir quelque chose de bien". L'altruisme, c'est montrer inquiétude et souci pour l'autre. Il est important de se rappeler, cependant, que l'altruisme peut être conduit sans une préoccupation empathique pleinement développée ; quand par exemple on aide directement les autres à prendre soin de leurs besoins physiques, comme Saint Martin de Tours, qui, alors qu'il était encore soldat romain avant le début de son expérience religieuse, coupa son manteau en deux et le donna au mendiant gelant dans le froid. Ici, le soldat a répondu aux besoins physiques du mendiant pas tout à fait par une préoccupation empathique complète ou une réponse aux expressions émotionnelles et affectives du mendiant. L'altruisme dans ce cas pourrait être appelé attention ou inquiétude imparfaite,

---

[1] Ibid, paragraph 3-e.

c'est-à-dire sans une préoccupation empathique pleinement développée[1]. Tandis que, quand je vois ma mère à l'enterrement de mon frère, son âme brisée et je lui tends un mouchoir pour essuyer ses larmes, j'indique largement ". Je reconnais ta souffrance et souhaite te consoler". Dans ce cas, l'altruisme découle d'une préoccupation empathique pleinement développée. Dans le premier cas c'est un besoin physique, c'est-à-dire plutôt un besoin extérieur, facile à satisfaire et on a aussi affaire à un étranger envers qui l'inquiétude et les émotions sont susceptibles d'avoir un impact mineur, en particulier sur l'aidant. Alors que dans le second cas, il s'agit d'un besoin spirituel/émotionnel profond qui nécessite la plus grande attention et une préoccupation empathique, afin de le satisfaire. De plus, dans le second cas, l'expérience est entre parents proches, c'est une interaction mère-fille qui sera évidemment mise en œuvre avec une préoccupation et un impact pleins, profonds et durables.

Parlant de développer une préoccupation empathique, la notion centrale de notre thèse est de nouveau évoquée : le développement ou la formation/culture de l'empathie. Si nous voulons développer pleinement une préoccupation empathique, je crois que nous avons l'obligation de développer au moins l'altruisme, ou l'empathie comme "une tâche imparfaite pour soi et pour les autres". Il est similaire à la tâche de développer d'autres compétences ou talents afin de les utiliser pour créer une société harmonieuse. Je pense qu'à ce stade, nous pouvons suggérer que l'altruisme, s'il était basé sur une préoccupation empathique pleinement développée, serait égal à la "compassion", c'est-à-dire au troisième niveau de l'empathie analysé en détail au chapitre 3 : "Optique psychologique". L'altruisme en cas de succès est comme la compassion en ce sens qu'il élimine la souffrance initiale de la personne qui souffre, et par conséquent la douleur indirecte de l'aidant empathique en lien avec l'autre qui souffre. Cependant, l'altruisme laisse l'aidant avec une douleur causée par le coût et les efforts déployés pour aider l'autre –qui est la partie sacrificielle de l'altruisme. Avec ce concept de sacrifice incarné dans l'altruisme, il est juste de dire que c'est une vertu, par opposition à l'égoïsme qui est connu comme un vice. Enfin, l'empathie "tout-court" nous raconte l'expérience de l'autre ; l'empathie compassionnelle ou l'altruisme basé sur une préoccupation empathique pleinement développée nous dit ce

[1] Ibid.

qu'il faut faire de l'expérience des autres[1]. Nous passons maintenant à essayer de répondre à cette question : "cette préoccupation empathique est-elle déterminée/*hardwired* dans notre physiologie ? Ou bien avons-nous le choix de la cultiver et de la mettre en pratique ?". La section suivante illustre quelques réponses.

4.5 Déterminisme v/s réalités alternatives

Pour introduire cette section, je ne peux trouver de meilleurs mots que ceux de cette déclaration datant de 400 avant J.-C. du fondateur de la médecine occidentale, Hippocrate :

« Les êtres humains devraient savoir que du cerveau, et du cerveau seul, naissent nos plaisirs, nos joies, nos rires et nos blagues, ainsi que nos douleurs, nos afflictions, nos rancunes et nos larmes. À travers le cerveau... nous ... pensons, voyons, entendons et distinguons le laid du beau, le mauvais du bien, l'agréable du désagréable »[2].

Mon but en commençant par cette déclaration n'est ni de donner crédit à la vision déterministe, ni de soutenir l'idée que notre comportement est déterminé par notre cerveau, mais de suggérer que nous reconnaissons l'importance de ce complexe mystérieux, fantastique et merveilleux organe de notre corps, et donc dans cette thèse nous choisissons d'étudier son potentiel. Essayons donc d'approfondir en quoi consiste la vision déterministe.

La chaîne causale soutenue par la vision déterministe est que le cerveau en tant qu'entité physique habilite le mental ; que le monde physique est déterminé et le cerveau en tant qu'entité physique est également déterminé ; que si le cerveau est déterminé et qu'il est l'organe nécessaire et suffisant pour habiliter le mental, alors nos pensées qui proviennent de notre mental sont également déterminées. Écrivant sur la causalité dans le développement de l'individu, Edith Stein explique le phénomène inconscient et son effet sur l'action physique et psychique. En raison de l'effet de l'inconscient sur l'action physique, l'auteure a écrit que les expériences de vie dans les

---

[1] Ibid.

[2] Cf. Thomas Knierim (ed.), "The view of mind in antiquity", in *Mind and consciousness*, http://is.iiita.ac.in/study/Cognition%20and%20Cognitive%20Process%20Modelling/mind.pdf [2024-06-01].

premières années d'une personne peuvent durer jusqu'au présent, même si ces expériences ont été poussées profondément en raison d'une multitude d'événements vécus après. Par exemple, sans être conscient de l'amour pour une personne, je peux m'abstenir de lui faire quelque chose de désagréable. De même, la rancune contre quelqu'un, instillée en moi depuis l'enfance, peut peser sur ma vie future, même si elle a été poussée profondément et que je ne pense plus à cette personne[1].

Ce qui précède soulève la question suivante : pourrait-on dire que certaines de nos actions sont déterminées par ce qui se passe dans notre inconscient ? Probablement oui, certaines de nos actions sont "influencées" – un mot plus approprié à utiliser en raison de sa pertinence – par l'inconscient. Mais cela ne signifie pas que si nous prenons conscience du ressentiment dans l'inconscient, par la thérapie par exemple, ou simplement par la pratique de la *Mindfulness*, nos actions influencées négativement par l'inconscient ne peuvent pas être transformées en actions empathiques compassionnelles. L'auteure Stein elle-même soutient également notre inférence, affirmant que l'effet dans le présent du phénomène inconscient sur le *psychique* peut être nul et différent de l'effet sur le physique. Par exemple, une bonne relation dont on se souvient n'est pas un sentiment original et n'a aucune influence sur moi. Si par amour pour quelqu'un je fais quelque chose de motivé par cette affection cultivée dans le passé, c'est dû à une position positive envers cette affection passée et non pas au sentiment présent[2]. Dans cet exemple, je me permets de supposer que Stein démontre la prévalence de "la prise de conscience" (position positive envers une telle affection passée) sur l'inconscient (bonnes relations passées stockées en mémoire) à influencer nos actions.

Cependant, de Spinoza, à Newton, d'Einstein à Darwin, nous voyons une forte opinion en faveur du déterminisme. Mais John Crabbe, un généticien du comportement, soutient que ce qui compte n'est pas seulement les gènes avec lesquels nous sommes nés, mais aussi c'est leur expression. Les gènes ont besoin d'expression. Pendant un siècle, nous avons discuté de la nature contre l'éducation (*nature versus nurture*), c'est-à-dire si nos gènes ou nos expériences déterminent qui nous sommes devenus. Ce point de vue de considérer

---

[1] Cf. Edith Stein, *Il problema dell'empatia,* Edizioni Studium, Roma 1985, p. 172-173.

[2] Ibid.

les gènes et l'environnement indépendants l'un de l'autre s'avère faux. Il est biologiquement impossible pour un gène de fonctionner indépendamment de son environnement : les gènes sont programmés pour être réglés par des signaux de leur voisinage immédiat, y compris les hormones du système endocrinien et des neurotransmetteurs dans le cerveau – certains d'entre eux sont profondément influencés par nos interactions sociales. La vision naïve du déterminisme génétique : "que les gènes sont tout et que nos expériences n'ont pas d'importance" est maintenant remportée par "l'Épigénétique sociale" et son impact vérifié sur le développement ou l'éducation d'individus empathiques[1].

Nous sommes donc d'accord sur l'existence de la chaîne causale dans tout ce que nous faisons ou expérimentons, sinon, sans chaîne causale, nous nous trouverions des êtres inanimés. Cependant, cette chaîne causale n'a pas besoin de conduire, ou plutôt, nous pensons qu'elle ne doit pas conduire à limiter nos choix ou notre libre arbitre à une manière philosophique déterministe d'actions ou de décisions dans notre vie. Nous sommes des êtres humains rationnels et relationnels. Dans une situation où l'action empathique est appropriée, nous sommes capables de discerner le type d'émotions que l'autre et moi vivons (empathie cognitive) ; reconnaître le type de partage affectif (empathie affective) qui s'opère entre l'autre et moi ; et délibérer, en tenant compte de toutes les circonstances, si nous voulons agir avec compassion envers l'autre avec qui nous partageons ce moment et par lequel l'événement présent est déterminé et/ou causé. Certains événements sont déterminés par une chaîne causale : la personne malade trouvée par le Samaritain au coin de la rue est un événement provoqué par l'attaque du voleur contre cet homme. Mais la plupart de nos actions ne sont pas déterminées : est-ce le cerveau du Samaritain qui a déterminé son action compassionnelle ? Ou est-ce l'absence de libre arbitre qui a empêché d'autres prêtres d'aider l'homme blessé ? N'ont-ils pas eu le choix d'agir différemment de la façon dont ils ont agi ? La prévalence et la pratique du libre arbitre et de faire des choix dans cet exemple sont largement habilitées. Mais la question est : à quelle fréquence nous arrêtons-nous pour "réfléchir consciemment" ou autrement dit, combien de fois pratiquons-nous "la *mindfulness*", afin

[1] Cf. Daniel Goleman, *Social intelligence: the new science of human relationships*, Arrow Books, London 2007, p. 150-151.

de prendre la bonne décision et d'agir pour le bien de soi et des autres dans de telles expériences dans notre vie quotidienne ?

Il y a près de 500 ans, le philosophe Thomas Hobbes affirmait que la volonté n'est pas libre, mais que la personne qui l'exerce l'est ; et que les facteurs de causalité des choix, qu'ils soient déterministes ou non, n'ont pas d'importance puisqu'ils appartiennent entièrement à la personne qui fait les choix et exerce la volonté. Un siècle plus tard, David Hume, un autre philosophe britannique, soutient que la volonté est causée par la passion, le désir et l'émotion qui sont à leur tour causés et déterminés par le caractère, les croyances et la constitution psychologique d'une personne. Mais il confère au concept de "raisonnement" une distinction importante, en ce sens que c'est par ce concept que les êtres humains peuvent faire des choix différents dans des circonstances différentes et avoir ainsi le libre arbitre[1]. En d'autres termes, nous "êtres rationnels et relationnels" si nous sommes responsables des choix que nous faisons et des actions que nous entreprenons, alors nous devons être conscients que les actions empathiques et compassionnelles peuvent être aussi simples que des actions venant du cœur, engageant toute notre liberté en tant qu'êtres humains capables de délibérer avec intégrité et souci éthique, pour le bien-être et le bien de l'autre et de soi. Cependant, nous pouvons nous demander : "Comment la prise de conscience ou la *mindfulness* peut-elle changer le cours de nos actions ?".

La réponse rapide à cette question passe par l'émergence de réalités alternatives ; et voici quelques explications. Lorsque nous sommes inconscients et non auto-réfléchis, il n'y a qu'un seul résultat avec une probabilité de presque 100 %, qui est l'agir par impulsion. Dès que nous pratiquons l'autoréflexion et prenons conscience de notre état interne, au lieu d'un seul résultat avec une probabilité de 100 %, il y a plusieurs résultats possibles avec une probabilité de n % chacun. Ces alternatives, qui sont également des pistes d'action possibles, sont soudainement mises à la disposition de notre mental en raison de la prise de conscience ou de la pleine attention (*mindfulness*). Une fois que ces possibilités alternatives nous sont révélées, l'autoréflexion est encore nécessaire pour regarder le flux d'événements internes ou mentaux et d'événements externes ou physiques à la lumière d'une

[1] Cf. Thomas Knierim (ed.),"The question of free will", in *Mind and consciousness,* http://is.iiita.ac.in/study/Cognition%20and%20Cognitive%20Process%20Modelling/mind.pdf [2024-06-01].

décision ou d'un plan d'action entre les différentes alternatives. Par conséquent, nos décisions ne sont pas des processus strictement mécaniques, comme le suggère la vision déterministe[1]. Comme nous le suggérons tout au long de cette thèse, la pleine attention (*mindfulness*), l'autoréflexion et la prise de conscience sont des critères cognitifs qui peuvent être enseignés et sont fondamentaux pour entraîner le cerveau à saisir les possibilités alternatives qui nous sont révélées dans une certaine situation. Discerner au sujet de ces alternatives conduit à développer un esprit empathique, permettant ainsi un comportement moral empathique. Pour aider à clarifier notre suggestion, nous offrons l'exemple de l'histoire du Bon Samaritain :

1. Le prêtre : (supposons) n'a pas le temps d'arrêter, ne tient pas compte du blessé et continue son chemin, mais déplore son inaction pendant longtemps après.
2. Le lévite : (supposons) a peur d'être vu par les assaillants, s'enfuit, mais regrette pour longtemps de ne pas avoir agi.
3. Le Samaritain s'arrête et auto-réfléchit : il n'a pas assez de temps à passer dans la rue, il a peur d'être vu par les assaillants, mais le blessé souffre et s'il est laissé sans aide, son état peut s'aggraver et il peut même mourir. Le Samaritain traduit rapidement dans l'esprit la différence entre faire quelque chose pour aider le blessé et ne pas faire. Il discerne tout cela, en utilisant son cerveau, le cœur et les réponses du corps (autoréflexion, impliquant le corps et le mental). Le résultat est un comportement moral empathique. Nous pouvons relier cette explication à la "théorie de l'évaluation" étudiée dans le chapitre 3 : "Optique psychologique", qui renforce le rôle de la prise de conscience dans l'expérience de l'empathie, en particulier l'empathie cognitive.

Ce concept de conscience de soi nous rappelle les écrits d'Aristote sur le sujet de "Percevoir ce que nous percevons", quand il suggère que la prise de conscience de percevoir la sensation se réfère à la discrimination contre des objets opposés, puisque c'est seulement par la prise de conscience de percevoir plus d'un objet sensible, que la discrimination peut se produire[2]. En appliquant cela à notre cas, nous trouvons un lien étroit : le Bon Samaritain a montré qu'il était

---

[1] Ibid.

[2] Cf. Ronald Polansky, *Aristotle's de anima,* Cambridge University Press, New York 2007, p.393.

conscient de percevoir plus que son propre point de vue et qu'il était donc capable de distinguer ses engagements ou ses peurs, afin de poursuivre un plus grand bien qui est d'aider le blessé. Alors que le prêtre et le lévite n'avaient pas cette prise de conscience de percevoir au-delà de leurs propres perspectives, ils ne pouvaient donc pas distinguer les situations opposées (celle du blessé et la leur) et ont fini par entreprendre une action égoïste qui serait difficile à gérer lorsqu'ils en prendraient conscience à un stade ultérieur – en supposant que tous les agents moraux effectuent un auto-examen constant de leur conscience.

En continuant à élaborer sur la prise de conscience et l'autoréflexion, nous trouvons approprié de faire référence à Polansky dans son introduction au *De anima* d'Aristote lorsqu'il observe en pertinence à notre thème de l'empathie, que les activités d'ordre supérieur impliquant la prise de conscience, partant d'exemples d'Aristote, se répartissent toutes généralement en trois groupes : cognition, affectivité ou action connexe[1]. Nous réalisons à quel point cela est proche des trois niveaux d'empathie dont nous discutons en détail dans le Chapitre 3 : "Optique psychologique". Donc, si l'empathie est comprise à la lumière de la philosophie d'Aristote, comme une activité d'un ordre supérieur qui implique la prise de conscience, elle appartient en effet aux trois groupes : l'empathie cognitive, l'empathie affective et l'empathie compassionnelle ou l'empathie en action.

Ainsi, du point de vue non déterministe de nos actions et de nos prises de décision, nous proposons dans la section suivante d'éclairer davantage la notion du mental et sa relation à l'empathie.

4.6 Qu'est-ce que le mental/la pensée et sa relation avec l'empathie ?

Il est impossible d'aborder le sujet du mental sans se référer à l'œuvre du grand auteur Aristote dans "*De anima*", où il est dit dans le livre 3, que le mental est cette chose qui peut penser toutes choses intelligibles. Pour penser toutes choses dans leur essence, le mental doit manquer de frontières. Le mental lui-même ne doit être rien de spécifique s'il veut tout penser. N'étant rien en réalité avant que la

---

[1] Cf. Ronald Polansky, *Aristotle's de anima,* Cambridge University Press, New York 2007, p.14.

pensée ne se produise, le mental ne devrait avoir aucune participation au corps ou aux caractéristiques corporelles. Il n'est en fait mélangé à aucun autre être corporel ou organe. Le philosophe lui-même suggère que le mental est pour la pensée comme le sens est pour sentir : on peut dire que le mental, en tant que capacité de l'âme, pense [1]. Également plus tôt dans le livre 2, Aristote aborde, quoique rapidement, le concept du mental, commentant la capacité intellectuelle il dit : « Quant au mental et à la puissance théorique, ... il semble que ce soit un autre type d'âme ; cela seul est possible d'être séparé, tout comme l'éternel du périssable ». Certains mots traduits du grec décrivent le mental comme "un autre genre que l'âme", ce qui correspond à l'opinion de l'auteur selon laquelle le mental ne fait pas intrinsèquement partie de l'âme, mais quelque chose de divin[2].

Ces idées de considérer le mental comme séparé de tout organe du corps, comme une disposition à posséder des connaissances, comme un potentiel pour mettre en action les connaissances possédées quand on le souhaite et comme une possibilité de penser à toutes choses, toutes nous fournissent certainement quelque lumière pour argumenter contre le slogan souvent utilisé dans les salles d'audience judiciaire et dont nous discuterons longuement dans le Chapitre 5 : "Optique juridique", le slogan de "mon cerveau m'a fait faire". Mais cela ne nous empêche pas de postuler que l'intention implicite d'Aristote derrière le développement de ces potentialités et possibilités de connaissance est l'unité psycho-physique des êtres humains et leurs relations avec l'environnement.

De telles idées se connectent également assez bien avec le concept d'empathie, dans le sens où nous démontrons tout au long de cette thèse que, malgré un point de départ physiologique qui est le *hardware* c'est-à-dire le cerveau humain – d'où nous tirons notre contribution dans les données de la neuroscience – l'empathie est motivée par le mental. C'est un potentiel ; le résultat d'un processus d'apprentissage, d'éducation, de développement. Elle peut être décrite comme un cerveau humain en développement pour un mental humain empathique, soutenu par l'unité psycho-physique de la personne et la dynamique nécessaire des interactions intra et inter corps-mental. Les paragraphes suivants sont mis en place pour aider à clarifier et à

---

[1] Cf. Ronald Polansky, *Aristotle's de anima,* Cambridge University Press, New York 2007, p. 434-457.

[2] Cf. Ronald Polansky, *Aristotle's de anima,* Cambridge University Press, New York 2007, p.181.

soutenir l'importance de cette unité corps-mental en relation avec l'empathie, les émotions et les relations guidées par le mental.

Depuis les anciens Grecs, les humains ont vu le "mental"– un terme utilisé par les Grecs pour désigner l'âme – avec des aspects contrastés : raison et passion, pensée et sentiment, cognition et émotion. La science cognitive connue sous le nom de "la nouvelle science du mental" n'étudie qu'une partie du mental, ce qui a à voir avec la pensée, le raisonnement et l'intellect ; elle laisse les émotions de côté. Mais selon Joseph LeDoux : « Les esprits (le mental) sans émotions ne sont pas du tout des esprits. Ce sont des âmes sur la glace – des créatures froides et sans vie, dépourvues de tous désirs, peurs, afflictions, douleurs ou plaisirs »[1]. Par conséquent, le même auteur suggère qu'il est erroné d'appeler l'étude de la cognition et l'émotion "science cognitive". Au lieu de cela, la cognition et l'émotion doivent être réunies dans un champ appelé "science du mental" ; « Le mental a des pensées aussi bien que des émotions et étudier les uns sans les autres ne sera jamais pleinement satisfaisant »[2].

L'avis de LeDoux sur le mental, en référence à la phrase de Shakespeare : "le cerveau est la frêle demeure de l'âme", suggère que le cerveau et le mental ne font qu'un. Pour LeDoux, il n'existe pas de troubles mentaux qui attaquent le cerveau et d'autres qui attaquent le mental. Tout comme la bonne santé mentale, les troubles mentaux selon LeDoux reflètent le fonctionnement du cerveau. Donc pour LeDoux, le mental et le cerveau sont les mêmes et pour Shakespeare, le mental et l'âme sont les mêmes[3].

Steven Pinker, expliquant l'intelligence précise que : « les croyances sont des inscriptions en mémoire, les désirs sont des inscriptions d'objectifs, la pensée est un calcul, les perceptions sont des inscriptions déclenchées par des capteurs, la tentative est l'exécution d'opérations déclenchée par un but »[4].

Daniel Siegel définit le mental comme « un processus incarné (cerveau) relationnel (relation) et émergent (mental) qui régule le flux

---

[1] Joseph LeDoux, *The emotional brain: the mysterious underpinnings of emotional life,* Simon & Schuster, New York 1998, p.25.

[2] Joseph LeDoux, *The emotional brain: the mysterious underpinnings of emotional life,* Simon & Schuster, New York 1998, p.39.

[3] Cf. Joseph LeDoux, *The emotional brain: the mysterious underpinnings of emotional life,* Simon & Schuster, New York 1998, p.226.

[4] Steven Pinker, *How the mind works?,* W.W. Norton, New York 1999, p.78.

d'énergie et d'information »[1]. Avec le mot "régule", l'auteur assume la surveillance et la modification. Et la modification conduit à un changement de comportement. L'auteur voit les trois composantes du triangle (mental, cerveau, relation) comme une réalité en interaction continue, avec le *mental* comme un processus émergent d'auto-organisation qui régule le flux (qui comprend l'empathie cognitive et compassionnelle), avec la *relation* comme partage du flux (empathie affective) et avec le *cerveau* comme mécanisme incarné du flux (empathie cognitive).

Le concept du mental, ayant occupé une place fantomatique au 17ème siècle, a été déplacé vers son emplacement actuel dans ou autour du cerveau – une station digne –. Mais le neuroscientifique Damasio illustre le lien intéressant entre "Neuroscience" et "Philosophie". L'auteur suggère que le mental lui-même dépend des interactions cerveau-corps. Il explique que pour avoir un fonctionnement normal du mental, il faut une combinaison du corps et du cerveau. Le corps contribue au cerveau plus que le maintien de la vie et les effets modulateurs ; le corps apporte un *contenu* qui fait partie du fonctionnement normal du mental. S'opposant à l'erreur de Descartes et à sa séparation abyssale entre le mental et le corps, Damasio déclare que pour comprendre pleinement le mental humain, une perspective organismique est nécessaire ; une perspective qui doit faire passer le mental d'un *cogitum* non physique à la sphère du tissu biologique et doit lier le mental à un organisme entier en possession d'un corps et d'un cerveau correctement intégrés, pleinement interactifs avec un environnement physique et social[2].

Compte tenu de toutes les définitions ou déclarations ci-dessus, le mental reste un mystère à définir. Les définitions scientifiques ou physicalistes du mental ne sont pas suffisantes pour identifier ou clarifier son concept. Ces définitions correspondraient probablement mieux à la pensée. Réduire le concept du mental à un processus de déclenchement de neurones ou à des zones cérébrales actives, ou à des neurotransmetteurs inhibés ou excitables, est incorrect et inadéquat. Ce faisant, on décrit probablement le processus neuronal sous-jacent à une pensée. Le mental est bien plus qu'une pensée. Le mental est une

---

[1] Daniel Siegel, "Toward an interpersonal neurobiology of the developing mind: attachment relationships, mindsight, and neural integration", in *Infant mental health journal*, 22 (2001) (1–2), 67–94.

[2] Cf. Antonio Damasio, *Descartes' error: Emotion, reason and the human brain*, HarperCollins Publishers Inc. Quill, New York 2000, p.225, 226, 247-252.

pensée, c'est une conduite, c'est un tempérament, c'est un mouvement du corps, c'est une décision, c'est une sensation, c'est de l'imagination, c'est des souvenirs et des aspirations, c'est la conscience et la prise de conscience, ainsi de suite... Le mental est infini. Ni une définition ni des preuves empiriques ne peuvent définir le sens du mental. Le mental est un concept complexe, peut-être plus complexe que la structure et les fonctions du cerveau humain.

4.7 Qu'est-ce que l'âme et sa relation avec l'empathie ?

Cette section aussi, comme la précédente, mérite d'être commencée par l'opinion d'Aristote sur un vaste sujet tel que l'âme. Notre intention est seulement d'apporter dans notre analyse les concepts les plus saillants retenus par Aristote sur l'âme et de mettre en évidence leurs relations avec le concept d'empathie et avec la dynamique âme-corps-comportement ou mental-corps-comportement qui est souvent le catalyseur de notre argument central. Aristote, en étudiant l'âme, procède d'abord en prouvant qu'elle existe et du moment où *celle-là* existe alors il aurait pu établir ce de *quoi* il s'agit. Donc de "*celle-là* existe" à "*ce quoi* qui existe", la logique a conduit Aristote à supposer que l'âme, en tant que réalité plutôt que potentialité, a des parties qu'il appelle faculté ou capacité. Par exemple, le sens est la capacité de percevoir. De plus, Aristote suggère que les affects de l'âme sont les opérations des différentes facultés ou parties de celle-ci. La plupart de ces opérations telles que la colère, le désir ou la perception ne peuvent se produire sans le corps. Même la pensée, il suggère, exige de l'imagination impliquant le corps. Aristote postule que tous les affects de l'âme ont une implication physique. Des exemples comme le rougissement, le tremblement, la pâleur ou la vitesse des battements du cœur, etc. ... défendent la connexion des émotions de l'âme avec le corps. Mais, Aristote dit que la priorité causale doit être donnée à la cognition et non à la réponse affective. Nous abordons ici notre sujet sur l'empathie et la dynamique âme-corps-comportement en relation avec l'empathie "cognitive", "affective" et "compassionnelle". Le meilleur exemple qui met en évidence cette priorité de la cognition est la suggestion de Platon qui a été suivie par Aristote : « quelque chose est aimée par les dieux parce qu'elle est pieuse (priorité à la cognition), plutôt que, elle est pieuse parce que les dieux l'aiment (la réponse affective) »[1].

Contrairement à beaucoup de ses prédécesseurs, Aristote soutient que l'âme est incorporelle et immobile. C'est cette âme en mouvement immobile qui est la cause du mouvement de l'être vivant. Cependant, cette âme peut "*prendre conscience* de ce qui lui ressemble". Les exemples les plus frappants pour affirmer cette hypothèse sont donnés par Empédocle : « Par terre, nous voyons la terre, par l'eau, nous voyons l'eau, ... nous voyons l'amour par l'amour, et les luttes par les tristes luttes ». Bien que les âmes ne soient pas des choses perceptibles, elles semblent néanmoins facilement changer de forme[2] ; il en va de même pour l'empathie dans notre cas. Il est inévitable de voir dans les exemples d'Empédocle le lien entre l'âme et l'empathie, et comment ils naviguent tous les deux entre "être et devenir". Avec le rôle des neurones miroirs, le rôle de l'imitation et de l'éducation dans le développement de sa propre empathie, qui sont étudiés de manière approfondie dans le chapitre 3 : "Optique psychologique", nous pouvons changer notre être pour devenir des êtres humains empathiques ou changer notre être empathique pour devenir des êtres humains plus empathiques. Peut-être que l'utilisation d'une analogie nous aide à clarifier ce que signifie cette comparaison notée de l'implication de l'âme dans le mouvement du corps (changer, devenir...) et la perception (cognition, conscience...) avec notre étude approfondie de l'empathie cognitive et en développement. Reformulant les exemples d'Empédocle, en mettant l'accent sur l'empathie, nous obtenons ce qui suit : « Par l'empathie, nous voyons l'empathie », en ce sens que, à travers les neurones miroirs, l'imitation, le développement, la formation ou l'éducation, les exemples d'Empédocle pourraient être résumés comme suit : « En étant une personne empathique, l'autre devient un empathique, et en voyant l'autre empathique, je deviens moi-même empathique ». Je vois que les aspects cognitifs et de mouvements associés à l'âme dans l'analyse d'Aristote se connectent très bien avec les aspects cognitifs, affectifs et compassionnels que nous associons à l'empathie dans notre étude actuelle.

---

[1] Cf. Ronald Polansky, *Aristotle's de anima,* Cambridge University Press, New York 2007, p. 33-55.

[2] Cf. Ronald Polansky, *Aristotle's de anima,* Cambridge University Press, New York 2007, p. 69-73.

Quant à la relation entre l'âme-corps-comportement ou mental-corps-comportement, Aristote l'a analysée en profondeur dans le livre 1, où il soutient que si l'âme est immobile, elle est la cause première en vertu de laquelle l'être l'humain subit et s'engage dans les passions de l'âme telles que la peur, la colère ou la pensée ou dans notre cas l'empathie. Aristote suggère que ce n'est pas l'âme qui pleure ou apprend, aime, déteste ou fait preuve d'empathie, mais la personne subit ces activités à cause de l'âme. Des mouvements tels que la perception sensorielle procèdent à l'âme à partir d'objets sensibles, et d'autres comme par exemple "l'anamnèse" part de l'âme pour conduire aux organes sensoriels. Même si Aristote voit le mental comme il voit l'âme, immortel, divin et non influencé par nos activités cognitives et affectives, ou par nos sentiments ou par le vieillissement ou par un handicap physique, nous trouvons très évidente l'unité psycho-cognitive-physique défendue par Aristote dans cette déclaration :

« Penser, aimer, haïr et dans notre cas "faire preuve d'empathie" ne sont pas des passions de cela (en parlant du mental), mais de celui (en parlant de la personne ou du corps) qui a cela (le mental) ».

Ainsi, non seulement le mental, mais aussi le corps humain vivant, ayant un "mental", sont impliqués dans la pensée, le sentiment, l'amour ou l'empathie et *de la façon dont le corps ou la personne a ce mental*[1]. Cette dernière partie de la déclaration est très importante quant à sa pertinence par rapport à notre sujet principal d'éduquer le caractère de la personne de telle manière à adopter un comportement empathique.

Ainsi, après cette brève observation bien méritée du "*De anima*" d'Aristote et de sa relation avec le corps et son comportement empathique, nous tournons notre attention vers la façon dont les autres auteurs voient l'âme.

Comme nous l'avons vu dans la section 4.6 ci-dessus, Shakespeare assimile l'âme au mental. Damasio considère cependant l'âme et l'esprit comme les niveaux les plus raffinés du fonctionnement du mental. Il les qualifie d'états complexes et uniques de l'organisme et invite chacun de nous à reconnaître les humbles origines et la vulnérabilité de l'esprit et en tout cas à compter sur ses conseils ; et

---

[1] Cf. Ronald Polansky, *Aristotle's de anima,* Cambridge University Press, New York 2007, p.113-117.

travailler pour déplacer l'âme de sa place, nulle part vers quelque part, tout en conservant sa dignité et son importance. Un travail indispensable selon Damasio, plutôt que de laisser l'erreur de Descartes sans la corriger[1].

Une grande partie de ce travail que mentionne Damasio a été analysée quelques décennies plus tôt par la philosophe Edith Stein. Cette dernière explique en détail la relation entre l'âme, les sentiments et les expressions corporelles, y compris le comportement ou les actions humaines, dans un chapitre intitulé "La constitution du sujet psycho-physique". Ici, dans notre section, nous nous basons sur l'analyse de Stein, limitant la relation de l'âme avec tout simplement le sentiment et comportement empathique.

Pour Stein, la véritable âme est à la base de nos expériences, où elle se manifeste avec ses propriétés constantes. Ces propriétés psychiques sont : la perspicacité de nos sens ; l'énergie dans nos actes ; la tension ou la lassitude de nos actes délibérés qui révèle la vivacité, la force ou la faiblesse de notre volonté, qui, si de tels actes persistent, révèlent la ténacité de cette volonté. Cette unité substantielle entre les expériences vécues par la personne et ses propriétés psychiques est l'âme de cette personne[2].

L'auteur poursuit en expliquant qu'il existe une influence entre l'état de l'âme et celui du corps. Par exemple, je fais un voyage pour mon bien-être et pour reprendre des forces, et donc je visite un endroit agréable et ensoleillé. À cette vue panoramique, mon état d'âme serait plongé dans la joie, mais du fait que je suis faible et épuisée, le sentiment de joie n'émerge pas. Cependant, une fois que mon corps se repose suffisamment, penser à cet endroit que j'ai visité me rendra joyeuse ou heureuse. C'est ainsi que Stein explique ce phénomène d'influence mutuelle entre l'état de l'âme et le corps[3]. Mettant cette explication dans notre concept d'influence réciproque entre *l'âme empathique* ou l'esprit et le *comportement empathique* ou l'action, nous pouvons utiliser l'analogie suivante : je me sens découragée et épuisée parce que le rêve que je poursuis a été bloqué par tant d'obstacles difficiles. Je vais demander compagnie à la maison d'une amie qui semble avoir remporté un prix dans une compétition sportive et elle me montre la vidéo de l'événement. Malgré l'esprit joyeux de

[1] Cf. Antonio Damasio, *Descartes' error: Emotion, reason and the human brain*, HarperCollins Publishers Inc. Quill, New York 2000, p. 252.
[2] Cf. Edith Stein, *Il problema dell'empatia*, Edizioni Studium, Roma 1985, p. 123.
[3] Cf. Edith Stein, *Il problema dell'empatia*, Edizioni Studium, Roma 1985, p. 136.

l'atmosphère, je suis incapable de partager/faire preuve d'empathie avec les sentiments de mon amie pour toute la soirée. Le lendemain matin, après avoir reposé mon corps et mon esprit, en pensant à la veille, je ressens le désir exaltant d'appeler mon amie avec un esprit joyeux et de lui proposer de célébrer son grand événement réussi dans un restaurant.

Le travail de Stein sur la causalité psycho-physique nous est également utile pour démontrer la relation entre l'âme et le comportement empathique. L'auteure déclare que l'âme en tant qu'unité substantielle qui se révèle dans les expériences individuelles, a son fondement dans notre corps. De nombreux exemples pourraient illustrer l'effet causal de ce que l'on appelle "sentiments spirituels", ou état de l'âme sur le plan physique. Pour n'en nommer que quelques-uns : la joie fait que le cœur s'arrête de battre, la douleur provoque un cœur lourd et l'attente anxieuse de quelque chose fait battre le cœur rapidement. Stein explique également la relation entre nos sentiments et leur expression. Bien que cette relation ne soit pas causale, elle est significative et essentielle. Les sentiments influencent nos actions, tout comme ils motivent et libèrent nos actions[1]. Les arguments de Stein sur l'empathie coïncident presque parfaitement avec les nôtres : nous démontrons longuement dans le Chapitre 2 : "Données de la neuroscience", que l'effet de l'empathie sur les circuits neuronaux et certaines zones du cerveau est plausible. De même, cette causalité est analysée en détail dans le chapitre 3 : "Optique psychologique" lorsque nous élaborons la relation entre les sentiments empathiques et les réponses corporelles. Toujours dans ce même chapitre, nous soulignons comment l'empathie affective nous pousse à aider, dans une situation douloureuse par exemple, et comment cette motivation conduit à l'empathie compassionnelle.

Cependant, Stein poursuit son argument pour démontrer l'effet de ses propres expériences sur la capacité ou les caractéristiques de sa propre âme, montrant que l'influence de la psycho sur la psycho existe aussi. L'auteure suggère que grâce à la "*formation*" chaque capacité peut être améliorée. Par exemple, si l'on travaille dans le domaine des sciences naturelles, on développerait un "esprit d'observation". De même, la capacité de jouir des choses pourrait être améliorée si la vie

[1] Cf. Edith Stein, *Il problema dell'empatia*, Edizioni Studium, Roma 1985, p.137-140.

est organisée sur la base du plaisir[1]. Dans un autre chapitre, au sujet de l'âme et la personne, Stein note que l'âme avec toutes ses expériences et qualités de vie dépend de diverses circonstances. L'âme est *facilement influencée* – écrit l'auteure – par différentes sources, à la fois par les conditions et par les qualités du corps d'une personne ; par conséquent, l'âme se trouve insérée dans toute la relation de la réalité physique et psychique. Par exemple, cite Stein, si l'on n'a jamais connu un autre digne d'amour ou de haine, on ne pourrait jamais connaître la profondeur dans laquelle l'amour et la haine sont enracinés ; ou si une personne n'a jamais vu une œuvre d'art, le plaisir de et/ou la sensibilité pour l'art auraient été absents chez cette personne, peut-être pour toujours[2].

En appliquant les exemples de Stein au thème de l'empathie, cela se traduirait par : si l'on grandit dans un environnement où les comportements empathiques ne sont jamais expérimentés, ni vécus, ni reflétés, la personne ne connaîtrait jamais la profondeur dans laquelle l'empathie est fondée. Par conséquent, la familiarité ou l'expérience de l'empathie resterait absente chez cette personne, peut-être pour toujours. Ici aussi l'argument de Stein coïncide avec celui que nous défendons tout au long de cette thèse : "l'éducation à l'empathie non seulement restructure notre cerveau pour devenir empathique (causalité psycho-physique ou influence réciproque), mais améliore également notre capacité à adopter un comportement moral empathique (causalité psycho-psycho)".

Stein, dans son livre "*Psicologia e scienze dello spirtio : contributi per una fondazione filosofica*", consacre une dizaine de pages à "l'âme" et au "noyau" de la personne en tant que qualités spécifiques de caractère. L'auteure commence son analyse avec ces mots au sujet de l'âme : «…Essayons de comprendre ce qu'est cette "chose" pleine de mystère, c'est-à-dire l'âme… » ; Pour Stein, l'âme est le centre de l'être et notre propre vie en est fondée sur elle, « *…l'uomo vive a partire della sua anima…* »[3]. Quant aux sentiments par rapport à l'âme, en particulier dans notre cas pour le sentiment d'empathie, l'auteure suggère qu'ils sont le "corps vivant" de l'âme. Comme avec le corps physique, chaque impression extérieure est immédiatement

---

[1] Ibid.

[2] Cf. Edith Stein, *Il problema dell'empatia*, Edizioni Studium, Roma 1985, p. 219, 221.

[3] Edith Stein, *Psicologia e scienze dello spirito: contributo per una fondazione filosofica,* Città nuova editrice, Roma 1996, p. 246.

ressentie, de même avec l'âme toute impression intérieure est ressentie. Selon Stein, les frontières entre l'âme et l'esprit ont tendance à se fondre ensemble, dans le sens où l'âme accueille ou reçoit le monde en elle-même, et fusionne avec lui, tandis qu'avec l'esprit nous nous tournons simplement vers le monde[1]. Dans ce cas également, un lien intéressant entre cette vision de l'âme recevant le monde en elle-même, s'unissant à lui, et le concept d'ouverture à l'autre et la réceptivité du sentiment/perspective de l'autre caractérisant un comportement empathique ; concepts dont nous venons de parler plus haut dans ce chapitre. Nous pouvons probablement dire à ce stade qu'autant l'âme est ouverte sur le monde, autant la capacité de traduire cette ouverture sur le monde en un comportement empathique l'est aussi.

Notre étude dans cette section sur l'âme en relation avec le corps et l'empathie, – en la comparant à la première section de ce chapitre, où nous avons discuté de l'empathie et du comportement moral – nous permet de développer notre discours sur l'empathie en l'articulant comme suit : comme l'âme est pour le corps, une forme, une réalité, et le corps est une potentialité pour l'âme, de même est l'empathie pour un comportement moral, une forme, une réalité ; et le comportement moral est une potentialité pour l'empathie. L'empathie façonne notre comportement moral, elle lui donne vie. Cela nous amène à reconnaître que la façon dont notre comportement moral empathique peut être actualisé dépend de la façon dont nous considérons "l'autre" alors que nous nous mettons en relation avec lui/elle. Le considérons-nous comme une personne, un sujet, un "tu" ? Ou comme objet une "chose" ? D'où la section suivante.

4.8 Empathie, "Je", "Tu ou Nous" et "chose"

Martin Buber a été le premier à parler de l'interaction "Je-chose". Il a écrit que dans cette interaction du "Je-chose", on n'est pas en syntonie avec la réalité subjective des autres, on ne ressent pas d'empathie pour l'autre. Dans ce spectre d'interactions, Buber ajoute que les autres deviennent des objets et sont traités plus comme une chose que comme une personne. L'auteur met en garde contre cette dépersonnalisation des relations qu'il appelle "*thingification*", où les

[1] Cf. Edith Stein, *Psicologia e scienze dello spirito: contributo per una fondazione filosofica,* Città nuova editrice, Roma 1996, p.244-255.

autres sont considérés comme des outils à utiliser pour atteindre ses propres objectifs. Une manière égocentrique de relation qui ne se soucie pas du tout des sentiments des autres, mais seulement de ce que nous attendons des autres. Buber prévient que cette attitude d'indifférence envers la souffrance des autres, qui façonne et guide non seulement nos émotions mais notre propre biologie pour le pire, contraste avec une empathie mutuelle élevée, où les sentiments sont importants pour moi – ils me changent même pour le mieux. Le message de Buber recommande une attitude d'empathie et de souci ; une attitude bienveillante qui assume la responsabilité de la façon dont nous affectons les gens dans nos vies ainsi que de la façon dont nous nous affectons. Dans les relations empathiques, nous restons synchronisés, mais dans les interactions égocentriques "Je-chose" nous nous déconnectons[1].

L'empathie est le chemin vers le "nous" ou vers les relations "Je-Tu" ou, peut-être mieux dit, la relation "Je-Tu" est le résultat final ou le fruit de l'empathie. L'empathie peut être considérée comme le principal obstacle ou le contraire de la cruauté humaine rendue possible par la mentalité du "Je-chose". Notre propension naturelle à ressentir avec l'autre nous permet de traiter l'autre comme un "Tu". La proximité émotionnelle, l'harmonie et le soin du "nous" contrastent avec l'indifférence et le détachement du "Je-chose". Dans ce dernier, nous traitons les autres comme des moyens à certaines fins. Dans le premier cas, c'est-à-dire la modalité du "nous", le rapport avec le "Tu" devient une fin en soi. La rationalité et la cognition peuvent être suffisantes pour la relation "Je-chose", tandis que dans la relation "Je-Tu" le lien affectif empathique est une qualité déterminante à ajouter à la rationalité et à la cognition. L'empathie en mode "nous" ou "Je-Tu" est "se sentir ressenti", un moment où nous sentons que l'autre personne *sait* ce que nous *ressentons* (cognitif et affectif côte à côte), et ainsi nous nous *sentons connus* (encore une fois, cognitif et affectif côte à côte)[2].

Le comportement ou l'attitude "Je-Tu" dans la culture japonaise est largement adopté(e). Il est exprimé ou vécu à travers le mot *amae*, qui désigne la sensibilité ou l'empathie qui est prise pour acquise et adoptée en conséquence. Dans la trajectoire du *amae*, nous sommes

---

[1] Cf. Daniel Goleman, *Social intelligence: the new science of human relationships*, Arrow Books, London 2007, p.105-117, 313-314.
[2] Ibid.

plus facilement en syntonie avec les gens dans notre vie, nous nous sentons ressentis et il n'y a pas besoin de nous dire ce dont nous avons besoin ou ce que nous ressentons. En raison de cette harmonisation accrue, nous ressentons le besoin ou la sensation de l'autre et agissons en conséquence. C'est comme le lien affectif de la relation mère-enfant, où nous percevons *intuitivement* les besoins de l'autre. Cela engage non seulement le côté affectif/émotionnel de l'empathie, mais également le côté cognitif. Parce que plus nous partageons de la familiarité et de l'expérience avec quelqu'un, plus nos pensées seront attentives et similaires aux sentiments ou besoins pouvant survenir dans la relation "Je-Tu"[1].

Le philosophe Emmanuel Lévinas a longuement étudié ces concepts de relations : il voit le "Je-chose" comme la plus superficielle des relations car il implique penser de l'autre personne (comme une simple idée), plutôt que tisser un lien ou s'harmoniser avec elle. Un schéma typique de scénario "Je-chose" se retrouve chez les prisonniers pour infractions sexuelles, en particulier les personnes reconnues coupables de viol en série et de pédophilie. Ces personnes rapportent que pendant leurs actes de maltraitance, elles ne ressentaient rien pour leurs victimes et ne savaient tout simplement pas ou ne se souciaient pas de ce que ressentaient leurs victimes : la séparation complète de l'autre et la rupture de la barrière neurale entre la pensée et l'action, conduisent à commettre compulsivement ces fantasmes dangereux. En revanche, le modèle "Je-Tu" est une connexion plus profonde. Il ne fait aucun doute que c'est dans cette connexion que l'empathie peut émerger et être vécue, comme il est indiqué au début de la présente section. Cependant, dans certains cas, comme dans les professions d'aide, une certaine dose équilibrée de "Je-Tu", est nécessaire pour que l'empathie soit suffisamment efficace[2] ; en particulier l'empathie compassionnelle, comme discuté dans le chapitre 3 : "Optique psychologique".

Une explication éclairante de la transition du "Je-Tu" au "Nous "est donnée par Edith Stein lorsqu'elle illustre un exemple similaire au suivant : Supposons qu'un groupe de personnes présentes ensemble entende des nouvelles spéciales annonçant un "accord de paix" définitif dans leur pays déchiré par la guerre. La nouvelle crée chez tous ceux qui l'ont entendue un sentiment d'enthousiasme, de joie et

---

[1] Ibid.
[2] Ibid.

d'exaltation. Tous les membres du groupe éprouvent le "même" sentiment. Stein l'appelle "co-sentiment" ou *unipathie*. Il semble que toutes les barrières entre le "je" et l'autre se soient effondrées. Mais elles ne le sont pas. Ce qui se passe réellement, c'est que "je" éprouve de la joie et de l'empathie envers l'autre, je reconnais la joie de l'autre et je réalise que la joie est la même. Du "Je" et du "Tu" émerge le "Nous". Le sujet de l'empathie est le "Nous", où le "Je" qui fait preuve d'empathie et le "Tu" qui reçoit l'empathie restent distincts. Stein ajoute que pendant que nous faisons preuve d'empathie, nous enrichissons notre sentiment et "nous" ressentons alors une joie différente de celle ressentie individuellement par le "je", ou le "tu" ou "elle/lui". Par conséquent, "je", "tu" et "elle/lui" deviennent "nous", qui est le sujet de *l'unipathie*. Stein conclut que nous partageons l'expérience des autres non pas par *unipathie* mais par empathie. C'est cette dernière qui rend possible à la fois *l'unipathie* et l'enrichissement de sa propre expérience vécue[1].

La dynamique de la relation entre "je" et l'autre ou le "tu", s'incarne dans l'empathie. La relation est un élément de la triade (mental, cerveau, relation) mentionnée plus haut dans la section intitulée "Qu'est-ce que le mental/la pensée et sa relation avec l'empathie". Chaque élément de preuve suggère que lorsque les relations sont intégrées, le cerveau s'intègre. Lorsque le partage, en particulier le partage *empathique*, d'énergie et de flux d'information (qui se manifeste à travers les relations) honore les différences et favorise les liens, ce partage se résume rapidement à une intégration, une harmonie, des attachements et des relations sûres et saines[2].

De ce concept de respect de la différenciation et de la promotion du lien – c'est-à-dire de la "relation" incarnée dans l'empathie – entre les parties différenciées, on se rappelle du chapitre 3 : "Optique psychologique", où la plupart des arguments, notamment ceux sur l'éducation, se fondent sur la notion même de l'aspect relationnel ou social qui caractérise l'espèce humaine.

---

[1] Cf. Edith Stein, *Il problema dell'empatia*, Edizioni Studium, Roma 1985, p. 88-89.

[2] Cf. Daniel Siegel, "Toward an interpersonal neurobiology of the developing mind: attachment relationships, mindsight, and neural integration", in *Infant mental health journal*, 22 (2001) (1–2), 67–94.

Résumé

Nous espérons avoir atteint notre objectif d'expliquer le rôle de l'empathie en tant que véhicule pour les comportements moraux, de montrer à quel point l'émergence de l'empathie est cruciale dans la philosophie des sciences. Nous avons analysé deux concepts philosophiques, la perception et la projection et comment ils interagissent différemment avec l'expérience de l'empathie, malgré leur lien commun avec l'aspect cognitif de l'empathie et avec le concept du mental. Nous avons également montré comment l'empathie est étroitement liée à certaines vertus critiques telles que l'ouverture et l'altruisme. Nous avons défendu philosophiquement la vision non déterministe et son importance pour le développement de l'empathie en ne niant pas la corrélation physiologique de ce développement. Chacune des sections consacrées au mental et à l'âme nous a aidés à identifier l'influence subtile mais existante de ces éléments dans l'expérience de l'empathie, naviguant entre la philosophie ancienne et moderne. L'unité psycho-physique postulée par nombre de ces philosophes renforce la relation indéniable "mental-corps-comportement" ou "âme-corps-comportement", que nous soulignons tout au long de cette thèse. Nous terminons le chapitre sur la base de l'élément clé de l'introduction, c'est-à-dire "la personne en tant qu'être relationnel", avec une exploration philosophique de la relation avec "l'Autre" du point de vue de la connotation" Je-Tu-chose" ; préparant ainsi le passage au chapitre suivant "Optique juridique".

Chapitre 5 – OPTIQUE JURIDIQUE

Introduction

Jusqu'à il y a quelques années, j'ai toujours cru que, dans n'importe quel système judiciaire, les émotions, l'empathie et la partialité n'ont aucune pertinence dans la prise de décision et la condamnation. Ce n'est que récemment, grâce aux enseignements de mes expériences de vie, que j'ai commencé à être convaincue que l'empathie devrait être au centre, non seulement du comportement moral, mais aussi du jugement moral. Cette croyance peut être corroborée par la déclaration d'Edmond Cahn qui décrit magnifiquement le sens de la justice comme « un type d'empathie ou d'échange créatif à travers lequel chaque membre d'un groupe se projette dans la peau de l'autre »[1]. Immanuel Kant a également considéré *le sens de la justice comme capacité d'empathie morale*, a écrit Markus Dubber[2]. L'auteur lui-même conclut son document en déclarant que le sens de la justice, à savoir *la capacité et la volonté de reconnaître et de traiter les autres comme des personnes rationnelles et égales, de se mettre à leur place et de découvrir leur point de vue des choses* (empathie), est une condition préalable aux décisions judiciaires, aux délibérations du jury, à l'action législative, ainsi qu'au comportement de la police[3]. Sur ces notes qui ont donné le ton de ce chapitre, nous procéderons en présentant le rôle ou la place de l'empathie dans la salle d'audience et dans divers systèmes judiciaires. En gardant toujours le focus sur la salle d'audience judiciaire, nous procéderons à l'introduction des neurosciences au tribunal, suivie d'une section dans laquelle nous parlerons spécifiquement de la contribution de l'IRMf. Nous aborderons ensuite le thème de l'empathie et de la responsabilité personnelle lors des auditions dans les affaires pénales. Dans la dernière section, nous tenterons d'expliquer le lien entre l'empathie et la socialisation, et comment les deux peuvent éviter que le système de justice pénale ne soit surchargé de procès.

---

[1] Markus D. Dubber, "Making sense of the sense of justice", in *Buffalo Law Review,* 53 (2005), 1-29, p. 3.

[2] Cf. Markus D. Dubber, "Making sense of the sense of justice", in *Buffalo Law Review,* 53 (2005), 1-29, p. 26.

[3] Cf. Markus D. Dubber, "Making sense of the sense of justice", in *Buffalo Law Review,* 53 (2005), 1-29, p. 29.

5.1 L'empathie au tribunal

5.1.1 Dans le système judiciaire des États-Unis

L'empathie dans la salle d'audience judiciaire est perçue comme une sorte d'émotion, une force déstabilisatrice qui ne peut pas coexister avec l'état de droit. Le modèle du système de justice aux États-Unis, par exemple, est critiqué pour être contradictoire. D'une part, les juges disent qu'ils doivent appliquer la loi "telle qu'écrite ", ainsi leurs décisions sont purement désintéressées et leur traitement impersonnel ; d'autre part, les présidents ont le droit de nommer des juges qui partagent leurs opinions politiques, et les jugements de ces juges seront influencés par ces opinions et croyances. Donc, en d'autres termes, les juges sont une ardoise vierge d'un côté et des créatures politiques de l'autre ; ce qui soulève une question cruciale : comment voulons-nous que nos juges soient et que voulons-nous qu'ils fassent ? Ici l'empathie peut jouer un rôle important dans la résolution de ce modèle de deux extrêmes. L'empathie est une compétence essentielle pour juger, c'est le moyen par lequel les juges essaient de comprendre les motivations, les intentions et les objectifs des homologues. Les juges doivent faire l'effort d'imagination pour comprendre ce qui motive les autres ; il vaut donc mieux utiliser l'empathie. S'ils ne le font pas, ils tombent dans le piège de supposer que leur point de vue est universel alors qu'au contraire, cette hypothèse est considérée comme une cécité mentale. – Cela nous rappelle le discours d'empathie et la vertu d'ouverture aux autres, longuement discutés dans le Chapitre 4 : "Optique philosophique", section 4.4.1, où nous avons expliqué comment l'ouverture permet de réaliser la transposition imaginaire, l'adoption d'une perspective différente dans laquelle on s'imagine à la place de l'autre –. En outre, la prise de conscience des perspectives partielles contre une vision universelle "altruiste" du monde est fondamentale pour les juges afin de développer et d'améliorer leur capacité à faire preuve d'empathie[1].

Robin West, dans son article sur l'écart de l'empathie du système juridique, se réfère au juge Posner, qui a récemment soutenu que le jugement ne peut pas se dérouler sans empathie. Posner, insistant sur favoriser la place ou le rôle de l'empathie dans les décisions

---

[1] Cf. Susan A. Bandes, "Moral imagination in judging", in *Washburn law journal,* 51 (2011) 1, p. 5-15.

judiciaires, a déclaré que « la capacité de comprendre les objectifs des autres est l'essence même de l'art de juger »[1]. En d'autres termes, l'empathie dans le jugement moral nous aide à décider de ce qui est important, nous pousse à agir et nous guide à nous soucier des conséquences de nos décisions. Comme dans la parabole du bon Samaritain dans le Chapitre 6 : "Optique théologique", où la compassion de ce dernier l'a amené à envisager les conséquences de "aider" ou "ne pas aider" ; par l'entremise de sa compréhension empathique, le bon Samaritain a été amené à faire la bonne action et à prendre la bonne décision.

Robin West continue dans son article de décrire à quel point l'empathie au siècle précédent était essentielle pour porter un bon jugement. Il justifie par une multitude d'exemples similaires comment « *on ne peut pas juger un autre avant de marcher dans ses chaussures* ». Il nous rappelle également qu'un moyen central dans la décision de justice du *Common law* est que le juge raisonne par analogie. Un raisonnement analogique est fondé sur les rêves subjectifs, les peurs, les angoisses, les opportunités, les souffrances, les défauts et les frustrations des gens. Pour cette seule raison, un certain niveau de compréhension empathique est requis pour tout jugement dans un système de *Common law*. Robin West ajoute que « *un excellent jugement nécessite une excellence empathique* ». Il écrit que l'empathie est une source d'information. Elle permet d'accéder à la connaissance de la perspective des autres[2].

Aujourd'hui, cependant, depuis le début du 21e siècle, West met en garde contre le passage des décisions judiciaires d'un raisonnement analogique basé sur des cas passés à un raisonnement économique et sociologique basé sur les bases de l'aide sociale. Il critique ce changement qui a conduit le système judiciaire à s'éloigner du raisonnement empathique ou du "jugement moral" pour devenir un système basé sur le " jugement scientifique"[3].

---

[1] Cf. Robin West, "The Anti-empathic turn", in *Georgetown Law Faculty Publications and Other Works,* Paper 678 (2011), p. 1, http://scholarship.law.georgetown.edu/facpub/678/, [2024-06-07].

[2] Cf. Robin West, "The Anti-empathic turn", in *Georgetown Law Faculty Publications and Other Works,* Paper 678 (2011), p. 1-7, 4, http://scholarship.law.georgetown.edu/facpub/678/, [2024-06-07].

[3] Cf. Robin West, "The Anti-empathic turn", in *Georgetown Law Faculty Publications and Other Works,* Paper 678 (2011), p. 9-10 http://scholarship.law.georgetown.edu/facpub/678/, [2024-06-07].

En revanche, certaines études révèlent que l'empathie joue un rôle important dans la décision judiciaire. Par exemple, une étude des affaires fédérales de droits civils en matière d'emploi, couvrant quelques grandes villes américaines, a été menée pour voir si les caractéristiques personnelles des juges influencent les résultats de leurs procès. Les données révèlent que les juges blancs rejettent systématiquement les procès en matière de droits civils pour l'emploi pendant la phase de jugement sommaire à un taux plus élevé que celui des juges minoritaires. Pour des raisons techniques, il est juste de clarifier avec une note la signification de *jugement sommaire*[1]. La différence dans le rejet des revendications entre les juges blancs et ceux minoritaires est importante. Le taux de rejet pour emploi par des juges blancs est 47,28 % plus élevé que celui par les juges minoritaires si le plaignant est blanc, et 50,05 % plus élevé que par les juges minoritaires si le plaignant appartient à une minorité. Ces données, de manière assez surprenante, soutiennent l'hypothèse selon laquelle l'empathie joue un rôle dans les décisions judiciaires des procès en matière de droits civils pour l'emploi. En outre, les juges blancs sont moins susceptibles de rejeter les cas où le plaignant est blanc et ce taux de rejet est encore plus faible lorsque l'affaire est traitée par des juges minoritaire [2]. Ces résultats remarquables suggèrent que l'empathie et les expériences personnelles motivent les décisions des juges.

5.1.2 Dans d'autres systèmes judiciaires

Il est utile de se tourner vers la littérature sur le système judiciaire dans plusieurs pays au-delà du système judiciaire des États-Unis pour voir comment l'empathie est perçue. Selon une chercheure à la Faculté de droit de University College de Londres, l'empathie est une caractéristique majeure dans de nombreux domaines de la prise de

---

[1]*Jugement sommaire*:est la première fois que le juge de première instance évalue le bien-fondé de la demande de l'appelant et décide si l'affaire – en totalité ou en partie – doit aller jusqu'au procès. Cf. Jill D. Weinberg, Laura Beth Nielsen, “Examining empathy: discrimination, experience and judicial decision making”, in *Southern California Law Review*, 85 (2012) 2, 313-351, https://southerncalifornialawreview.com/2012/01/04/2339/, [2024-06-07].

[2] Cf. Jill D. Weinberg, Laura Beth Nielsen, “Examining empathy: discrimination, experience and judicial decision making”, in *Southern California Law Review*, 85 (2012) 2, 313-351, https://southerncalifornialawreview.com/2012/01/04/2339/, [2024-06-07].

décision judiciaire. C'est ce qui rend les juges humains plutôt que de simples exécuteurs mécaniques de la loi[1]. En outre, au Royaume-Uni, le soi-disant système de justice réparatrice est de plus en plus mis en place et reconnu par les autorités et la législation. Il s'agit d'un système de justice centré sur les victimes, dans lequel, d'une part, ces dernières essaient d'écouter et de comprendre le contexte des auteurs et comment ces derniers ont pu commettre de tels actes (généralement les auteurs eux-mêmes ont également vécu des expériences de victimes), et d'autre part, les auteurs essaient de comprendre les conséquences de leurs actes sur les victimes. C'est un système au centre duquel se trouve l'idée de construire l'empathie, le lien entre les êtres humains coupables et victimes[2]. La mise en œuvre du système de justice réparatrice au Royaume-Uni a parfois été inspirée par des exemples de ce système qui existent au Canada ou en Australie.

Le conférencier Govert van Ginkel de Nouvelle-Zélande, abordant le thème "*pourquoi appliquer l'empathie aux victimes d'agression sexuelle*" cite :

« L'écoute empathique et le discours empathique sont des outils précieux dans un contexte frêle et généreront l'estime de soi et la confiance en un survivant. Ils réduiront le stress et la tension et engendreront la confiance et la coopération du survivant. En outre, ils conduiront à l'ouverture et à l'obtention d'informations plus valides sur ce qui s'est passé et qui peuvent servir de preuves »[3].

Il est surprenant d'observer dans cette citation les nombreux avantages que l'empathie apporte dans une affaire judiciaire. Il est encore plus surprenant de noter ces valeurs telles que la confiance, l'estime de soi et l'ouverture qui sont beaucoup étudiées, en termes de relation dynamique avec le concept d'empathie ; (voir Chapitre 3 : "Optique psychologique", ou Chapitre 4 : "Optique philosophique").

---

[1] Cf. Diana Richards Constantinescu, "Judicial Virtues in 21st Century - awareness, empathy and respect for plurality", Cambridge scholars publishing 2014, p. 72, http://www.academia.edu/264025/Judicial_Virtues_in_21st_Century_-_awareness_empathy_and_respect_for_plurality [2024-06-07].

[2] Cf. Lawrence Kershen, "Making justice system more restorative – a view from the bench", in *The law society gazette*, http://www.lawgazette.co.uk/68377.article [2024-06-15].

[3] Govert van Ginkel, "Practical empathy as it applies to survivors of sexual assault", p. 4, https://www.bridgingspaces.nl/wp-content/uploads/2020/08/Practical-empathy-SAS-2020.pdf [2024-06-07].

Encore ici, on assiste à une validation de l'aspect interdisciplinaire de cette thèse.

En Écosse, par exemple, des études ont été menées sur des délinquants interrogés quatre ans après leur probation. Ces études ont révélé que l'empathie du superviseur pendant la période probatoire a joué un rôle clé pour inciter les auteurs à renoncer à une rechute. Lorsque la qualité du contrôle est caractérisée par un comportement prosocial, un modèle de rôle positif et des actions prosociales encourageantes, les délinquants sont plus susceptibles de se conformer aux normes et règles sociales et moins susceptibles de commettre des crimes. Les recherches suggèrent que lorsque des relations empathiques se développent entre les personnes en probation et leurs superviseurs, des résultats positifs sont plus susceptibles d'être atteints[1].

Il fut difficile de trouver une documentation sur l'empathie et le système judiciaire en France. À l'aide du moteur de recherche Google, seuls quelques documents sont apparus en français, mais la plupart d'entre eux proviennent d'initiatives ou de sites Web canadiens, tels que la province du Québec. Cependant, un document a été publié en France en mai 2007 du "*Conseil National pour l'aide aux victimes*", dans lequel la question de l'empathie est proposée pour la justice réparatrice. Comme nous l'avons vu pour le système judiciaire écossais dans le paragraphe précédent, également en France, apparemment, le système de justice réparatrice tente d'introduire l'empathie en tant qu'élément à évaluer et à appliquer dans des processus judiciaires. Cela se fait par la mise en œuvre de différentes façons de rencontre entre la victime et l'auteur du crime. Un mode connu est "la médiation victime/offenseur", une occasion pour les participants d'exprimer leurs émotions et sentiments ; pour la victime de comprendre les motivations de l'acte du transgresseur et d'obtenir des réponses aux questions qui sont restées sans réponse. En outre, la justice réparatrice fondée sur l'empathie et la compréhension mutuelle des sentiments, des intentions et des motivations, fournit au délinquant

---

[1] Cf. Maria Sapouna, Catherine Bisset, Anne-Marie Conlong, "What Works to Reduce Reoffending: A Summary of the Evidence", Justice Analytical Services, Scottish Government 2015, p.19-90, https://www.gov.scot/binaries/content/documents/govscot/publications/research-and-analysis/2015/05/works-reduce-reoffending-summary-evidence/documents/works-reduce-reoffending-summary-evidence/works-reduce-reoffending-summary-evidence/govscot%3Adocument/00476574.pdf [2024-06-07].

la possibilité de connaître et comprendre les répercussions de l'acte mis en examen et d'assumer ses responsabilités. De plus, l'empathie dans la justice réparatrice est bénéfique pour les autres personnes impliquées ou touchées par l'affaire judiciaire, en particulier pour les amis, les familles de la victime et de l'auteur du crime, et pour leurs communautés[1].

Dans le système de justice pénale japonais, la culture de "excuse-pardon" est connue pour être pratiquée depuis des décennies. Cependant, ce système, en particulier le droit pénal juvénile, est gravement critiqué par des criminologistes, des professionnels et des citoyens de tous les groupes et âges, pour sa peine modérée et son déséquilibre de justice entre l'auteur du crime et la victime.

Ce qui est suggéré comme utile, c'est de passer de cette culture de "excuse-pardon" à une culture de "justice réparatrice", où l'opportunité est fournie pour le délinquant et la victime de se rencontrer, et pour les délinquants de réfléchir sur leur comportement offensif afin de ne plus répéter l'infraction, de reconnaître leur culpabilité et d'assumer la responsabilité de leurs actes répréhensibles.

Il convient de mentionner un cas japonais de délit, qui soutient le rôle de l'empathie dans la culture "excuse-pardon" existante, ou dans une éventuelle culture "Justice réparatrice"[2] si adopté par le système judiciaire : c'est un garçon à l'école qui a offensé ses camarades de classe. Le père du garçon est venu rencontrer l'enseignant, à la demande de ce dernier. En regardant son père s'incliner et s'excuser à l'enseignant, le fils coupable a été touché jusqu'aux larmes. À travers l'empathie (voir son père désolé, s'excuser et demander pardon),

---

[1] Conseil National pour l'aide aux victimes, *La justice restaurative,* rapport du groupe de travail 2007, p. 15-20, p. 36-37, http://www.inavem.org/index.php?option=com_docman&task=doc_download&gid=383&Itemid= [2024-06-07].

[2](Intéressant de savoir qu'au Japon, "La Justice réparatrice" avec la "J" majuscule signifie "Philosophie réparatrice ", qui comprend plusieurs aspects de la société et non seulement le domaine juridique, alors que la "justice réparatrice" avec "j" minuscule est limitée au domaine juridique). - Cf. Akihiro Shukuya; Mitsuru Ishido; Kota Takehara, "The present conditions of restorative justice in Japan", in *Bulletin of Tokyo Gakugei University, Humanities and Social Sciences II*, 64 (2013), p.135-139*;* *https://www.google.com/url?sa=t&source=web&rct=j&opi=89978449&url=https://u-gakugei.repo.nii.ac.jp/record/31026/files/18804322_64_10.pdf&ved=2ahUKEwiHrMT9scyGAxXbgf0HHfMkBNcQFnoECA8QAQ&usg=AOvVaw0yyPSmrSVB5IN3HRJ1Eif0* [2024-06-07].

partageant le sentiment de son père, le fils comprit sa faute et s'est rendu compte que cela a un meilleur effet que toute punition. Cette opportunité de compréhension empathique était un tournant pour le fils qui a complètement changé sa vie[1].

5.1.3 En résumé

L'empathie au tribunal, bien que subtile et souvent inaperçue a un impact significatif sur les jugements devant les tribunaux. Non seulement du point de vue des accusés dont l'action est souvent dirigée par un manque de comportement empathique, mais également du point de vue des juges dont la capacité de lecture du mental implique clairement le concept d'empathie – en particulier de l'empathie cognitive, comme nous avons vu dans le chapitre 2 : “Données de la neuroscience” et expliqué plus loin dans le chapitre 3 : “Optique psychologique” –. Il est nécessaire de ne pas dévaluer le rôle de l'empathie émotionnelle et compatissante dans l'état mental de l'ensemble de l'organe judiciaire, du juge au procureur de la défense, à l'avocat d'opposition et au jury.

Une idée pour mieux illustrer ce qui est dit ci-dessus, est rapportée par le juge Jed Rakoff S. qui a écrit l'introduction du document "Guide de neurosciences pour le juge", paraphrasant : dans le droit, ce n'est pas seulement l'action de la personne qui compte pour le jugement, mais il est également important de percevoir, par l'autorité judiciaire, l'état d'esprit de cette personne au moment de son action[2]. Le juge Rakoff ajoute : « Cependant, peu d'entre nous sont d'excellents lecteurs du mental/esprit et la loi a eu du mal à la fois de définir les états mentaux et de trouver des moyens de les percevoir »[3].

Sur la même ligne de pensée, deux études, l'une de Gen et Ickes (1999) et une autre de Hall et Schmid Mast (2007) suggèrent que la précision empathique ou le niveau avec lequel les observateurs (juges ou jurys dans notre cas) déduisent le contenu des pensées et sentiments d'autres personnes (par exemple, des procureurs de la

---

[1] Cf. Yoko Hosoi, Haruo Nishimura, “The role of apology in the Japanese criminal justice system”, *Restoration for victims of crime conference*, Melbourne 1999, p. 3-5, https://www.researchgate.net/publication/265522695 [2024-06-11].

[2] Cf. Jed S. Rakoff, “Introduction” in A. Mansfield (ed.), *A judge's guide to neuroscience: a concise introduction*, University of California, Santa Barbara 2010, p. 1.

[3] Ibid.

défense ou des accusés) sont fortement influencés par la qualité des informations verbales utilisées par ces personnes susmentionnées (c.-à-d. les personnes observées). Il a été montré que l'utilisation de mots spécifiques et la manière dont ces mots sont combinés et organisés dans le discours, ainsi que les signaux paralinguistiques de la personne observée, revêtent une importance considérable pour la précision empathique de l'observateur (dans ce contexte du juge ou du jury). L'empathie de l'observateur peut être compromise par des informations verbales faibles ou par la perte de paroles des personnes observées (par exemple, des avocats en défense), ou bien elle peut être mieux ou plus expérimentée envers les personnes observées qui sont compétentes en communication verbale et non verbale[1].

L'empathie fait partie de l'une des deux dimensions de l'édition mise à jour de la liste de contrôle du psychopathe "*Psycopath Check List-Revised, PCL-R*" ; un outil qui est connu pour être toujours le plus fiable dans le domaine médico-légal pour mesurer la psychopathie chez les délinquants. Les deux dimensions de cet outil sont : 1) les relations affectives et interpersonnelles, 2) le trouble de la personnalité antisociale (*Anti-social Personality Disorder*). L'évaluation du niveau d'handicap en termes d'empathie est incluse dans la première dimension, comme partie intégrante pour mesurer les caractéristiques affectives et interpersonnelles considérées comme centrales en psychopathologie[2].

Si nous sommes en mesure d'évaluer le comportement d'un psychopathe avec des outils tels que le *PCL* qui est la check-list du psychopathe, ou avec des outils tels que des entretiens et des rapports ou témoignages de psychiatres, la fiabilité de ces outils ne devrait-elle pas être suffisante pour aider les juges ou les jurys à prendre la bonne décision ? Cela nous amène à la discussion suivante sur l'étendue de l'utilité ou de l'aide que la neuroscience offre dans les salles de procès.

---

[1] Cf. William Ickes, "Empathic accuracy: its links to clinical, cognitive, developmental, social, and physiological pscychology", in Jean Decety and William Ickes (eds), *The social neuroscience of empathy*, MIT Press, Cambridge 2009, p. 62.

[2] Cf. Kent Keihl, "Can neuroscience identify psychopaths?" in A. Mansfield (ed.), *A judge's guide to neuroscience: a concise introduction*, University of California, Santa Barbara 2010, p. 48.

5.2 Les neurosciences au tribunal

De nombreux experts interdisciplinaires nous disent que la science est en route vers les salles d'audience ou du moins on essaie de l'y introduire. Par exemple, la juge Barbara Rothstein à Washington DC, s'exprimant lors d'une conférence sur “Les neurosciences et le droit”, appelle à rappeler que la Constitution des États-Unis exige que toutes les affaires, aussi complexes soient-elles, soient jugées par des jurys. Cependant, le système procédural établit une audience au cours de laquelle le juge, l'avocat et le scientifique ou l'expert engagé par l'avocat peuvent établir quelles preuves scientifiques peuvent passer ou pas devant le jury. En d'autres termes, les juges devraient être les premiers à entendre initialement l'affaire avec des preuves scientifiques. Si ces juges déterminent que la science présentée n'est pas une “bonne science”, ils peuvent décider que l'affaire ne devrait même pas être renvoyée devant les jurys. Une orientation, donnée par la Cour suprême, confie en ce sens au juge, le rôle de gardien de la preuve. Ce guide met en évidence ce qu'il faut considérer, par exemple, si la science est fiable, si elle a été testée, si elle a été publiée, révisée par des pairs, *peer-reviewed*, si elle suit la méthode scientifique, etc. ... au cas où le juge du procès auquel la responsabilité de prendre ces décisions a été confiée dit : « Non, je ne crois pas que la science soit fiable, et donc l'expert/scientifique du requérant ne peut pas témoigner devant le jury », le procès s'arrête ici et l'affaire est terminée.

Un gros problème est la difficulté de trouver un “expert neutre” en salle d'audience. La plupart des neuroscientifiques viennent à l'audience pour défendre leurs recherches. À l'heure actuelle, il n'y a vraiment aucune réponse de la part des neurosciences sur les causes et les responsabilités. La juge Rothstein conclut que, contrairement à l'ADN, les neurosciences sont introduites dans les tribunaux avec un état prématuré, et elle ne pense pas que les juges s'y fieront très longtemps[1].

Dans la lignée de cette conclusion, nous voudrions à nouveau utiliser ici, comme dans la section précédente, le droit comparé. Par exemple, en Italie, l'affaire Albertani en 2011 a été la première du

---

[1] Cf. Judge Barbara Rothstein, *Neuroscience and the law*, https://www.youtube.com/watch?v=TEyewZL0GIg, 56m:55s [2024-06-11].

genre dans laquelle les neurosciences et la génétique ont été introduites dans la salle d'audience, ce qui a entraîné une atténuation de la peine [1]. Un cas précédent en 2009, également en Italie, a impliqué l'introduction de la génétique dans la salle d'audience, influençant pour la première fois une sentence prononcée par un tribunal européen[2].

Un article récent de 'de Kolge et al.', analyse l'utilisation des neurosciences en droit civil aux Pays-Bas. Les auteurs nous rappellent qu'un large éventail de domaines du droit civil utilise des informations et des connaissances neuroscientifiques dans la salle d'audience. Ces domaines sont : le droit de la responsabilité en matière de blessures corporelles, en particulier les lésions cérébrales ; droit de la famille ; le droit de la santé comme les litiges concernant les patients en état végétatif ; et, enfin, le droit des contrats. Les neurosciences en droit civil soulèvent un certain nombre de questions. Des questions telles que : Quelle est la fiabilité de ces informations neuroscientifiques ? – Sachant que la capacité juridique actuelle d'un beau-père (second mari de la mère par rapport aux enfants) violent, par exemple, peut être très différente de sa capacité dans le passé –. Et dans quelle mesure ces informations sont-elles fiables pour prédire l'avenir de l'état neurologique de la personne impliquée ?[3]

Dans l'article de Jones et al. intitulé "Les images cérébrales pour les penseurs juridiques : un guide pour les perplexes", les auteurs ont exprimé leur inquiétude face à l'abus possible, intentionnel ou non, de l'imagerie cérébrale par les avocats et à l'incompréhension possible de ces techniques par les juges et le jury. Les auteurs expliquent que ces techniques (comme l'IRM) renseignent sur la structure de diverses parties du corps. Cependant, ces techniques ne fournissent pas d'informations sur le fonctionnement réel de ces parties du corps. Les auteurs préviennent que la détermination de la responsabilité juridique du comportement est un aboutissement juridique et n'est ni un fait

---

[1] Cf. Barbara Bottalico, "The Albertani case in Italy", in *Neuroethics& Law Blog,*http://kolber.typepad.com/ethics_law_blog/2011/09/the-albertani-case-in-italy-bottalico.html [2024-06-11].

[2] Cf. Emiliano Feresin, "Lighter sentence for murderer with bad genes", in *Nature (2009)*, http://www.nature.com/news/2009/091030/full/news.2009.1050.html, doi:10.1038/news.2009.1050 [2024-06-11].

[3] Cf. C.H. de Kogel, W.M. Schrama, M. Smit, "Civil law and neuroscience", in *Psychiatry, Psychology and law,* Routledge 21(2014) 2, DOI:10.1080/13218719.2013.808978; p. 272-285.

neuroscientifique ni une découverte scientifique. Et que même les meilleures techniques neuroscientifiques n'offrent que des informations sur des faits qui doivent être évalués avec d'autres observations de nature factuelle et normative[1].

S'agissant du domaine du droit civil, selon l'article du Dr Scott Grafton, l'utilisation de procédures cliniques conventionnelles pour prouver les dommages au système nerveux dans les affaires impliquant des victimes, ne connaît aucun obstacle juridique à leur introduction dans la salle d'audience. Ces procédures comprennent : CT scan le plus fréquemment utilisé ; La radiographie, l'IRM, l'EEG et la SPECT sont moins fréquemment utilisées. Ces méthodes constituent une preuve plus solide pour le juge. Cependant, lorsque la neuroscience est introduite dans la salle d'audience pour défendre un accusé, les juges s'attendent aux techniques les plus probantes dont les trois plus importantes sont : EEG quantitatif (*électroencéphalogramme*), TEP (*tomographie par émission de positrons*) et IRMf (*résonance magnétique fonctionnelle*). Tous les trois ont été jugés inadéquats ou insuffisants pour diagnostiquer les troubles psychiatriques ou comportementaux. Tous les trois sont basés sur des algorithmes de traitement du signal sophistiqués générant des cartes statistiques qui nécessitent une certaine forme de seuil statistique. Par conséquent, ces techniques peuvent potentiellement conduire l'opérateur à des préjugés ou à une partialité[2].

Enfin, le lien de causalité entre une anomalie de la scintigraphie cérébrale et un comportement désordonné est une question de recherche complexe et en constante évolution. Et donc, Scott défie la communauté juridique et nous tous avec cette affirmation stimulante, que je me permets de reformuler : ne serait-il pas préférable que le juge utilise des images de neurosciences pour affirmer une plus grande responsabilité et punition au lieu de diminuer la responsabilité et réduire la peine[3] ? Cela pourrait aussi être applicable aux cas où les dommages du cerveau des victimes doivent être démontrés avec les neurosciences en salle d'audience.

---

[1] Cf. Owen D. Jones, Joshua W. Buckholtz, Jeffrey D. Schall, René Marois, “Brain imaging for legal thinkers: a guide for the perplexed”, in *Stanford Technology Law Review*, 5 (2009), p. 1-49.

[2] Cf. Scott Grafton, “Has neuroscience been introduced in the courtroom”, in A. Mansfield (ed.), *A judge's guide to neuroscience: a concise introduction*, University of California, Santa Barbara 2010, p. 54-58.

[3] Ibid.

Par contre, en se référant à la deuxième question à la fin du chapitre 2 : “Données de la neuroscience”, sur la variation de l'activité cérébrale lorsque le sujet est “au repos” et quand “pas au repos”, il semble qu'il y a une limitation dans la quantification de la variation de la fonction mentale et de la fonction cérébrale sous-jacente. Cette limitation affectera négativement la contribution des neurosciences en salle d'audience. Cet argument est abordé dans le document de Read Montague. L'auteur affirme que les imageries fonctionnelles, jusqu'à présent, manquent de données statistiques démontrant la gamme normale de variation le long de certaines mesures cérébrales, comportementales et cognitives. Jusqu'à présent, il n'y a pas de système qui quantifie les changements dans la fonction cognitive humaine ou les changements dans la fonction cérébrale humaine et donc il n'y a pas de base de données pour relier ces changements ; ce manque de données est considéré comme une limitation majeure dans le domaine des neurosciences cognitives et de sa contribution au système juridique. Mais une fois que ces données seront disponibles à l'avenir, elles seront utiles pour le système juridique même si elles comporteront toujours un élément d'incertitude[1].

Avant de passer à l'imagerie cérébrale, je voudrais partager une série étonnante et extrêmement éclairante de quatre vidéos intitulée “Cerveaux en procès”– (la première vidéo, pour déterminer la culpabilité, la deuxième pour décider de la punition, la troisième concerne le procès complet pour décider de la punition, et la quatrième est la discussion d'experts lors d'une table ronde). Les vidéos du procès réalisent une fausse affaire pénale mais dans un véritable environnement de procédure judiciaire. Le juge fédéral Jed S. Rakoff préside le tribunal. Les avocats de la défense et de l’accusation sont des avocats qui exercent également dans la vraie vie. Dans la salle d'audience, des experts en neurosciences comme Michael Gazzaniga, des experts en philosophie comme Walter Sinnott-Armstrong et des experts en jurisprudence comme Nita Farahany sont présents et commenteront le procès lors d'une table ronde dans une autre vidéo. Les vidéos montrent le travail extraordinaire, prometteur et fascinant que la recherche et les études neuroscientifiques sont capables d'accomplir et l'impact qu'ils pourraient avoir sur la vie des

[1] Cf. Read Montague, “How is neuroscience likely to impact law in the near future”, in A. Mansfield (ed.), *A judge's guide to neuroscience: a concise introduction*, University of California, Santa Barbara 2010, p. 61.

gens, en particulier ceux impliqués dans un processus judiciaire. Par exemple, pendant des centaines d'années, nous nous sommes appuyés sur les compétences de lecture des gens par les juges et les jurys, mais maintenant la science du cerveau offre la perspective de perfectionner ces compétences. La série de vidéos "Cerveaux en procès " explore non seulement la science, mais aussi le rôle que la science peut ou devrait jouer dans un processus comme celui-ci[1].

Les résultats surprenants et l'aide que la science du cerveau peut offrir pour confirmer ou nier la véracité d'un témoignage, ou pour identifier la corrélation du cerveau avec le manque de contrôle d'un adolescent coupable et impulsif, ou pour découvrir le niveau d'activations neurales de juges liés à leurs émotions lorsqu'ils décident des punitions, etc. tous ces outils surprenants et puissants tendent à créer un excès de confiance dans la science, de la part du jury, comme si la science était une vérité objective. Selon Nita Farahany, l'introduction de la science au tribunal est juste une autre pièce subjective d'*informations* sur le processus de prise de décision de la Cour. Ainsi, de nombreux neuroscientifiques s'inquiètent de l'influence excessive de la science sur le processus délibératif du jury[2].

En ce qui concerne l'empathie, supposons que nous voulions utiliser des techniques de neurosciences pour identifier si les zones du cerveau de l'accusé, liées à l'empathie, sont compromises. Le neuroscientifique Jean Decety appelle à la prudence lorsqu'il écrit que : La *neuro-imagerie* ne représente qu'une partie des techniques qui étudient les systèmes sous-jacents à l'expérience de l'empathie et la portée des résultats de ces techniques est encore assez limitée[3]. Comme nous l'avons également vu au chapitre 2 : "Données de la neuroscience", à partir de l'explication du système neurobiologique complexe de l'empathie, nous concluons qu'il est très difficile, voire impossible, de plaider en faveur de la réduction d'une peine judiciaire en raison de la déficience de l'empathie. De plus, les données

---

[1] https://www.youtube.com/@pbsbrainsontrial/videos [2024-06-11]; *The trial - determining guilt*: https://www.youtube.com/watch?v=wTbYt5eI5q8 [2024-06-11]; *The trial – deciding punishment*: https://www.youtube.com/watch?v=xR8kKOachkw/ [2024-06-11]; *Roundtable discusses sentence*: https://www.youtube.com/watch?v=_572u5g4HG8 [2024-06-11].

[2] Ibid.

[3] Cf. Jean Decety, "Promises and challenges to the neurobiological approach to empathy", in *Emotion Review,* 3 (2011) 1, 115-116.

d'imagerie cérébrale doivent être soigneusement interprétées lorsqu'il s'agit d'un cas individuel, comme nous l'expliquerons dans la section suivante.

5.3 IRMf et différences individuelles

La science a tendance à extrapoler les données sur les individus résultant de l'IRMf à des groupes. Marcus Reichle dans son article, "Qu'est-ce que l'IRMf", appelle à la prudence en tentant de faire cette extrapolation, expliquant qu'il est très difficile de prédire à partir des données moyennes du groupe la nature exacte de la fonction cérébrale ou du dysfonctionnement chez des sujets individuels[1].

Une déclaration puissante du scientifique Joseph LeDoux mérite d'être clairement connue de toutes les instances judiciaires ; le scientifique dit que si les nouvelles techniques d'imagerie permettent de visualiser l'activité cérébrale de l'extérieur du cerveau et offrent de nouvelles façons d'étudier en détail le fonctionnement du cerveau humain, ces techniques ne représentent que des corrélations entre l'activité cérébrale et les états psychologiques, mais elles ne montrent pas que le cerveau est responsable de ces états :

« Cependant, les résultats de ces études [faisant référence aux nouvelles techniques d'imagerie qui réalisent des études sur le cerveau humain] représentent des corrélations entre l'activité cérébrale et les états psychologiques et ne démontrent pas que l'activité cérébrale est responsable de ces états »[2].

Presque la même idée est exprimée par le philosophe W. Glannon, qui a peut-être été inspiré par les travaux du neuroscientifique LeDoux, lorsqu'il a écrit qu'il est difficile de soutenir qu'une personne n'a aucun contrôle sur ses actions en raison d'anomalies cérébrales, à moins qu'on puisse démontrer de manière convaincante qu'il existe un lien de causalité entre cette anomalie et ces actions. L'imagerie cérébrale ne montre pas la cause du comportement, elle ne peut montrer que des corrélations entre les fonctions ou structures

---

[1] Cf. Marcus Reichle, "What is fMRI", in A. Mansfield (ed.), *A judge's guide to neuroscience: a concise introduction*, 2010 University of California, Santa Barbara, p.10.

[2] Joseph LeDoux, *The emotional brain: the mysterious underpinnings of emotional life,* Simon & Schuster, New York 1998, p.79.

cérébrales et le comportement humain[1]. Le même auteur met en garde contre l'imperfection de la technique d'imagerie cérébrale lorsqu'elle est utilisée pour évaluer un comportement particulier. Suite à la même discussion de l'extrapolation proposée par Reichle au début de cette section, Glannon postule que les données d'imagerie ne peuvent mesurer que la probabilité statistique *sur une population*, et ne peuvent pas prédire le comportement individuel dans une seule circonstance[2]. C'est une chose de ne pas avoir la capacité de raisonner et de contrôler une impulsion, et une autre chose d'avoir cette capacité mais de ne pas pouvoir l'exercer. L'imagerie cérébrale ne peut donc pas différencier ces deux situations. De plus, ces techniques ne sont pas encore capables d'établir un lien causal entre le cerveau et le mental.[3]

Les facteurs environnementaux ont une grande influence sur le mental et les actions de l'individu. Pourtant, l'imagerie cérébrale ne peut capturer cette influence. Ce sont des propriétés subjectives qui ne peuvent être visualisées avec aucun scan cérébral[4]. Il n'y a pas deux cerveaux identiques et pas deux personnes dont le cerveau révèle les mêmes caractéristiques structurelles ou fonctionnelles.

De plus, des experts en neuro-imagerie résument les problèmes éthiques, juridiques et sociaux de cette technique. Les plus surprenants de ces problèmes, entre autres, sont[5] :

- Les risques significativement élevés que les résultats soient sujets à une variabilité dans le test utilisé
- Les risques significativement élevés que les résultats soient sujets à des variations physiologiques et quotidiennes
- Les risques significativement élevés que les résultats soient sujets à une variabilité dans la disposition de l'interprète

---

[1] Cf. Walter Glannon, *Bioethics and the brain,* Oxford University Press, New York 2007, p. 63.

[2] Ibid.

[3] Cf. Walter Glannon, *Bioethics and the brain,* Oxford University Press, New York 2007, p. 66.

[4] Ibid.

[5] Cf. Judy Illes, Eric Racine, “Imaging or imagining? A neuroethics challenge informed by genetics” in, Walter Glannon (ed.), *Defining right and wrong in brain science: essential readings in neuroethics,* Dana Press, New York 2007, p. 152.

Les arguments suivants du philosophe William Casebeer illustrent bien cette position pour démontrer pourquoi l'utilisation des techniques d'*imagerie* n'est pas pertinente lorsqu'il s'agit d'évaluer le comportement moral ou bien lorsqu'on s'en sert en salle d'audience juridique. Il explique que les *caractéristiques* de la cognition morale la rendent difficile à saisir dans les techniques d'IRMf. Puisque la cognition morale est caractérisée par son occurrence "*sur place*" – l'auteur utilise la parole "*à chaud*" –, il soutient qu'elle ne peut pas être capturée dans des contextes artificiels (dans notre cas avec l'IRMf en salle du tribunal). L'auteur suggère ensuite que la cognition morale et le comportement qui se produit ne sont que le résultat d'interactions sociales. Donc, en raison du fait que la cognition morale est "*sociale*", encore une fois, il est difficile de juger les comportements sociaux dans le scanner. Puisque la cognition morale est "*distribuée*", cela signifie que de multiples régions du cerveau sont impliquées lorsque le comportement socio-moral est exprimé ; par conséquent, les conditions de stimuli utilisées dans un scan IRMf ne sont pas suffisantes pour impliquer tout l'ensemble des réseaux neuronaux. En outre, l'auteur postule que la cognition morale est "*dépendante du contexte*" ; par conséquent, les configurations expérimentales, telles que l'IRMf, peuvent à peine prendre en compte la sensibilité au contexte. La cognition morale est aussi "*authentique/réelle*", dans le sens où l'émotion (le corps), la raison (le mental) et l'action (le comportement) sont regroupées. Les techniques expérimentales telles que l'IRMf isolent donc le comportement réel et sont basées sur un comportement hypothétique ; ce qui peut évidemment limiter l'éventail des mécanismes neuronaux qui sont activés. Enfin, dire que la cognition morale est "*guidée*" signifie qu'il s'agit d'un processus de développement. Par conséquent, tandis que dans le scanner, la résonance magnétique fonctionnelle examine le jugement moral sur la base de l'hypothèse du "sachant que", l'IRMf ne peut pas prédire comment dans le monde réel une personne pourrait agir[1].

Sur la même ligne de pensée et d'observations que Casebeer, Jones et al. dans leur article cité dans la section 5.2 ci-dessus, expriment plus ou moins la même position sur l'IRMf en publiant une liste de concepts clés sur l'imagerie cérébrale que les penseurs de la loi

---

[1] Cf. William Casebeer, "Moral cognition and its neural constituents" in, Walter Glannon (ed.), *Defining right and wrong in brain science: essential readings in neuroethics,* Dana Press, New York 2007, p. 216-217.

devraient connaître. Les plus saillants de ces concepts sont : *L'imagerie cérébrale n'est pas une lecture mentale* ; *la moyenne des images du cerveau sur un groupe et les images d'un seul individu sont très différentes* ; *Les images cérébrales IRMf ne parlent pas d'elles-mêmes* ; *Les corrélations ne sont (toujours) pas la causalité* ; *Le cerveau d'aujourd'hui n'est pas le cerveau d'hier*[1].

Pour cette raison et pour d'autres précédemment évoquées, la tentative d'extrapoler les études d'imagerie cérébrale à partir de groupes d'individus, voire de s'appuyer sur le risque très important de variabilité des techniques d'imagerie, peut conduire à une interprétation erronée ou à un jugement erroné. Cela nous amène à la section suivante, où nous travaillons sur la responsabilité personnelle et l'empathie en salle d'audience juridique.

5.4 Empathie et responsabilité personnelle

L'objectif principal de cette section est de mettre en évidence le lien entre l'état mental, y compris le comportement empathique, et la responsabilité personnelle. Le comportement empathique, comme discuté tout au long de l'argument, est un processus de développement de la vie et ne peut être réduit à la morphologie ou à la structure du cerveau. Les questions de base sur l'agent, qui sont fondamentales dans tous les cas judiciaires, sont exprimées en ces termes : « À quoi pensait-il ? Qu'est-ce qu'il avait dans sa tête ou son esprit ? Quelle était l'intention ? Quelle était la motivation ? ». De cette série de questions, il est clair que, la responsabilité personnelle dérive ou est en corrélation étroite avec l'esprit ou la pensée de la personne. Le philosophe Walter Glannon a écrit sur la responsabilité morale et le psychopathe. Glannon soutient, soit empiriquement que philosophiquement, il n'existe aucune preuve décisive que les psychopathes n'ont pas la capacité de répondre aux raisons morales et de se conformer aux normes sociales. La détérioration cognitive et affective des psychopathes justifie la responsabilité atténuée mais ne justifie pas l'excuse[2]. Les affirmations juridiques sur lesquelles des actions sont admises ou non admises, ou sur quand les personnes

---

[1] Cf. Owen D. Jones, Joshua W. Buckholtz, Jeffrey D. Schall, René Marois, "Brain imaging for legal thinkers: a guide for the perplexed", in *Stanford Technology Law Review*, 5 (2009), p. 1-49.

[2] Cf. Walter Glannon, "Moral responsibility and the psychopath", *Springer Neuroethics* 1 (2008) 3, 158-166, p. 159.

doivent être tenues responsables de leurs actions, ne sont pas réductibles aux allégations empiriques sur le cerveau.

Le point de vue déterministe et l'argument sur la chaîne de causalité expliquée au chapitre 4 : “Optique philosophique” de cette thèse, conduisent à la conclusion que le libre arbitre est une illusion ; Et par conséquent, nos concepts de ce que signifie être personnellement responsable de notre action doivent être réexaminés. Mais Stephen Morse, dans son article“ Génétique et responsabilité pénale”, expliquant les défis externes au concept de responsabilité, attribue au déterminisme la conviction que les états mentaux n'effectuent aucun rôle de causalité. Critiquant ce point de vue, l'auteur affirme que ni la génétique ni aucune autre science, démontre actuellement que nos états mentaux sont inertes causalement, et il termine son document avec ce commentaire puissant : « La tâche de la génétique et d'autres sciences devrait être d'expliquer notre intentionnalité au lieu de le justifier de manière réductive (*explain it away*) »[1].

Cette affirmation s'applique également aux neurosciences ; En d'autres termes, nous devrions essayer d'utiliser la science du cerveau pour expliquer comment notre responsabilité morale et notre comportement empathique impliquent des facteurs au-delà de ceux physiologiques, au lieu d'être déterminés par ces derniers. L'affirmation rejoint également celle de Scott dans la section précédente, où il invite la communauté juridique pénale à utiliser les neurosciences afin de valider une responsabilité accrue et une peine supplémentaire et non pour la diminution de la responsabilité et la réduction de la peine.

Gazzaniga dans sa conférence sur “Nous sommes la loi”, a conclu que le cerveau n'a pas de zone ou de réseau de responsabilité. Pour arriver à cette conclusion, l'auteur a utilisé deux exemples où l'on risque de généraliser l'opinion sur l'orientation intrinsèque à la violence. Les schizophrènes ont montré une incidence plus élevée d'arrestations (liées à la drogue), mais il n'y a aucune preuve d'une incidence plus élevée de comportement criminel violent. Donc, si quelqu'un est schizophrène, il n'est pas certain que tout d'un coup un comportement violent s'intensifie et mène à plus de crimes. Un autre exemple où une généralisation dangereuse est en jeu, le cas de Phineas

---

[1] Stephen Morse, “Genetics and criminal responsibility”, in *Trends in cognitive sciences,* 15 (2011) 9, 378-380, p.379, http://ssrn.com/abstract=1915303 [2024-06-15].

Gage, où une lésion du lobe frontal gauche le rend agressif, mais cela n'a pas modifié le taux de base d'activité criminelle de la personne. C'est pourquoi, nous ne pouvons conclure qu'une blessure au lobe frontal gauche d'un accusé constituerait une excuse pour ne pas être coupable. Gazzaniga détermine par conséquent que la responsabilité ne réside pas dans le cerveau : la façon de penser la responsabilité est dans la culture et dans l'interaction entre les personnes, pas dans le cerveau [1]. D'autre part, le philosophe Glanon partage cette idée lorsqu'il écrit :

« Ce ne sont pas les neuroscientifiques, mais la société qui décidera comment les informations empiriques sur le cerveau influencent nos jugements sur ce qui constitue le libre arbitre et quand les gens peuvent être tenus responsables de leur comportement. La moralité n'est pas seulement une fonction de la neurobiologie »[2].

En 2002, des experts mondiaux se sont réunis à San Francisco pour établir un cadre solide d'identification et de gestion des problèmes éthiques découlant des applications et des pratiques des sciences du cerveau. Lors de cette conférence, le thème du libre arbitre et de la responsabilité a été abordé par plusieurs experts. Je trouve important de présenter ce que disent ces experts sur notre thème particulier : "la responsabilité personnelle", car cela nous aide à prendre clairement position sur ce que nous défendons ici. Par exemple, le neuroscientifique Antonio Damasio affirme :

«...l'éthique n'est pas seulement l'évolution, bien que je suggère qu'elle commence par l'évolution. Et l'éthique n'est pas seulement le cerveau. La culture fait le reste, et le reste peut être la plus grande partie »[3].

---

[1] Cf. Michael Gazzaniga, "We are the law" in *The Gifford lectures: the science of mind constraining matter*, Edinburgh University 2009, https://www.ed.ac.uk/arts-humanities-soc-sci/news-events/lectures/gifford-lectures/archive/archive-2009-2010/prof-gazzaniga/lecture-6-we-are-law, [2024-06-15].

[2] Walter Glannon, *Bioethics and the brain,* Oxford University Press, New York 2007, p. 65.

[3] Antonio Damasio, "The neural basis of social behaviour" in, Walter Glannon (ed.), *Defining right and wrong in brain science: essential readings in neuroethics,* Dana Press, New York 2007, p. 176.

Et la philosophe P. Churchland suggère :

« ... le fait de la causalité dans le cerveau n'implique pas qu'il n'y ait pas de responsabilité. La détermination de la responsabilité au sein du système de justice pénale dépend de nombreux facteurs, notamment de l'efficacité de la peine, la sécurité publique et l'importance sociale du châtiment »[1].

Paraphrasant ce que Gazzaniga dit avec éloquence : « ...Des aspects de notre personnalité, tels que les relations qui existent dans une structure sociale, ou une valeur telle que la responsabilité personnelle, ne sont pas dans notre cerveau. Ils n'existent que lorsque nos cerveaux automatiques interagissent avec d'autres cerveaux automatiques. Ils sont dans l'éther »[2].

En d'autres termes, nous pouvons supposer que les cerveaux sont déterminés, mais que les gens sont libres de choisir les actions qu'ils entreprennent. Gazzaniga insiste plus d'une fois sur la distinction entre les normes ou concepts sociaux et les structures neuronales du cerveau. Le concept de responsabilité est une construction sociale qui existe en raison des interactions dans la société ; elle (la responsabilité) ne peut pas et n'existe pas dans le cerveau.

Je ne peux que soulever quelques points de vue de Stephen Morse, un porte-parole spécialisé en droit pénal et santé mentale, y compris le Neuro-droit (*Neurolaw*). Par exemple, Morse connote le concept de "l'Erreur psycho-légale". C'est quand on se réfère au déterminisme pour expliquer les comportements, et quand on utilise cette explication comme critère d'une politique législative qui ne tient pas les gens responsables. La causalité elle-même, selon Morse, n'exempte pas, y compris celle des variables anormales, car on sait que tous les comportements sont causés. Un comportement ne peut être excusé que s'il démontre une rationalité diminuée comme condition d'excuse, et

---

[1] Patricia Churchland, "Neuroscience: Reflections on the neural basis of morality" in, Walter Glannon (ed.), *Defining right and wrong in brain science: essential readings in neuroethics,* Dana Press, New York 2007, p. 182.

[2] Cf. Michael Gazzaniga, "My brain made me do it" in, Walter Glannon (ed.), *Defining right and wrong in brain science: essential readings in neuroethics,* Dana Press, New York 2007, p. 185.

non lorsqu'une détérioration particulière du cerveau en est la cause présumée[1].

En parlant de rationalité diminuée, on peut se poser la question : quel serait le lien avec une empathie diminuée ? La réponse est que si nous avions un bon programme d'éducation pour cultiver des esprits et des cœurs empathiques dans la communauté ou la société, nous aurions évité tant de poursuites pour comportement criminel de violence, d'agression, d'abus, de conflit, etc. Au moment où nous commençons à rationaliser avec empathie, plus de paix et d'harmonie, et moins de crimes et de délinquances ont lieu.

On peut également noter que l'empathie et la responsabilité pénale sont négativement corrélées, dans le sens où elles sont inversement proportionnelles. Par exemple, du point de vue du délinquant, plus ce délinquant (ou agent) a montré d'empathie envers la victime, moins ce délinquant se tiendra responsable de la mauvaise action. Du point de vue du comité d'évaluation, plus le comportement du délinquant est perçu par le comité avec empathie, moins responsable ce délinquant aurait été évalué par le comité. Il s'agit d'une présomption qui est spontanément suggérée à la suite de la discussion actuelle. Cela n'exclut cependant pas que des recherches supplémentaires soient nécessaires pour la valider.

Les neurosciences en salle d'audience juridique n'ont jamais pu évaluer pleinement la responsabilité du délinquant ; elles ne peuvent cependant que contribuer à cette évaluation. La question de la responsabilité, de même que la question de l'empathie, doit être évaluée à travers une enquête comportementale et non à travers les neurosciences ; Les neurosciences ne peuvent qu'éclairer cette évaluation. Ces arguments sont d'association sociale, morale et juridique, étant donné que nous ne pouvons pas abandonner la vision des êtres humains comme des créatures dont les désirs, les croyances, la rationalité et les intentions provoquent et expliquent leurs comportements[2].

Ainsi, malgré tous ces témoignages qui remettent en cause l'aspect déterministe de la responsabilité personnelle, certains auteurs

---

[1] Cf. Stephen Morse, "New neuroscience, old problems: Legal implications of brain science" in, Walter Glannon (ed.), *Defining right and wrong in brain science: essential readings in neuroethics,* Dana Press, New York 2007, p. 199.

[2] Cf. Stephen Morse, "New neuroscience, old problems: Legal implications of brain science" in, Walter Glannon (ed.), *Defining right and wrong in brain science: essential readings in neuroethics,* Dana Press, New York 2007, p. 200.

prophétisent encore que les avancées, et l'introduction des neurosciences en salle d'audience juridique, reconnaîtront vraisemblablement certaines actions, comme contraintes plutôt que volontaires, et changeront probablement la loi pour qu'elle devienne moins punitive et plus instrumentale. Si c'est le cas, comment serait configuré le lien avec le concept d'empathie ? On voit combien l'empathie est en jeu du point de vue des législateurs et de la magistrature : En choisissant des peines moins punitives, le corpus judiciaire serait certainement influencé par un suffisant niveau personnel d'empathie. On peut aussi espérer/prédire qu'une peine moins punitive pourrait affecter l'empathie de l'accusé :

- Quel impact aurait une peine moins punitive sur l'empathie de l'accusé ?
- Une peine clémente prononcée par le juge pourrait-elle exercer une influence éducative ou susciter une prise de conscience dans le cerveau empathique de l'accusé ?
- Cette prise de conscience de la "manifestation d'empathie" par autrui peut-elle laisser des empreintes dans le cerveau ou la mémoire de l'accusé, tout comme la manifestation d'empathie des parents envers un enfant ?
- Et s'il était reconnu que le délinquant a grandi avec des parents abusifs et négligents qui ont profondément influencé, jour après jour, heure après heure, le façonnement du comportement du délinquant. Ne serait-il pas juste de considérer la responsabilité des parents/tuteurs/famille dans la peine, ainsi que la responsabilité du délinquant "en soi" (per se) ?

Ces questions mettent plus clairement en évidence la relation entre empathie et responsabilité personnelle et nous amènent à notre prochaine discussion, sur la relation entre empathie et socialisation, en particulier la socialisation morale.

5.5 Empathie et socialisation

Les personnes engagées à des transgressions morales ne parviennent pas à associer l'angoisse de la victime avec l'action qui l'a causée. Cette association s'appelle la socialisation morale. Les personnes qui répondent beaucoup moins émotionnellement à l'angoisse des autres montrent des difficultés à la socialisation morale. L'empathie cognitive est pertinente pour le raisonnement moral et la socialisation morale. La capacité de représenter l'état mental des autres (théorie du mental), si elle est altérée, empêche de décider si une action est immorale “incorrecte” ou simplement “mauvaise”. Les transgressions sont dues à des dysfonctionnements émotionnels tels que : un sentiment réduit de faute et d'empathie, déficience dans la reconnaissance des expressions de peur, diminution des réponses autonomes à l'angoisse des autres. Ces émotions sociales peuvent être guéries par le désir de reconnaître la transgression et le désir de restaurer la relation sociale. Les comportements de pacification et de réparation servent de correctif et peuvent être enseignés avec des techniques d'induction de l'empathie[1]. Ces techniques sont revisitées plus en détail dans le chapitre 3 : “Optique psychologique”.

Il ne fait aucun doute que plus la communauté est en syntonie, moins est le taux de criminalité ou de comportement antisocial qu'un quartier peut éprouver. Une étude menée par le psychiatre de Harvard Felton Earls, a constaté que la deuxième influence primaire sur le taux de criminalité d'un quartier est le degré de connexion entre les personnes dans une communauté. La première influence est la pauvreté. Malgré les quartiers les plus pauvres, l'étude a révélé que les relations personnelles positives, l'aide mutuelle, les relations empathiques et affectives étaient associées à un taux de criminalité inférieur, moins de consommation de drogue chez les jeunes et une augmentation de la performance scolaire des enfants. Cela nous rappelle le concept de communauté dans la philosophie d'Edith Stein où elle explique dans ses écrits et avec une clarté brillante la relation fondamentale entre l'individu et la communauté. Selon Stein, la communauté est la base de la croissance de l'individu, de la structure de l’identité et de la réalisation de la personne. Ce qui en d'autres termes implique, et cela est validé par cette actuelle recherche psychopédagogique, que la sphère communautaire dans la vie de chaque individu, précède toujours la sphère de l'individu[2].

---

[1] Cf. R.J.R. Blair & Karina S. Blair, “Empathy, morality and social convention: Evidence from the study of psychopath and other psychiatric disorders”, in Jean Decety and William Ickes (eds), *The social neuroscience of empathy,* MIT Press, Cambridge 2009, p. 146-148.

[2] Cf. Maria-Chiara Teloni, “La Comunitá statale nell’Antropologia filosofica di Edith Stein”, in *Actas das jornadas de jovens investigadores de filosofia - Primeiras jornadas internacionais,* Krisis 2009, p. 4-5, http://www.krisis.uevora.pt/edicao/separatas_1JIJIF/Maria-Chiara_TELONI.pdf [2024-06-15].

Cela dit, nous rappelons encore une fois le plan efficace de lutte contre la criminalité, centré sur l'empathie, appelé "justice réparatrice" et discuté précédemment dans ce chapitre. Ce plan a été mis en œuvre dans de nombreux pays. La justice réparatrice comporte le concept de socialisation. Comme nous l'avons expliqué, elle présuppose que, outre la punition, les criminels devraient faire face aux conséquences émotionnelles de leurs actions et de réparer ou d'ajuster. Dans la justice réparatrice, les transgresseurs sont invités à éveiller l'empathie, à respecter leur victime et à écouter le crime du point de vue de la victime elle-même ; Ce qui conduit à l'effet de socialisation. Compte tenu de cet effet, les transgresseurs qui passent dans ce programme, changent leur perception de leurs victimes de "Je-chose" à "Je-Tu"[1] (voir chapitre 4 : "Optique philosophique"). L'empathie, contrairement aux prisons traditionnelles, où le système "pénal-militaire" prévaut, aide les délinquants à apprendre à être des personnes meilleures ou pro-sociales, et non pas des criminels meilleurs.

Deux autres études soutenant la relation entre empathie et socialisation ont été réalisées par Kendall et al, afin de distinguer le niveau d'empathie et de socialisation entre les jeunes délinquants primaires et les récidivistes. La dimension de l'empathie mesure "la sensibilité d'un individu aux besoins et aux valeurs des autres". La dimension de la socialisation mesure "l'intériorisation des normes et des valeurs de la société", – en un certain sens elle élargit la description de la socialisation morale évoquée au début de cette section, en d'autres termes, la capacité de répondre ou de se comporter selon les besoins et les valeurs de la société. Les deux études révèlent que les sujets normaux et les délinquants primaires différaient considérablement des récidivistes qui montraient un niveau d'empathie et de socialisation inférieur à celui des deux premiers groupes[2]. Cet argument nous permet de postuler que l'empathie et la socialisation sont directement proportionnelles (corrélation positive), contrairement à l'empathie et à la responsabilité personnelle qui, comme suggéré dans le contexte de la section précédente, sont inversement proportionnelles. En d'autres termes, on peut postuler que plus on développe d'empathie, plus le niveau de socialisation morale qu'on

---

[1] Cf. Daniel Goleman, *Social intelligence: the new science of human relationships*, London, Arrow Books, 2007, p. 291, 295.

[2] Cf. P.C. Kendall, P.A. Deardorff, A.J. Finch Jr., "Empathy and socialization in first and repeat juvenile offenders", *Journal of abnormal child psychology,* 5 (1977) 1, 93-97, http://link.springer.com/article/10.1007/BF00915764#page-1 [2024-06-15].

peut posséder est élevé et moins la délinquance est. Voici comment les rapports présentés dans cette section peuvent être résumées :

1. Forte empathie et faible socialisation → faible délinquance[1]
2. Forte empathie et forte socialisation → faible délinquance[2]
3. Faible empathie et faible socialisation → forte délinquance[3]
4. Faible empathie et forte socialisation → forte ou faible délinquance ?

Le point d'interrogation sur le numéro 4 signifie qu'à moins que des études pratiques/cliniques ne soient réalisées pour valider ce quatrième ratio de paramètres, il est difficile de déterminer l'issue de la délinquance. Cependant, si l'on se fie aux premier et deuxième résultats (Forte empathie →faible délinquance), on pourrait suggérer, d'un point de vue théorique ou plutôt mathématique, qu'une faible empathie au numéro 4 est plus susceptible de conduire au résultat d'une forte délinquance. Mais encore une fois, cette hypothèse doit être validée dans la pratique.

Résumé

Dans ce chapitre, nous avons abordé des éléments très stimulants, perspicaces et intéressants de l'intersection entre l'empathie, les neurosciences et le droit. Nous avons cherché à analyser comment cette intersection façonne ou pourrait façonner le système judiciaire en influençant les personnes impliquées. Sur la base d'une multitude de recherches publiées, nous avons présenté dans la première section le rôle que joue l'empathie en salle d'audience. Nous avons défini ce rôle, du point de vue de divers systèmes de justice, comme celui des États-Unis, de l'Australie, du Canada, de la Nouvelle-Zélande, la France, du Japon et du Royaume-Uni. Que cela nous plaise ou pas et peu importe à quel point les décisions rendues dans la salle d'audience doivent être impartiales, l'empathie est censée

---

[1] Ibid.
[2] Ibid.
[3] Cf. Anna M. Palucka, *Relationships of moral judgement, emotional empathy and impulsivity to criminal behaviour in young adult and offenders,* National Library of Canada 1997, p.7,
https://www.nlc-bnc.ca/obj/s4/f2/dsk2/ftp02/NQ28032.pdf [2024-06-15].

avoir une part importante *dans l'essence de l'art de juger*, ré-exprimant ce que le juge Posner a dit.

De l'empathie en salle d'audience, nous sommes passés à éclairer le débat sur l'introduction des neurosciences en salle d'audience. C'est toujours un débat houleux entre les législateurs, les neuroscientifiques, les juges et les avocats. Cependant, la plupart des témoignages et opinions que nous avons rencontrés affirment de manière convaincante et ferme que l'introduction des neurosciences dans la salle d'audience est peu susceptible d'avoir une influence sur une condamnation ou une décision dans les systèmes juridiques. Le mieux que les neurosciences puissent offrir au tribunal est d'éclairer le processus décisionnel des juges ou des jurys. Dans la section IRMf et différences individuelles, qui est une extension de la section précédente, nous avons essayé de démontrer que des techniques telles que la résonance magnétique fonctionnelle peuvent difficilement influencer les décisions juridiques en raison des risques élevés de variabilité et de différences individuelles qu'elles entraînent. Les caractéristiques de la cognition morale rendent également difficile l'extrapolation des résultats d'imagerie de groupes en laboratoire à des cas individuels dans le monde réel. Par conséquent, les résultats obtenus à partir d'études utilisant cette technique sur des groupes ne sont pas nécessairement applicables aux cas individuels. Nous avons également recueilli les déclarations de plusieurs experts qui s'accordent tous à dire que l'imagerie cérébrale ne détecte pas la cause du comportement humain, mais ne peut que montrer la corrélation entre la fonction cérébrale et le comportement humain.

En ce qui concerne la section sur l'empathie et la responsabilité personnelle, nous avons essayé de démontrer la relation entre les deux concepts dans des situations de condamnation, en particulier celle pénale. Nous avons souligné une fois de plus que la responsabilité personnelle est un concept social, comme l'empathie, qui ne peut être évalué sur la base de points de vue déterministes ou de preuves neuroscientifiques. Nous avons conclu la section avec des questions critiques qui mettent en discussion la façon dont la peine est exécutée. Enfin, la dernière section montre la relation entre l'empathie et la socialisation morale et comment les deux affectent le niveau de délinquance. Nous avons essayé de déchiffrer cette relation et avons trouvé une corrélation positive dynamique.

Bref, c'était un petit chapitre avec une petite et enrichissante étude comparative de différents systèmes judiciaires, que j'ai recherché et étudié avec beaucoup d'intérêt et que j'espère serait lu avec la même joie. De l'empathie au tribunal et dans la justice pénale, le moment est venu d'aborder la présence de l'empathie dans la foi et les religions, et d'illustrer les nombreuses possibilités d'enseigner et de cultiver l'empathie à travers ce canal de croyance spirituelle ; Le prochain chapitre sera donc “Optique théologique”.

Chapitre 6 – OPTIQUE THÉOLOGIQUE

Introduction

Dans la Bible, une myriade d'exemples implique le concept d'empathie. Pour tous les identifier, il faudrait certainement encore deux mille ans. Il est surprenant de voir combien de fois dans les écrits spirituels nous rencontrons des textes qui nous rappellent l'empathie. Compte tenu de l'extraordinaire richesse de l'Écriture Sainte, en termes d'exemples relatifs au comportement moral empathique, nous avons choisi de procéder dans ce chapitre en mettant d'abord en évidence quelques mots clés de la Bible, qui sont liés à l'empathie, puis en élaborant brièvement le mot "compassion". Ensuite, nous sélectionnerons et analyserons quelques scènes d'empathie. Pour finir, nous choisirons ensuite quelques figures de saints et des écrits spirituels contemporains pour identifier tous les facteurs relatifs à l'empathie qui s'exprime souvent implicitement et nous soulignerons le rôle crucial de l'empathie dans l'enseignement de l'Église.

Il me semble juste d'introduire ce chapitre par une déclaration du Pape Benoît XVI que nous trouvons au n.53 de l'encyclique *Caritas in veritate*. L'extrait est comme suit :

« … La créature humaine, qui est de nature spirituelle, se réalise dans les **relations interpersonnelles**. Plus elle les vit de manière authentique, plus son identité personnelle mûrit également. Ce n'est pas en s'isolant que l'homme [la personne] se valorise lui-même [elle-même], mais en se mettant en relation avec les autres… »[1].

Il s'agit d'attirer l'attention sur l'importance des relations interpersonnelles dans l'étude de l'empathie, également du point de vue théologique. L'empathie ne peut exclure la référence à la relation entre le "je" ou le moi, e le "tu" ou l'autre. Ces relations interpersonnelles, comme il émerge des chapitres précédents, deviennent une plate-forme commune pour l'étude de l'empathie. Voyons donc comment ces relations interpersonnelles empathiques s'expriment ou se prêchent dans la tradition judéo-chrétienne, en prenant les Saintes Écritures comme point de référence.

[1] Benoît XVI, *Caritas in veritate,* §53, Encyclique, 2009.

6.1 Mots-clés dans la Bible

Je trouve utile de commencer ce chapitre par une recherche dans la Bible de tous les mots-clés qui se rapportent à l'empathie. Cela nous donne une idée du niveau d'importance du concept d'empathie dans la Bible. Cela nous permet également d'étudier ce sujet dans une perspective judéo-chrétienne puisque la recherche couvre à la fois l'Ancien et le Nouveau Testament. Le résultat d'une recherche par mot-clé tel que : *compassion, empathie, charité, amour, aide, ému, larmes, pleurs, émotion, esprit/mental, joie, gratitude, soulagement*, etc., est certainement un pas vers une analyse approfondie du concept d'empathie, d'un point de vue théologique et sur la base de l'Écriture.

En regardant les résultats, dont certains sont illustrés dans l'appendice 6.1, nous constatons que le mot “aide” a été utilisé 55 fois – dont la plupart, dans l'Ancien Testament – et exercé par le Dieu de compassion qui se déplace pour “aider” les fidèles. Le mot “amour” se trouve 134 fois et le mot “charité” est utilisé 51 fois. Cependant, il est frappant de constater que ce mot “charité” n'est utilisé que dans le Nouveau Testament. Le mot “larmes” est utilisé 56 fois et tend à exprimer généralement trois types de manifestation du sentiment : 1) les larmes de joie[1], 2) larmes de lamentation ou de deuil[2], 3) larmes d'affection et d'attention bienveillante[3].

L'expression “eut compassion” ou “je ressens de la compassion”, se retrouve 63 fois dont 19 dans le Nouveau Testament ! La particularité de cette expression est qu'elle est utilisée par Jésus ou par l'évangéliste qui raconte, suivie 8 fois par l'action d'aider ou de guérir. Ainsi, il est intéressant de noter le lien qui se manifeste à travers le comportement de Jésus, un lien entre le sentiment d'empathie et l'action pour aider ! Ici à nouveau, nous voyons la dynamique discutée dans d'autres chapitres, en particulier dans le chapitre 2 : “Données de la neuroscience” ; la donnée ou information reçue par les sens, “voir ou entendre”, atteint le mental/le cerveau, pour provoquer l'activation du réseau émotionnel des neurones et l'émotion exprimée par des mots qui se traduisent dans l'ensemble par le mouvement pour aider.

---

[1] Tb 7, 6.

[2] Sir 38,16.

[3] 2 Cor 2,4; Lc 7, 38; Gn 43,30.

On peut se demander pourquoi cette centralité sur le concept d'empathie se vérifie à la naissance du christianisme. Pourquoi n'aurait-on pas choisi des expressions telles que *ému de tristesse*, ou *ému aux larmes*, etc. ? Cette focalisation sur l'empathie dans la Bible est intrigante. Souvent, cependant, les homélies, les sermons ou les exemples de vie dans la sphère religieuse, indépendamment de la foi ou de la confession religieuse, ne mettent pas en évidence cette centralité. Autant que je sache, nous, fidèles chrétiens, sommes rarement amenés à imiter l'empathie que Jésus, Marie ou les prophètes ont éprouvée et enseignée.

Quant au mot "compassion", il vaut la peine de le commenter en profondeur, en raison des diverses utilisations et de l'importance du terme trouvé à la fois dans l'Ancien et dans le Nouveau Testament. Aussi à cause de la relation directe de ce mot avec l'empathie, en particulier avec le troisième niveau d'empathie "empathie compassionnelle" étudié au chapitre 3 : "Optique psychologique". Alors que dans la Bible il y a "0 résultat" pour le mot "empathie", le mot "compassion" est utilisé 63 fois. Il est donc légitime d'aborder la subdivision suivante pour l'analyse de ce terme.

6.2 Étude comparative du mot "compassion"

6.2.1 Compassion dans l'Ancien Testament

Dans l'Ancien Testament le mot "compassion" est souvent utilisé dans les prières des fidèles avec les affirmations suivantes : "Dieu de compassion", "le Seigneur est compassion", etc. On voit aussi le mot "compassion" souvent accompagné des mots "pardon" et "miséricorde" : "le Dieu du pardon", "le Seigneur miséricordieux"[1]. C'est avant tout une déclaration de foi que "Dieu a compassion". L'Ancien Testament montre comment les fidèles croient à l'existence de la compassion qui peut leur être accordée s'ils en implorent Dieu. Nous pourrions qualifier son utilisation dans l'Ancien Testament plutôt comme une "compassion théorique", dans le sens où ce n'est qu'une compassion invoquée que nous croyons que Dieu a et est capable de nous montrer. Ainsi, il semble qu'il s'agisse d'une compassion passive, qui est censée appartenir à Dieu. Il n'y a pas d'exemples d'actions ou d'histoires racontées au sujet de cette compassion. On voit aussi l'analogie de la compassion "de père en

[1] Sir 2,11; Dn 9,9.

fils" et "de Dieu aux fidèles"[1]. On pourrait donc résumer en disant que l'usage de la compassion dans l'Ancien Testament est présenté comme un enseignement aux fidèles à travers les prières qui contiennent cette parole. Plus les fidèles utilisent ces prières, plus ils se rattachent à la vertu de compassion et incarnent la manière de la mettre en pratique comme le font leurs pères/Patriarches et Dieu lui-même.

6.2.2 Compassion dans le Nouveau Testament

Le mot "compassion" dans le Nouveau Testament est souvent prêché par les pasteurs pour être exercé. Son utilisation dans cette partie de la Bible est qualifiée de compassion active, ou de "compassion pratique", contrairement à la "compassion théorique" de l'Ancien Testament, soulignée dans la section précédente. Pour ne citer que quelques exemples de cette "compassion active" : le maître qui a eu pitié du serviteur et lui a remis la dette[2], ou le Samaritain qui vient au secours de la victime des brigands[3]. Mais la scène la plus touchante est celle du père qui s'émeut à la vue de l'enfant prodigue qui rentre chez lui, alors qu'il est encore très loin. L'action du père compatissant est de courir vers son fils, de le serrer dans ses bras et de l'embrasser[4]. Dans ce cas, compassion et pardon vont de pair, bien que rien ne soit explicitement mentionné sur le pardon du père au fils.

On peut identifier dans cette scène une image complète du sens de "compassion" : le père montre immédiatement une compréhension claire de ce que son fils a vécu, est capable de se mettre à sa place et d'imaginer la misère et la désorientation que ce fils a vécues ; en même temps, le père ne revient pas sur l'action répréhensible du fils, il montre plutôt une attention pure au présent, en choisissant le pouvoir de guérison de l'accueil et de l'inclusion. La compassion, en d'autres termes, implique l'inclusion qui, dans ce cas, se manifeste dans l'action du père qui embrasse son fils, atteignant ainsi le plus haut niveau de compréhension, de sagesse et de miséricorde.

Un autre commentaire que je trouve important de retenir avant d'aborder les scènes d'empathie dans la section suivante est ce verset intéressant : « Et enfin, soyez tous **d'accord**, **partagez les joies et les peines des autres** (en anglais ***sympathetic***), animés d'une affection

---

[1] Ps 103,13.
[2] Mt 18, 27.
[3] Lc 10, 33.
[4] Lc 15, 20.

fraternelle, **compassionnelle**, humble »[1]. On remarque la différence que ce verset fait entre la sympathie et la compassion ou l'empathie. Comme nous l'avons déjà mentionné au chapitre 1 : "L'Empathie", sympathie et empathie ne sont pas synonymes. Il est vraiment impressionnant de se rendre compte que cette distinction a déjà été notée par les auteurs des Écritures. De plus, l'appel de Pierre à être "d'accord" c'est-à-dire "*d'un même esprit*" est encore plus fascinant pour le lien avec nos concepts de "lecture mentale", "compréhension", "pensée", "auto-perspective" et "perspective de l'autre", "partager le même sentiment", etc. L'expression "*être d'un même esprit*" a un sens si riche ! Ce n'était certainement pas l'intention de Pierre de souligner l'aspect interdisciplinaire de ces mots, mais c'est le but de notre argument d'observer comment, dans ce verset, les éléments spirituels, éthiques, psychologiques et neuroscientifiques sont entrelacés.

6.3 Scènes d'empathie et de lecture dans les pensées

Les scènes les plus empathiques des Écritures se trouvent partout où une mère ou un père fait face à des situations impliquant leur enfant, qui culminent dans les scènes entre Marie et son fils Jésus, que nous avons choisies de discuter dans les sections suivantes. Avant même la naissance de son fils, le sublime exemple d'empathie de Marie s'exprime à travers sa visite à sa cousine Élisabeth, puis tout au long du cheminement de la relation mère-enfant de la nativité au recouvrement de Jésus au temple, aux noces de Cana, et ainsi de suite... jusqu'à ce qu'elle assiste à la flagellation et à la crucifixion de son fils. Nous verrons également les scènes de Jésus, "le Maître", comme l'appelaient les disciples. En fait, Jésus est un grand maître d'empathie et de compassion, à la fois en donnant le bon exemple et en paraboles. De chaque scène, nous montrerons l'aspect de l'empathie, en soulignant la relation entre le mental et le comportement.

6.3.1 Scènes vécues et enseignées par Jésus

Je crois que la scène de la mort de Lazare représente l'une des plus puissantes dans laquelle Jésus lui-même éprouve profondément de l'empathie. Nous trouvons le côté humain de la figure divine qui s'exprime le plus lorsque nous portons l'attention sur l'élément

---

[1] 1 P 3, 8.

psychologique dans cette scène de Jésus dans la maison de Lazare. Jésus visite, rencontre Marthe, Marie et les Juifs rassemblés, écoute, réconforte, pleure (le verset de Jn 11,35 dit seulement : "*Jésus pleura*"[1]). Il est important de noter, cependant, que la contagion émotionnelle a eu lieu progressivement après l'arrivée de Jésus sur le lieu du deuil. Il n'a pas pleuré lorsqu'il a rencontré et écouté Marthe, bien qu'il ait été manifestement extrêmement ému, car Lazare était un de ses amis proches. Puis, peu à peu, le poids émotionnel atteint son apogée lorsque Jésus est entouré de Marie, la sœur de Lazare, et des Juifs ; quand il la voit pleurer avec les personnes présentes. Jésus alors, voyant les pleurs, « *ressentit une forte colère et se troubla* »[2]. Cette description du comportement met l'accent sur ce que Jésus *ressentit avec les autres, ou partagea les sentiments des autres*.

On peut bien sûr parler de concepts déjà vus, aussi bien au chapitre 2 : "Données de la neuroscience" qu'au chapitre 3 : "Optique psychologique", des concepts tels que le système miroir des émotions, l'empathie contagieuse, l'empathie cognitive et affective, pour terminer par l'empathie compassionnelle quand Jésus, après avoir prié, cria à Lazare de sortir du tombeau. Cette scène illustre le mieux le comportement empathique de Jésus, jusqu'au niveau de "l'action" en matière d'empathie, un niveau connu sous le nom d'empathie compassionnelle (voir la section 4.5 du chapitre 4 : "Optique philosophique"). Ces actions de Jésus : aller au village de Lazare, parler aux membres de la famille, écouter, réconforter, pleurer avec ses amis en deuil, prier, accomplir le miracle de ressusciter son ami Lazare, sont des exemples concrets d'un Maître empathique qui veut que ses disciples suivent les traces.

Tous les miracles de guérison de Jésus sont particulièrement associés à l'empathie. En fait, c'est de là que vient la métaphore du "Christ guérisseur", adoptée par les médecins catholiques. Nous savons tous que les médecins catholiques sont de plus en plus encouragés et formés à être "le visage et le cœur du Christ" pour leurs patients, et compassionnels dans leur profession. Dans l'histoire de toutes les religions et civilisations, le Christ est surtout connu comme le "*guérisseur* ***compassionnel***". À l'appui de cet argument, nous suggérons les exemples saillants suivants :

---

[1] Jn 11, 35.

[2] Jn 11, 33.

Dans l'Évangile de Luc, Jésus s'adressant à l'aveugle de Jéricho avec la question « Que veux-tu que je fasse pour toi ? »[1] (empathie affective), exprime parfaitement des concepts tels que l'écoute, la compréhension, la réceptivité, l'ouverture et le partage. Il est subtil, mais facile de voir dans cette interaction entre Jésus et l'aveugle, l'ensemble de ces éléments clés du concept d'empathie quand Jésus répond au désir de l'aveugle. Il est également important de prêter attention, aussi bien dans les évangiles de Marc que de Luc, à la conscience cognitive de Jésus envers l'aveugle – reproché par beaucoup de personnes – qui s'arrête (prise de conscience, évaluation) et demande au non-voyant de s'approcher[2]. C'est un acte de courage de faire ce que beaucoup de gens refusent de faire. Jésus a osé s'arrêter et au lieu de "reprocher" le non-voyant, il a essayé d'adopter le point de vue de ce dernier et de faire preuve d'un comportement empathique "orienté vers l'autre".

Les évangiles de Marc et de Luc sont très descriptifs de la scène de la femme hémorragique. Dans ce scénario, nous remarquons l'utilisation des sens, « ...**toucha** son vêtement..., Jésus se rendit compte qu'une **force était sortie de lui**,... il regardait autour de lui pour **voir** celle qui avait fait cela... »[3]. La partie très intéressante de cette scène est la capacité de Jésus à lire dans les pensées. Dès que la femme suppose que le simple contact des vêtements de Jésus peut la guérir, cela se produit immédiatement comme s'il avait lu dans ses pensées. De plus, la capacité cognitive et la conscience de Jésus sont étonnantes lorsque nous lisons ce qu'il dit dans l'Évangile de Luc : « **J'ai senti** qu'une force était sortie de moi »[4]. Et nous observons l'interaction affective lorsque nous lisons que Jésus parle à la femme de la manière suivante : « **Ma fille**, ta foi t'a sauvée. Va en paix et sois guérie de ton mal »[5]. En entendant le mot "fille", on ne peut qu'imaginer le ton doux et aimant de Jésus, qui réconforte la femme et la congédie en paix.

Il est maintenant temps de passer à une autre série de scènes et nous proposons d'analyser le texte de la multiplication des pains. On y lit, « il vit une foule nombreuse ; il **fut bouleversé** par ces gens et il

---

[1]Lc 18, 41.

[2] Mc 10, 48-49 ; Lc 18, 39-40.

[3] Mc 5, 27.30.32.

[4]Lc 8, 46.

[5] Mc 5, 34.

guérit leurs malades »[1] ; « Il n'est pas nécessaire qu'ils s'en aillent ; donnez-leur vous-mêmes à manger »[2]. Alors Jésus accomplit le miracle de nourrir une foule nombreuse. Il est toujours impressionnant de voir la cohérence entre le sentiment et le comportement de Jésus, en notant la séquence dans laquelle s'exprime son comportement empathique : de la cognition (à travers les sens : dans ce cas, *il vit la foule*), au sentiment affectif (*fut bouleversé*), à l'empathie compassionnelle (les actions de Jésus, telles que *guérir les malades, multiplier et donner de la nourriture, etc.*). Chaque étape semble être vécue et exprimée avec équilibre. Jésus montre une excellente autorégulation des émotions, aucune auto-détresse, il n'évite pas l'autre, que ce soit un individu ou la foule ; Jésus incarne les qualités fondamentales pour un comportement empathique telles que l'ouverture, la compréhension et le partage.

Une autre série intéressante de scènes où nous voyons Jésus se comporter avec empathie, quoique subtilement, est faite de simples rencontres et interactions sociales, par exemple, lorsqu'il perçoit ses disciples chuchoter et se plaindre du comportement de Marie versant de l'huile parfumée sur ses pieds : « Jésus se rendit compte qu'ils parlaient ainsi et leur dit : "Pourquoi tourmentez-vous cette femme ? Ce qu'elle a accompli pour moi est vraiment beau" »[3]. La capacité cognitive de Jésus semble être soulignée. Sa lecture du mental des disciples et de Marie est un point de départ fondamental de sa position empathique dans la défense de la femme.

Un autre exemple de lecture mentale, bien qu'il n'ait pas grand-chose à voir avec l'empathie, justifie la force du Maître dans la lecture mentale – ce qui devrait être une force de tout enseignant –, c'est lorsqu'il s'adresse aux scribes et aux pharisiens : « Jésus comprit ce qu'ils pensaient et il leur dit : 'Pourquoi tenez-vous de tels raisonnements ?' »[4].

Il convient également de mentionner la scène de Zachée sur le sycomore, comme si Jésus lisait directement dans le cœur et l'esprit de ce dernier, pour découvrir à quel point cet homme de petite taille était impatient de connaître Jésus. La preuve se trouve dans le verset : « Zachée se dépêcha de descendre et *le reçut avec joie* », après que Jésus l'eut regardé et lui eut demandé de descendre car il serait un

[1] Mt 14, 14.
[2] Mt 14, 16.
[3] Mt 26, 10.
[4] Lc 5, 22; Mc 2, 8.

invité dans sa maison[1]. Et la scène de Nathanaël, identifié sous le figuier par Jésus, illustre bien la capacité du Maître à lire dans les pensées. Ayant entendu ce que Jésus a dit à son sujet, Nathanaël a été étonné et a réagi en lui demandant : « Comment me connais-tu ? »[2].

6.3.2 Scènes enseignées par Jésus

Avant d'aborder les paraboles évidentes et plus familières utilisées par Jésus pour nous enseigner l'empathie, je prends à cœur de commenter une scène extraordinaire, celle de Simon de Cyrène. La particularité de cette scène est qu'elle est à la fois une parabole et une véritable expérience vécue. Bien que les Écritures parlent peu des sentiments partagés par Simon en aidant Jésus à porter la croix – un seul verset le décrit dans chacun des trois évangiles de Luc, Marc et Matthieu[3] –, nous pouvons imaginer avec quelle profondeur Simon a compris la passion et la souffrance du Christ. Étant donné que Simon de Cyrène a subi des pressions inattendues pour porter la croix avec Jésus, nous pouvons supposer qu'aucune autre scène impliquant de l'empathie et des actions compassionnelles ne pourrait être une meilleure source de mémoire et de développement neuronal de l'empathie pour les deux protagonistes (Christ et Simon de Cyrène). C'est une scène qui a marqué les deux personnages, dans le cœur et dans l'esprit, pour ce que cela signifie d'aider les autres et de partager la souffrance des autres avec compassion. Simon de Cyrène a eu une expérience qui l'a surpris par le partage affectif d'énergie, de douleur et de souffrance. C'est une expérience absolument transformatrice pour une meilleure compréhension de l'autre, une plus grande ouverture aux autres et un meilleur comportement pro-social. En même temps, en imitant Jésus portant la croix, Simon devient un exemple pour les fidèles chrétiens à faire de même pour aider ceux qui souffrent. De plus, Jésus, imité et aidé par Simon, a certainement acquis une connaissance approfondie de l'humanité et de la fragilité et de la souffrance qu'un être humain peut ressentir s'il est laissé seul, en difficulté.

En résumé, cette scène démontre suffisamment, du point de vue théologique et chrétien, le concept d'imitation en corrélation avec

---

[1] Cf. Lc 19, 3-6.
[2] Cf. Jn 1, 47-48.
[3] Lc 23,26; Mc 15, 21; Mt 27, 32.

l'empathie, dont nous avons longuement parlé, notamment au chapitre 2 : "Données de la neuroscience" et au chapitre 3 : "Optique psychologique". Nous ne savons pas quel tempérament avait Simon de Cyrène, s'il était une personne antisociale, indifférente, insensible, agressive et violente ou s'il était bon, tendre, pro-social, gentil et généreux. Il aurait pu être un religieux, un pieux, ou un non-religieux et incroyant. Mais ce que nous pouvons dire, c'est que n'importe qui – quelle que soit sa personnalité – vit une expérience d'empathie avec l'autre, qu'il s'agisse d'un ami, d'un mendiant, d'un collègue, d'un conjoint, d'un membre de la famille ou d'un étranger, se transforme en devenant meilleur en se sentant satisfait, calme et en harmonie. Cette transformation ne concerne pas seulement l'empathisant(e), mais aussi l'empathisé(e).

Le Samaritain compassionnel, connu sous le nom de "Bon Samaritain", est une parabole que nous avons analysée en détail d'un point de vue philosophique. Il serait juste dans ce chapitre de commenter cette scène du point de vue dans lequel elle a été écrite, c'est-à-dire du point de vue de la religion ou de la foi. En premier lieu, il est surprenant de ne trouver cette parabole que dans l'évangile de Luc. Il est également important de noter l'aspect intellectuel élevé qui a précédé la parabole du Samaritain compassionnel. Jésus est interpellé par un savant de la loi qui déclenche la discussion sur "l'amour et la compassion". La surprenante connaissance psychologique profonde et complète de Jésus est exprimée dans sa réponse : « Tu aimeras le Seigneur ton Dieu de tout ton cœur, de tout ton être, de toute ta force et de toute ta pensée, et aussi : Tu aimeras ton prochain comme toi-même » [1]. À travers cette réponse, nous trouvons très correct que le docteur de la Loi s'adresse à Jésus en l'appelant "Maître". Jésus dans sa réponse à la première question de ce dernier est explicitement clair, apportant de nombreuses notions en rapport avec notre thème, telles que *cœur et mental* (affectif et cognitif).

De plus, il n'y a rien qui soit mieux lié au thème de l'empathie que l'expression "aime ton prochain comme toi-même". Mettant le mot "prochain" dans la discussion, Jésus pointe précisément le but lorsqu'il met l'accent sur "l'autre" et l'importance de la dimension relationnelle, dans l'expérience de l'empathie. Dans ce cas également, nous pouvons nous rapporter au concept de "je-tu", dont nous avons longuement

[1] Cf. Lc 10, 27.

parlé au chapitre 4 : “Optique philosophique”. Dans cette expression “aime ton prochain comme toi-même”, le prochain n'est pas seulement apprécié et traité comme “toi”, mais aussi comme “moi”. La notion de capacité à se mettre à la place de l'autre et à ressentir ce que l'autre ressent comme si le sentiment était personnellement vécu, est au cœur de la définition de l'empathie. Ce conseil de Jésus englobe en effet de nombreux aspects de la définition du terme empathie. Il pourrait être reformulé comme suit : “partager les sentiments de ton prochain comme s'ils étaient tes sentiments” ou “comprendre le sentiment de ton prochain comme s'il était le tien”. Tout ce discours précède le récit de la parabole du Samaritain qui vient en aide à la victime des brigands.

Le Samaritain, enseigne Jésus, est celui qui a empathisé avec son prochain de tout son cœur, de tout son esprit, de toute sa force et de tout son être. Nous pourrions également apprendre de cette parabole que l'empathie n'est pas nécessairement limitée aux croyances ou pratiques religieuses. Au contraire, la parabole souligne comment même le prêtre et le lévite – soi-disant profondément religieux – n'ont pas regardé la victime de tout leur cœur, de tout leur esprit, de toute leur force ou de tout leur être. Il est surprenant de se rendre compte à quel point l'enseignement de Jésus dans cette parabole englobe le corps (cœur, ou force), l'esprit et l'âme (être). Le Bon Samaritain a été très attentif à tous ces éléments dans son expérience. Du moment où « il le vit, il fut bouleversé »[1], ses actions pour aider l'autre se sont déroulées comme une rivière qui coule, tandis que le prêtre et le lévite n'ont montré aucune attention au blessé !

D'où le grand enseignement : un prochain dans le domaine chrétien, est celui qui traite l'autre avec miséricorde[2]. Dans cette parabole du bon Samaritain, l'empathie et la compassion sont identifiées avec le mot “miséricorde”. Partout où il y a empathie et compassion, il y a amour, harmonie, service, aide, compréhension, altruisme, générosité, guérison. En un mot, partout où il y a empathie et compassion, il y a vie – ou “oxygène”, comme il a été dit dans la section 4.4 du chapitre 4 : “Optique philosophique”. Enfin, nous pouvons commenter le message central et la conclusion de la parabole : « Va et toi aussi, fais de même »[3]. Cette expression attire notre attention sur le thème du

---

[1] Lc 10, 33.
[2] Cf. Lc 10, 37.
[3]Lc 10, 37.

miroitement *mirroring* et de l'imitation, discuté dans d'autres chapitres. Qui aurait imaginé trouver dans l'enseignement de Jésus des concepts en étroite corrélation avec les neurosciences, la psychologie et l'éthique, et peut-être plus ? Je crois que c'est d'ici que les écritures émanent richesse et mystère.

Avant de conclure cette section, il convient de noter une scène supplémentaire pour sa corrélation avec le thème de l'empathie, celle du Bon Pasteur trouvant la brebis perdue. La parabole racontée par Luc, comparée au texte de Matthieu, met mieux en lumière l'expérience d'empathie vécue par le pasteur. La particularité de cette scène est la double expérience. En premier lieu, le berger laisse les quatre-vingt-dix-neuf brebis pour aller retrouver celle qui est perdue ; un message qui invite à imiter la disposition à aider les faibles et les perdus. En second lieu, le pasteur appelle avec grande joie ses amis et voisins à se réjouir avec lui. À mon avis, cette scène est très riche en empathie, pour l'exemple d'ouverture, de réceptivité et de partage que montre le pasteur. Il reçoit de la joie en aidant la brebis perdue et donne de la joie en invitant les autres à partager ce sentiment avec lui. Cette attitude correspond très bien à ce que nous essayons de décrire dans la section 4.4.1, chapitre 4 : “Optique philosophique”, *L'empathie comme une forme d'accueil de l'autre, d'ouverture expérientielle aux affections, sensations et émotions que l'autre éprouve.*

Plus je lis le Nouveau Testament et l'œuvre de Jésus, plus je suis étonnée de la force cognitive, émotionnelle et compassionnelle de cette personne divine ! Alors je me demande s'il ne faut pas examiner aussi l'enseignement de Marie, la Mère du Divin, qui est la source d'éducation de son fils Jésus. Je n'exclurais pas le rôle de Joseph, le père, également éducateur du fils, mais dans le contexte de cette thèse, je me limite à mettre l'accent seulement sur Marie et quelques autres figures féminines.

6.3.3 Scènes vécues et enseignées par Marie

De nombreuses expériences vécues par Marie sont intensément empathiques. Il y a des expériences de joie, de soulagement, d'inquiétude, de tristesse, jusqu'aux expériences de douleur les plus atroces lors de la crucifixion de son fils. Nous sélectionnons certaines de ces expériences afin de démontrer comment Marie est un exemple d'empathie. À notre avis, l'enseignement de Marie doit être compris comme une lumière pour le monde, non seulement pour les femmes ou les mères, mais pour tous (hommes, pères) et toutes les religions.

Partant de la scène de la “Visitation”, où Marie pleine de joie, et en même temps percevant un peu de peur avec un mélange d'heureuse surprise, d'incertitude, d'émerveillement, de stupéfaction, d'émotion et d'espoir, elle se met en route pour rendre visite à sa cousine Elizabeth et partager avec elle toutes ces émotions, qui sont sublimées par le chant du “*Magnificat*”. Aucune scène ne pourrait mieux représenter ou décrire l'empathie dans une situation joyeuse. On remarque l'impulsion naturelle de Marie à partager cette expérience avec une autre personne. On remarque aussi la tendance naturelle à vivre cette expérience d'empathie avec une personne dans une situation similaire, ou avec la même famille (nous avons longuement évoqué ces facteurs de similarité et de familiarité au chapitre 3 : “Optique psychologique”). Sans oublier l'élément d'empathie avec les personnes du même sexe qui ressort également dans cette scène.

L'empathie de Marie touche son âme et son esprit ! On lit dans l'hymne du *Magnificat* : « Mon âme exalte le Seigneur et mon esprit se réjouit en Dieu, mon Sauveur » [1]. Étonnamment, les concepts philosophiques tels que “âme” et “esprit” sont également identifiés ici, entremêlés dans cette expérience de Marie. La richesse de cet exemple peut nécessiter des pages d'élaboration, en raison de sa pertinence par rapport à notre sujet. Mais, pour les besoins de notre thèse, nous devons conclure en insistant sur l'importance du concept de gratitude, que Marie essaie de refléter. À travers l'hymne du *Magnificat*, Marie nous montre le rapprochement entre empathie et gratitude. Que ce soit dans le cas de la joie ou de la douleur, dès qu'un comportement empathique est vécu, la gratitude suit automatiquement. La gratitude, selon l'auteur spirituel van Breemen, est un signe d'intégrité et de bonne santé spirituelle et psychologique de la personne qui est reconnaissante. La gratitude est altruiste et orientée vers les autres. C'est l'ouverture et l'attention aux autres et à la vie.[2] Notons à quel point ces attributs sont proches de ce qui a été examiné dans les chapitres 3 : “Optique psychologique” et 4 : “Optique philosophique” sur l'empathie !

---

[1]Lc 1, 46-47.

[2] Cf. Pierre van Breemen, *Trouver Dieu en toutes choses,* Les Éditions du Cerf, Paris 1997, p. 212-217.

Une scène en particulier, dans laquelle l'empathie de Marie est extraordinairement émouvante et douce, est celle des noces de Cana. Fait intéressant, la scène ne se trouve que dans l'Évangile de Jean. L'affection affectueuse de Marie s'exprime avec la demande qu'elle fait à son fils au nom des serveurs, dès qu'elle a remarqué qu'il n'y a plus de vin, et je parie l'anxiété sur leurs visages (lecture de pensées). Nous pouvons percevoir la capacité cognitive de Marie à adopter le point de vue des serveurs. Comme la plupart des mères et des femmes au foyer le feraient, Marie a rapidement imaginé ce qu'elle ressentirait, si c'était elle qui organisait le mariage chez elle et qu'il n'y aurait de vin. Ainsi, la préoccupation des serveurs est devenue la sienne (sentiments partagés). Marie a exprimé cette préoccupation à Jésus en lui disant : « Ils n'ont plus de vin »[1], en d'autres termes, “que pouvons-nous faire pour les aider ?” Ici, nous voyons la beauté d'un processus d'enseignement de la mère à l'enfant : apprendre à être attentif (cognitif) à ceux qui sont dans le besoin autour de nous, à nous sentir concernés (affectif) par les besoins des autres et à faire quelque chose pour aider (compassion).

Alors qu'elle guidait doucement son fils pour qu'il intervienne dans cette situation, elle accompagna gracieusement les serveurs dans leur position inconfortable de n'avoir plus de vin, et elle n'hésita pas à les calmer en disant : « *Faites ce qu'il vous dira* », autrement dit :« Ne vous inquiétez pas, ça ira, il vous aidera… ». De plus, l'intuition de Marie a aussi permis de lire la pensée de Jésus, prédisant que son fils ferait quelque chose pour résoudre ce problème. L'idée développée au chapitre 3 : “Optique psychologique” section 3.4, « *Celle/celui qui a suivi la vie d'une autre personne avec un dévouement total peut probablement mieux connaître cette personne que soi-même, tel qu'une mère pour son enfant »,* est très appropriée dans ce contexte de notre discussion.

Nous allons maintenant commenter la scène dans laquelle Marie regarde son fils souffrir pendant la passion. Marie, accompagnée de Marie-Madeleine, partage avec son fils les soupirs, les blessures, les larmes et les douleurs pendant la flagellation. On peut évidemment supposer ce que Marie, comme toutes les mères, aurait fait instinctivement : suivre pas à pas son enfant sur le chemin de la croix, en espérant, mais aussi en étant disposée – énergies permettant – de le sauver ou de le sortir de cette agonie ou de le ramener vivant à elle.

[1] Jn 2, 3.

Marie résiste jusqu'au bout, aux chutes, à l'éclatement de l'âme, à la douleur atroce, jusqu'au bout du chemin. Et jusqu'au dernier souffle de Jésus, nous voyons Marie, telle qu'illustrée dans les arts, les images, les peintures ou les films, debout au pied de la croix. Elle ne succombe pas à son abattement, elle ne s'afflige pas, elle ne perd pas espoir : elle est debout ! À notre avis, c'est l'acte d'empathie le plus édifiant et le plus sublime. C'est le plus haut niveau de réceptivité de l'autre. En d'autres termes, *Marie est expérimentalement ouverte aux affections, sensations et émotions que son enfant éprouve* (voir section 4.4.1, chapitre 4 : "Optique philosophique").

Toujours dans le contexte de la crucifixion du Christ, nous voulons maintenant attirer l'attention sur la présence et l'empathie des femmes dans cette scène. Nous lisons dans l'Évangile : « Il était suivi d'une grande **multitude de gens** du peuple, et de **femmes** qui se frappaient la poitrine et se lamentaient sur lui », ou bien « ...et les **femmes** qui l'avaient accompagné depuis la Galilée »[1]. Bien sûr, on peut dire que les femmes sont plus sensibles et donc pleurent plus facilement que les hommes. À un certain niveau, c'est vrai, car il faut se rappeler que les femmes ont aussi une disposition à éprouver de l'empathie avec la victime principalement et surtout à cause de leur structure hormonale intrinsèque. Nous avons vu au chapitre 2 : "Données de la neuroscience", section 2.4, que la sécrétion de l'hormone mâle, la testostérone, rend les hommes moins empathiques que les femmes. Cette découverte scientifique est curieusement justifiée dans cette scène de crucifixion où l'on trouve "**une grande multitude de femmes**", soit près de la croix, soit à distance, suivant Jésus jusqu'au bout, aidant la mère, partageant les douleurs et les souffrances des deux, fils et mère. On se souvient du rôle actif de Marie-Madeleine ou Véronique, chacune faisant preuve d'empathie à sa manière lors de la passion du Christ. Marie-Madeleine mérite d'être appelée "la grande empathique", pour sa fidélité sans faille et sa confiance en Jésus et sa mère. La présence empathique de Marie-Madeleine et le soutien de Marie lors de la scène de la crucifixion, le partage des pleurs et de la douleur dans son corps sont "l'exemple" d'empathie vers lequel nous devrions tous nous tourner. Toutes les femmes de cette scène montrent un exemple d'empathie profonde et de résilience profonde ; il faut de la résilience pour pouvoir exprimer ces émotions fortes, les vivre dans

---

[1] Lc 23, 27, 49.

son propre corps et les vivre sans perdre de vue les besoins des autres et sans tomber dans l'auto-angoisse ou l'angoisse de soi.

6.4 Empathie dans les écrits et la vie des Saints et dans la spiritualité contemporaine

6.4.1 Edith Stein

Il est difficile d'écrire sur l'empathie du point de vue théologique sans faire référence à une grande Sainte, autrefois appelée Edith Stein, une grande psychologue et philosophe de son temps – ses livres et travaux mentionnés dans les chapitres précédents méritent d'être rappelés[1] – et, plus tard, après avoir rejoint la vie religieuse, elle peut sans doute être considérée comme une grande théologienne. Il est fascinant de constater à quel point une rencontre empathique, de consolation et de condoléances, a été la circonstance mystérieuse qui a conduit Edith Stein à se convertir au christianisme. Dans un texte sur sa biographie, on lit (traduction de l'anglais) :

« …Elle hésita d'abord, sentant qu'elle n'avait pas de mots pour réconforter la femme (qui venait de perdre son mari), la croyant désespérée dans son chagrin. Mais lorsqu'elle rencontra la jeune veuve, elle fut frappée par son attitude résignée, presque sereine. Dans cette attitude, Edith saisit immédiatement la force de la foi chrétienne… »[2].

La première phrase ci-dessus est vraiment pleine de mots liés à l'empathie. Edith, *sentant* le besoin de *réconforter* la femme de son professeur Adolf Reinach et *croyant* qu'elle était *désespérée* dans son chagrin : on voit dans ces paroles le mouvement d'empathie vécu inconsciemment ou automatiquement par la Sainte. Edith ressentit l'envie ou le besoin de consoler et de réconforter. Edith *crut* ! En d'autres termes, elle a automatiquement et spontanément été capable de se mettre dans la situation de la femme de son professeur et d'imaginer ce que cela fait d'être désespérée par la douleur. Je me demande si la Sainte elle-même, qui a écrit sa thèse sur l'empathie, a

---

[1] Edith Stein, *Il problema dell'empatia*, Edizioni Studium, Roma 1985, et *Psicologia e scienze dello spirito: contributo per una fondazione filosofica*, Città Nuova Editrice, Roma 1996.

[2] https://catholicismpure.wordpress.com/2015/08/10/round-the-treasure-house-of-his-love-god-has-set-a-thorny-hedge/, [2025-05-15].

eu la chance de revenir sur cet extrait spécifique de son histoire pour se rendre compte à quel point un moment d'empathie peut être riche, rapide et inaperçu.

Dans la deuxième phrase, une fois de plus la riche dynamique de l'empathie se révèle à travers les faits lorsqu'Edith "a rencontré" la veuve, a pu lire son attitude "calme et résignée", et fut "frappée" par ce qu'elle a vu. On voit ici la réalité derrière l'implication des neurosciences et le rôle des neurones miroirs, quand Edith "a immédiatement saisi la force de la foi chrétienne". Cette lecture ou le reflet de l'attitude de la veuve a laissé une empreinte énorme sur la future Sainte, un tournant dans sa vie ; cela a façonné le reste de sa vie. Pierre van Breemen, racontant ce moment de la vie d'Edith Stein, écrit :

« La visite de condoléances qu'elle fit à la veuve marqua un tournant dans sa vie… Ce ne fut pas seulement une expérience momentanée. Elle façonna le reste de sa vie »[1].

Après la figure inspirante d'Edith Stein et sa contribution à notre thèse sur le concept d'empathie, nous passons à une autre figure.

6.4.2 John Henry Newman

En parcourant quelques écrits spirituels de Saint John Henry Newman, j'ai trouvé cette pensée tirée d'un de ses sermons (traduit de l'anglais), où le Dieu compatissant ou empathique est dépeint avec la plus grande clarté que nous puissions imaginer. Je l'ai trouvée très riche en éléments en corrélation directe avec le thème de l'empathie décrit dans cette thèse, et sous différentes perspectives. Je suggère donc de mettre en évidence ces éléments, ainsi que leur corrélation avec nos discussions faites dans d'autres chapitres.

« Dieu te regarde individuellement, **qui que tu sois**. {125} Il "t'appelle par ton nom". Il te **voit** et te **comprend**, parce qu'il t'a fait. Il **sait** ce qu'il y a en toi, tous tes **sentiments** et **pensées** particuliers, tes dispositions et tes goûts, tes forces et tes faiblesses. Il te **regarde** dans ton jour de réjouissance et ton jour de tristesse. Il **sympathise** à tes

---

[1] Pierre van Breemen, *Trouver Dieu en toutes choses,* Les Éditions du Cerf, Paris 1997, p. 182.

espérances et à tes tentations. Il **s'intéresse** à toutes tes inquiétudes et à tes souvenirs, à toutes les montées et descentes de ton esprit. Il **a compté** les cheveux mêmes de ta tête et les coudées de ta taille. Il **t'entoure** et **te porte** dans ses bras ; Il **te soulève** et **te rabaisse**. Il **note** même **l'expression de ton visage**, qu'il soit **souriant** ou en **larmes**, **sain** ou **maladif**. Il **regarde** avec **tendresse** tes mains et tes pieds ; Il **entend** ta voix, les battements de ton cœur et ta respiration même. Tu ne t'aimes pas mieux qu'Il ne t'aime »[1].

Comme on peut le voir, les mots ou expressions en gras sont ceux qui nous intéressent le plus, car ils contiennent de nombreux éléments d'un Dieu compassionnel/empathique. Dans la première phrase, le “qui que tu sois” mis en évidence rappelle ce qui a déjà été dit sur l'importance du “regard positif inconditionnel” vers l'autre dans l'expérience et le développement de l'empathie (voir chapitre 3 : “Optique psychologique”, section 3.6). Par la suite, le Saint J.H. Newman explique l'amour de Dieu envers chacun, en utilisant les sens tels que “Il te voit”, et d'autres facteurs cognitifs importants tels que “comprend”, “sait”, “tous les sentiments et les pensées”. Ce sont des éléments clés pour la lecture du mental et l'empathie cognitive. Il poursuit ensuite en citant des éléments relatifs à l'empathie affective, comme par exemple “Il voit la joie et la douleur”, “sympathise”, et “s'intéresse”. Nous notons les actions de ce Dieu compassionnel que Newman décrit, à travers les mots “a compté”, “entoure”, “porte”, “soulève”, “rabaisse” ; un retour à l'empathie cognitive, à la lecture du mental et au rôle des sens, selon les mots de Newman : “Il note même l'expression de ton visage, qu'il soit souriant ou en larmes, sain ou maladif”, “regarde avec tendresse”, “entend”. Le Saint conclut enfin son propos en déclarant que l'amour de Dieu ou la compassion de Dieu pour nous – puisque l'amour et la compassion dans la théologie chrétienne ont souvent le même sens –, est supérieur à toute compassion, même à l'auto-compassion.

Nous croyons que cette affirmation forte et profonde est une invitation à imiter la compassion de Dieu. Ainsi, en plus de l'enseignement chrétien bien connu « Tu aimeras le Seigneur ton Dieu de tout ton cœur, de toute ton âme, de toute ta force et de tout ton

---

[1] http://www.newmanreader.org/works/parochial/volume3/sermon9.html [2024-06-16].

esprit, et ton prochain comme toi-même »[1], nous pensons que Newman a voulu nous inviter à regarder encore plus haut et à imiter la compassion de Dieu qui est supérieure à notre auto-compassion. Pour pouvoir imiter ou projeter sur les autres, il faut d'abord être ouvert à la réception ou à la réceptivité (clé importante de l'empathie, abordée au chapitre 3 : “Optique psychologique”). Je voudrais ouvrir une parenthèse ici. Je crois qu'il est connu philosophiquement, ainsi que dans de nombreuses religions – et pas seulement la religion chrétienne – que l'amour, ou la compassion, est une expérience que nous recevons et non une expérience que nous recherchons ou gagnons. Ainsi, dans la même lignée que la dernière déclaration de Saint J.H. Newman, si nous sommes conscients de la compassion de Dieu pour nous, et sommes ouverts à la recevoir avec docilité, alors nous pouvons la projeter sur les autres, reflétant cette compassion envers les autres, après l'avoir vécue en nous-mêmes. C'est ainsi que l'Écriture qui dit “aime ton prochain comme toi-même”, est justifiée, car elle reflète l'amour et la compassion que le soi reçoit de Dieu.

6.4.3 Sainte Marie-Euphrasie, Fondatrice des Sœurs de Notre Dame de Charité du Bon Pasteur

J'ai choisi enfin de consacrer une section à cette grande Sainte et à ses exemples d'empathie. J'ai pensé aussi que ce serait une bonne raison de la choisir, sachant qu'elle avait fondé la congrégation des “Sœurs du Bon Pasteur”. Au début de ce chapitre, nous avons discuté de la parabole du “Bon Pasteur”, comme un exemple approprié de l'enseignement de l'empathie de Jésus à ses disciples. De plus, au moment où j'écris ces lignes, je me trouve dans la Maison Mère, où a vécu la Sainte (elle est décédée à Angers en France). Donc il serait juste de raconter et de mettre en évidence, bien que dans un petit pourcentage, son travail et son héritage en corrélation avec l'empathie.

L'œuvre de Sainte Marie-Euphrasie se caractérise par le fait de sauver les pauvres et les marginalisés, en particulier les femmes et les enfants, de leur misère, en leur offrant un soutien social et en ramenant leur situation à un niveau d'auto-intégrité et d'autosuffisance. A l'occasion du 200e anniversaire de la Sainte (en 1996), la Supérieure Générale de la Congrégation de l'époque a décrit l'esprit et l'œuvre de la Sainte avec ces mots :

[1] Cf. Lc 10, 27.

« Elle a ouvert des maisons pour les femmes rejetées et humiliées par la société, et pour les enfants déjà blessés par les épreuves de la vie. Une maison n'est pas seulement un endroit où l'on peut se nourrir et se loger, mais un lieu où l'on peut vivre et trouver une nouvelle vie. [She opened houses for women rejected and humiliated by society, and for children already wounded by life's experiences. A house is not just food and shelter, but rather a place where one can live and find new life] »[1].

Ainsi nous présentons dans cette section une expérience de vie réelle marquée par une multitude d'initiatives et de comportements empathiques que Sainte Marie-Euphrasie a incarnés tout au long de sa vie de religieuse et de Fondatrice. Les archives comptent 1796 lettres écrites pendant son mandat de Supérieure (1825-1868). Dans la plupart des lettres, elle exprime sa "compassion", utilisant ce mot littéralement, envers son interlocuteur. Ou bien elle a demandé compassion à ceux à qui elle adressait ses lettres. Dans sa correspondance, elle a touché des personnes diverses, Sœurs, bienfaiteurs, Evêques, Cardinaux, Papes, etc. Certains des exemples frappants de son empathie sont présentés dans l'appendice 6.2. J'ai pris le premier volume de ses lettres qui compte les cent quatre-vingt-quinze premières lettres et j'en ai extrait, autant que j'ai pu, ses pensées et sentiments empathiques, indiqués sous la première colonne de l'appendice, tandis que sous la deuxième colonne figurent le numéro de la lettre et la date correspondante.

Il est important de faire attention au français de son époque, qui est légèrement différent, dans certaines "tournures" ou formulation de phrases, du français actuel. Cependant, il est clairement évident, d'après le contenu de l'appendice 6.2, à quel point Sainte Marie-Euphrasie était sensible, attentionnée, cognitivement empathique et altruiste.

On remarque à quel point elle exprime son partage des émotions des autres, avec des exemples comme "je sens vos peines", ou "je le sens bien", ou "vos souffrances me sont sensibles", ou "je prends part aux peines profondes" ou "Ménagez votre santé ; vous souffrez, j'en suis inquiète"[2]. Comme ces expressions "venant du cœur" sont

---

[1] Liliane Tauvette, Supérieure Générale, "Préface", Rome 1996, dans *Lettres de Marie Euphrasie Pelletier*, Tome I *1825-1834*, p. 12.

[2] Appendice 6.2.

attentionnées ! C'est le cœur de la définition du terme empathie : “ressentir ce que l'autre ressent”, ou “partager les sentiments de l'autre” ou encore “vivre les mêmes émotions que l'autre”. On note aussi ses expressions empathiques qui sont une parfaite représentation du miroir des sentiments, telles que “je souffre de les voir souffrir”, ou “je suis peinée qu'elle soit fatiguée”, ou “je souffre de vos peines”, ou “je ne souffre que de vous voir que vous souffrez autant”, ou “je souffre de vous savoir accablée”[1]. Le système de neurones miroirs de la Sainte est activé en connaissant ou en entendant ou en voyant la souffrance des personnes à qui elle écrit. L'instinct altruiste de Sainte Marie-Euphrasie, son impulsion à aider les autres dans le besoin (empathie compassionnelle), ou à les réconforter et à les encourager, sont aussi fondamentalement perçus dans ses paroles. Par exemple : “Je souffre de ne pouvoir vous soulager de suite”, ou “Prenez donc courage”, ou “Oh, si je pouvais la guérir”, ou “mais courage !”, ou “Ah, ..., que je voudrais pouvoir vous aider !”[2].Nous ne pouvons manquer de remarquer à quel point ces mots sont naturels, constamment empathiques et authentiques.

De même que dans les circonstances douloureuses, Sainte Marie-Euphrasie était également empathique dans les joyeuses. L'appendice 6.2 illustre également, à partir du deuxième volume de ses lettres, quelques exemples pour lesquels les mêmes commentaires et analyses utilisés dans les circonstances douloureuses commentées ci-dessus peuvent être appliqués. En ce sens, on note également l'extraordinaire sensibilité de la Sainte dans le partage des sentiments de sa propre joie ou de celle des autres, lorsqu'elle annonce de bonnes nouvelles. Son enthousiasme et sa vivacité sont très surprenants et équilibrés. Cela est particulièrement évident dans les citations de la lettre 208 en annexe. Toutes les notes joyeuses de l'appendice 6.2 parlent d'elles-mêmes et par conséquent, je m'abstiens de commenter davantage pour laisser le lecteur les savourer.

Pour conclure cette section sur cette grande femme d'Église, je peux suggérer que grâce à son souci pour les autres et sa personnalité empathique, l'héritage de Sainte Marie-Euphrasie continue d'atteindre des millions de nécessiteux, de toucher leurs cœurs, de sauver leurs âmes et de rendre leur vie meilleure. En plus d'être la première supérieure générale des Sœurs du Bon Pasteur en 1835, elle fonda 110

[1] Idem.
[2] Idem.

nouveaux couvents sur six continents avant sa mort en 1868[1]. Il n'y a pas si longtemps, la congrégation comptait environ 5500 religieuses, actives et contemplatives, au service du peuple de Dieu dans 68 pays[2]. Aujourd'hui, à partir des dernières statistiques de 2021, selon une porte-parole de la maison générale internationale de la congrégation à Rome, il y a 2786 religieuses servant dans 68 pays. Ces chiffres et réalisations nous invitent à postuler que l'empathie avec les autres ou avec les gens qui nous entourent est sans aucun doute “la voie” vers un monde meilleur. L'empathie nous permet de surmonter les obstacles et de ne voir ou de viser que le “bien”. Rien de mieux que les paroles de la Sainte pour conclure cette partie de la thèse :

« Je confesse aussi que pour les Œuvres, je suis trop vive et ardente ; le zèle que j'ai pour le salut des âmes abandonnées m'empêche de voir les obstacles, **je ne vois que le bien** »[3].

6.4.4 Spiritualité contemporaine

Nous avons vu dans la section 6.3.3 de ce chapitre que les femmes sont par nature plus empathiques que les hommes. La raison pour laquelle j'ai choisi de commenter les écrits de deux femmes, Joyce Rupp et Chiara Lubich, n'est ni pour renforcer cette découverte scientifique, ni pour la justifier". Oui, les femmes sont plus empathiques", mais uniquement parce que je les trouve correspondantes au thème de cette thèse. Cela dit, Joyce Rupp, une écrivaine religieuse et spirituelle contemporaine, soutient que le fondement de notre relation avec Dieu et de la vraie prière est l'amitié basée sur l'affection. Cette paix affective soutient en arrière-plan la qualité d'un amour durable et fidèle au premier plan envers notre Créateur. Certains d'entre nous, qui vivent un lien affectif avec le Divin, constatent que leur amour reste fort et constant avec une relation toujours croissante, comme dans les relations humaines, basée sur un engagement qui ne vacille pas entre les hauts et les bas de la vie. Parfois, cette partie émotionnelle peut être présente dans notre relation avec Dieu, mais nous la négligeons presque, jusqu'à ce que nous réalisions à travers une expérience particulière, comment Dieu

---

[1] http://goodshepherdsisters.org/foundress.htm [2024-06-16].

[2] Ibid.

[3] Marie-Euphrasie Pelletier, “Lettre 435”, Angers, le 8 octobre 1837 dans *Lettres,* Tome III *1837-1838,* p.101.

nous pousse à aimer à travers les personnes que nous rencontrons chaque jour[1]. Cette brève mention sert donc à démontrer l'existence et le rôle de l'aspect affectif/émotionnel de l'empathie, même au niveau spirituel ou de la prière, lorsque l'on vit une relation avec Dieu.

Des extraits de *Il trattatello innocuo (Petit manifeste inoffensif)*, écrit par Chiara Lubich à Trente en 1950, sont ici suggérés pour leur lien significatif avec le concept d'empathie. Chiara a écrit, évidemment dans une pédagogie centrée sur le Christ, qu'être un avec son prochain, c'est vivre les souffrances et les joies des autres. Puisque Jésus vit dans notre prochain, cela signifie être crucifié avec Jésus dans notre prochain dans les situations de douleur et se réjouir avec Jésus dans notre prochain dans les situations de joie. Chiara vise incroyablement juste lorsqu'elle décrit ce processus comme "entrer dans", puisque la traduction du mot empathie, du terme allemand *Einfühlung* ou du grec *Empatheia*, est *se sentir dans*. De plus, Chiara poursuit en expliquant que ce processus d'"entrer dans" nos prochains provoque leur renaissance ! En d'autres termes, l'empathie donne vie à l'autre. Ce qui ressort de ces paroles de Chiara, c'est encore la métaphore de l'empathie comme "oxygène" des relations. Il existe des liens notables avec ce que nous avons déjà identifié à l'empathie, précédemment et dans divers chapitres de cette thèse[2].

Je voudrais également souligner un autre extrait qui montre clairement l'importance du concept d'empathie affective. Dans le paragraphe suivant, Chiara explique comment en s'aimant les uns les autres nous devenons "un". L'unité, en fait, est la devise du mouvement qu'elle a créé. Voici l'extrait :

« La charité seule importe. Et nous sentant ainsi pécheur avec un frère qui a péché, dans l'erreur avec un frère dans l'erreur, ayant faim avec un frère qui a faim, excommunié avec un frère excommunié, la Vie qui était en nous passait en lui et il nous aimait à son tour. Il revoyait la Lumière parce qu'il avait perçu l'amour. Dans la Lumière il retrouvait l'espérance qui chassait le désespoir. Et il retrouvait la charité envers nous et envers tous »[3].

---

[1] Cf. Joyce Rupp, *Prayer,* Orbis books, Maryknoll NY 2007, p. 24-26.

[2] Cf. Chiara Lubich, "Essere uno col fratello", Trente 1950, https://chiaralubich.org/non-categorizzato/essere-uno-col-fratello/ [2024-06-15].

[3] Ibid.

En lisant ce passage, je trouve que si le mot "amour" était remplacé par le mot "empathie", le sens profond et l'impact sur le lecteur seraient restés parfaitement intacts. L'empathie, selon le texte ci-dessus, est le partage de toutes les conditions avec notre prochain, que ce soit la condition de la faim, du péché, de l'erreur, de l'excommunication, etc. De plus, dans ses mots "la Vie qui était en nous passait en lui et il nous aimait à son tour", Chiara touche magnifiquement le concept de "miroir" ou "système de neurones miroir" et ses effets positifs fructueux dans l'expérience de l'empathie ou "d'aimer le prochain". Nous voyons cet effet aussi dans les mots : "parce qu'il avait perçu l'amour et dans la lumière..., la charité envers nous et envers tous". Ainsi, lorsqu'un individu ressent l'empathie d'un autre, cet individu devient charitable envers tous les autres. Je ne peux décrire ces extraits de Chiara que comme "une danse de l'empathie", une danse vraiment harmonieuse où plus nous faisons preuve d'empathie les uns envers les autres, plus nous sommes "un", évoluant avec élégance dans la vie, dans une danse harmonieuse et paisible.

Enfin, il convient particulièrement de souligner les paroles de Chiara lorsqu'elle décrit l'empathie de Jésus envers nous et son partage de tous les états et sentiments humains, nous enseignant à travers des exemples et l'effet miroir (*mirroring*) à faire finalement de même avec les autres. Je note en caractères gras les phrases qui me touchent le plus et qui illustrent, encore une fois, les concepts fondamentaux de l'empathie, tels que la prise de conscience cognitive de l'autre, l'ouverture à l'autre, l'adoption du point de vue de l'autre, l'effet miroir dans les deux sens, de l'autre à moi et de moi à l'autre, etc. :

« Lui s'est fait un avec nous pour nous amener au Père, ténèbre avec nous ténèbres pour nous éclairer, péché avec nous pécheurs, douleur avec nous dans la douleur, mort avec nous morts pour nous donner la vie et nous faire ressusciter avec Lui ressuscité. C'est ainsi que nous devons traiter **chaque frère qui nous approche. Se faire le prochain**, come Jésus, **pour que le prochain fasse de même**. Autrement dit, lui donner cette plénitude de joie que la vie communautaire, dans l'amour mutuel, nous avait donnée »[1].

[1] Ibid.

À travers cette analyse des paroles de Chiara sur l'amour et l'unité et leur relation avec l'empathie, nous sommes prêts à affronter la section suivante, sur l'empathie et la vertu théologale de la charité.

6.5 Empathie et la charité de la triade théologique

La charité dans la première lettre de saint Paul aux Corinthiens a une primauté parmi les trois vertus théologales : foi, espérance et charité. Au verset 13, saint Paul écrit : « Maintenant, ces trois choses demeurent : la foi, l'espérance et l'amour ; mais la plus grande des trois est l'amour » [1] . Cela véhicule l'idée que, avec la foi, nous pourrions atteindre une vision claire, fruit de cette dernière, tout comme avec l'espérance nous pourrions atteindre la chose espérée ou satisfaire le désir espéré. Les fruits de la foi et de l'espérance peuvent être obtenus progressivement en restant ferme en eux. L'amour ou la charité, d'autre part, demeure continuellement et c'est pourquoi elle est la plus grande des trois vertus. Nous ne pouvons cesser d'aimer, ou de faire des actes de charité, ou d'aider les autres, si nous sommes conscients de ce don. Autrement dit, l'amour vécu ne s'arrête jamais, il est continu, “il ne prend pas sa retraite”. L'amour est le stimulus ininterrompu de notre “raison d'être”. C'est notre “raison d'être”.

Après un raisonnement logique, j'arrive à cette conclusion : on peut avoir de l'empathie sans amour, mais on ne peut pas avoir de l'amour sans empathie. Donc, si nous proclamons que “Dieu est amour”, alors nous proclamons implicitement que “Dieu est empathie”. L'amour englobe l'empathie.

Quand nous avons dit dans d'autres chapitres que l'empathie est relationnelle, je peux saisir ce point du discours pour approfondir la relation entre les êtres humains et le Divin. Dans toute religion ou spiritualité, la relation entre le Divin et la création, en particulier avec nous les êtres humains, est marquée par l'empathie ; plus précisément, dans cette perspective théologique, la relation se caractérise par une empathie continue. Ce qui veut dire qu'à partir du moment où l'on croit, par exemple, que Dieu le Créateur donne la vie aux êtres, il n'y a aucun doute que le Créateur fait ce travail par amour et empathie pour le bien de la création. Le Divin nous invite à collaborer à cet effort. Nous réagissons avec empathie à cette invitation et nous coopérons. Quand Dieu commence quelque chose, Il ne laisse jamais le reste à

---

[1] 1 Cor 13,1-13.

notre réalisation. De même quand nous débutons une coopération avec Dieu, nous ne pouvons pas dire : “Pour le reste Dieu prendra soin”. Pour qu'une coopération et une relation de travail soient satisfaisantes, épanouissantes ou significatives, l'amour – et donc l'empathie – ont besoin d'être constamment présents dans la relation. Cette notion de continuité essentielle de l'empathie coïncide en effet avec le “phénomène phylogénétiquement continu de l'empathie” évoqué dans l'“Introduction” du Chapitre 3 : “Optique psychologique”. L'empathie est fondamentale dans nos relations spirituelles et humaines, ainsi que dans nos relations avec les autres créatures.

6.6 Empathie et autorégulation ou "maîtrise de soi" et les fruits de l'Esprit Saint

Comme indiqué au chapitre 3 : “Optique psychologique”, la régulation des émotions, l'autorégulation, le contrôle des émotions, la maîtrise de soi (contrôle de soi) et la régulation de l'agressivité sont souvent évoqués, car ce sont les éléments cruciaux de l'expression de l'empathie et sont définis comme les effets positifs de la formation à l'empathie dans les écoles. En écrivant le chapitre sur “Optique psychologique”, j'ai réalisé que ce concept d'autorégulation est, dans la foi chrétienne, l'un des neuf fruits de l'Esprit Saint. Je me rends compte maintenant que sa relation avec l'empathie n'est pas seulement remarquable dans le chapitre 3 : “Optique psychologique”, mais aussi au sein des neuf fruits, nous voyons un lien clair avec l'empathie. Je m'explique.

Saint Paul a écrit : « Mais ce que l'Esprit Saint produit, c'est l'amour, la joie, la paix, la patience, la bienveillance, la bonté, la fidélité, la douceur et la maîtrise de soi »[1]. Les neuf fruits incarnent implicitement le concept d'empathie et, par conséquent, ne peuvent manquer de se traduire par un acte d'empathie. Par exemple, si nous prenons le fruit “amour”, comme nous l'avons vu au paragraphe 6.4.4 précédent, avec les mots de Chiara Lubich, nous voyons que l'empathie et l'amour vont de pair. Nous avons vu au paragraphe 6.5 que l'amour ou la charité dans la triade théologique inclut l'empathie. La joie et la paix sont aussi les émotions qui accompagnent et/ou dérivent du comportement empathique. L'empathie avec l'autre – dans la souffrance comme dans la joie – ne peut que nous faire ressentir de

[1] Gal 5, 22-23.

la joie et de la paix dans nos cœurs. La patience, la bienveillance et la bonté sont tous des éléments constitutifs de l'ouverture qui facilite le développement du comportement empathique, comme on le voit au chapitre 3 : “Optique psychologique”. Nous avons besoin de patience pour nous écouter et nous comprendre, nous avons besoin de bienveillance pour interagir avec les autres de manière empathique. Il faut de la bonté pour prendre du temps avec l’autre et partager ses sentiments.

Enfin, la personne empathique est celle qui est capable d'être fidèle à certaines normes de bonté, incarnées en elle-même et dans les autres. Par exemple, il est difficile de voir Judas Iscariote trahir Jésus et en même temps accomplir un acte d'empathie envers un mendiant. La fidélité intérieure, c'est-à-dire envers soi et la fidélité extérieure, c'est-à-dire envers l'autre, sont nécessaires pour faire l'expérience de l'empathie. La bienveillance est également importante dans l'acte d'empathie, car la bienveillance envers soi-même aide à éviter la détresse personnelle ou la détresse émotionnelle (et ici, la maîtrise de soi entre en jeu). En d'autres termes, la bienveillance envers soi-même aide à catalyser la maîtrise de soi, tout en reflétant la douceur et la maîtrise de soi envers l'autre avec qui nous empathisons, pour l'aider à se calmer.

Après cette mise en lumière intrigante de la relation, intra-relation et inter-relation, entre les fruits de l'Esprit et l'empathie, ainsi qu'entre la maîtrise de soi, les autres fruits de l'Esprit et l'empathie, nous passons maintenant à la discussion sur la “règle d'or” !

6.7 Empathie et la règle d’or

Je dois avouer que lorsque je faisais ma première phase de recherche qui m'a amenée à choisir un sujet sur l'empathie, la règle d’or « Faites pour les autres tout ce que vous voulez qu'ils fassent pour vous »[1] fut la première pensée qui m'est venue à l'esprit et qui a été inscrite dans mes premières notes. Je suis convaincue, et j'espère que le lecteur l'est aussi, que cette règle est certainement le meilleur des exemples d'"“empathie en action”. Bien qu'il s'agisse d'une citation universelle, présente dans plusieurs religions, la version chrétienne enseignée par Jésus dans l'Évangile de Matthieu est considérée comme l'enseignement le plus complet ou le plus parfait de toutes les

[1] Mt 7, 12.

religions. Serait-ce un point de vue subjectif ? Le lecteur peut se le demander. Je ne crois pas, car cela vient d'une position objective sincère, avec un réel effort pour concilier mes capacités cognitives et ma sagesse du cœur, quelle que soit la religion à laquelle j'adhère. Voici pourquoi la règle d'or chrétienne mérite la meilleure note : les citations de la règle d'or des diverses religions du monde, telles que le judaïsme, le bouddhisme, l'hindouisme, le confucianisme, le bahaï et le zoroastrisme, enseignent simplement à "ne pas faire de mal" et sont ainsi décrites comme non proactives : elles manquent de promouvoir le bien des autres et invitent seulement à éviter de leur nuire. Quant aux versions de la règle d'or dans l'islam et le taoïsme, elles sont passives, elles n'invitent pas à faire du bien aux autres, même si elles encouragent à ne pas nuire ou à simplement souhaiter du bien aux autres[1]. L'appendice 6.3 donne la liste des différentes versions de la règle d'or du point de vue de chacune des religions indiquées ci-dessus.

Ceci dit, voyons ce qu'il y a dans ce verset de Matthieu « Faites pour les autres tout ce que vous voulez qu'ils fassent pour vous » en ce qui concerne l'empathie. Je le vois comme une boussole pour notre vie morale. Il contient de nombreux éléments liés à l'empathie cognitive, affective et compassionnelle. L'expression "*Tout ce que*" par exemple, regroupe tous les sentiments et expériences que la règle incite à partager. Ce qui veut dire que quelle que soit la situation dans laquelle se trouve notre voisin – triste ou joyeux – nous sommes encouragés à nous mettre à sa place et à nous poser des questions telles que "comment me sentirais-je si j'étais ce prochain ?", "qu'est-ce que je voudrais qu'on me fasse, si j'étais dans la même situation que mon voisin ?", etc. Cela nous ramène exactement et de manière extraordinaire à la dynamique du "système de neurones miroirs", à l'adoption du "point de vue de l'autre", au discours de perception versus projection. Nous sommes également encouragés à partager les sentiments de notre prochain, à les comprendre, à nous y ouvrir, à être réceptifs à l'expérience de l'autre et à vivre par nous-mêmes ce que l'autre vit. De plus, les mots "*faites pour*" ainsi que la tournure positive de la phrase, favorisent une démarche proactive, pour passer à l'action et montrent un comportement empathique de compassion envers l'autre. C'est un enseignement basé sur l'amour, sur l'ouverture aux autres, sur la pro-activité pour faire du bien aux autres, sur le

[1] C.f. https://www.nrm.org/2018/03/golden-rule-common-religions/ [2024-06-16].

reflet de l'empathie et de l'amour envers les autres. L'empathie est enseignée, à travers le reflet ou rayonnement/*mirroring* de l'empathie en effectuant des actes empathiques.

En réalité, ce que nous voyons dans ce verset « Faites pour les autres tout ce que vous voulez qu'ils fassent pour vous », est la synthèse de la vie morale que Jésus lui-même nous a montrée à travers ses expériences vécues et ses paraboles pédagogiques. Cette vie morale est fondée sur la meilleure des trois vertus théologales, comme l'écrivait saint Paul : « …la plus grande des trois est l'amour ». Comme nous l'avons vu dans la section 6.5 ci-dessus, l'amour/la charité exprime l'empathie. Le verset de la règle d'or comprend également, sous ses ailes, les paroles de Chiara Lubich, qui en prêchant et en demandant l'unité, rejoint des concepts d'empathie et de partage des sentiments des autres.

Il est important de noter la simplicité de la règle exprimée dans les paroles de Jésus. Elle est facile à comprendre, elle ne nécessite pas de hautes compétences intellectuelles pour en saisir le sens et la mettre en pratique. C'est une phrase très simple, que même un enfant peut comprendre et appliquer dans la vie de tous les jours. Elle montre les compétences pédagogiques phénoménales de Jésus, quelque chose qui pourrait être le sujet d'une thèse entièrement différente si nous devons commenter ces compétences ! Mais une chose est sûre maintenant, c'est que nous rendons justice à la règle d'or chrétienne en suggérant que c'est le meilleur enseignement de l'empathie dans toute l'Écriture Sainte.

Résumé

Dans l'espoir d'avoir atteint, dans ce chapitre, l'objectif de démontrer la richesse des textes théologiques et spirituels avec des exemples d'enseignement de l'empathie ou simplement de l'incarner, nous avons essayé de mettre en évidence les concepts récurrents étudiés dans les autres chapitres et de montrer le lien avec la perspective théologique. Ceci, en fait, démontre la caractéristique interdisciplinaire du concept d'empathie. Le fait d'avoir abordé le sujet en faisant référence à la Bible et à la vie ou aux écrits d'une sélection de Saints et d'auteurs spirituels contemporains, nous a aidés à confirmer que le comportement empathique est enraciné dans l'éducation et le reflet, que ce soit par l'imitation, ou l'éducation par l'exemple, ou l'enseignement, ou le tutorat, etc. Par ailleurs, ceci nous a conduits à mettre en évidence le rapport crucial de l'empathie avec certains concepts théologiques ou confessionnels, tels que “la triade théologique”, “la règle d'or” et “la maîtrise de soi, comme fruit du Saint-Esprit”. Nous sommes maintenant prêts à conclure cette thèse sur le cerveau empathique comme base neurale du comportement moral.

CONCLUSION

Nous avons commencé cette thèse avec un chapitre qui aborde exclusivement le concept d'empathie, où nous analysons et proposons différentes définitions tirées de théoriciens de diverses disciplines. Il est maintenant temps de proposer les trois meilleures définitions (dans la langue originale dans laquelle elles ont été rédigées) par ordre de préférence personnelle, toutes trois extraites du chapitre 1 : “L'empathie”.

1. « La relation empathique est une compréhension du cœur dans laquelle nous voyons la beauté dans l'autre personne, l'énergie divine dans l'autre, la vie qui y est vivante. [Empathic connection is an understanding of the heart in which we see the beauty in the other person, the divine energy in the other person, the life that's alive in them] ». – Marshal Rosenberg

2. « Sympathiser avec les autres, c'est recevoir par la communication leurs inclinations et leurs sentiments, aussi différents soient-ils – voire contraires – aux nôtres. [To sympathize with others is to receive by communication their inclinations and sentiments, however different from, or even contrary to our own]. – David Hume

3. « Percevoir le cadre de référence interne d’une autre personne avec précision, avec les composantes émotionnelles et les significations qui s’y rapportent, comme si on était l’autre personne, mais sans jamais perdre la condition du "comme si". [To perceive the internal frame of reference of another with accuracy and with the emotional components and meanings which pertain thereto, as if one were the other person, but without ever losing the ‘as if’ condition] ». – Carl Rogers

La raison pour laquelle je considère ces trois définitions comme les meilleures, est que la première combine harmonieusement l’interaction continue entre le cœur, le mental, la beauté, l’énergie et la vie dans l’expérience de l’empathie ; la seconde souligne le rôle de concepts philosophiques tels que la réceptivité, l'ouverture aux autres et la capacité de percevoir au-delà de notre perspective ; la troisième souligne l'importance de partager et de comprendre avec précision l'état émotionnel des autres, “come si” l'un était l'autre, mettant en garde contre le risque de tomber dans l'auto-détresse et de ne pas pouvoir accomplir l'acte de compassion lorsque la condition “come si” n'est pas remplie.

Nous nous attendions également à ce que de nouvelles définitions apparaissent au fur et à mesure de l'élaboration de cette thèse. Voici donc ce que nous pouvons en déduire :

- Du chapitre 1 : “L'empathie”, une définition est proposée : « L'empathie est de vivre l'expérience que nous observons en l'autre et que ce dernier est en train de vivre ». Le mot “observer” fait référence à l'aspect cognitif et à l'effet miroir (*mirroring*). Le mot “vivre” inclut l'aspect affectif et compatissant, c'est-à-dire ressentir avec l'autre, partager ce ressenti dans notre propre corps, et agir à partir de ce sentiment partagé pour le bien de l'autre et de soi.
- Du chapitre 4 : “Optique philosophique”, section 4.4.1, certains éléments qui aident à définir l'empathie sont identifiés, par exemple : « L'empathie est une forme de réceptivité à l'autre, où l'on s'ouvre de manière expérientielle aux affections, sensations et émotions que l'autre éprouve ».

De plus, il est important d'attirer l'attention sur certaines métaphores intéressantes que nous avons identifiées par cette étude du concept d'empathie. Même si ce ne sont que des métaphores, elles pourraient être utiles si elles sont intégrées dans une définition, car elles symbolisent des slogans faciles à comprendre et à se souvenir :

- Toujours du chapitre 4 : “Optique philosophique”, section 4.4.1, nous pouvons suggérer la métaphore philosophique associée à l'empathie par le psychologue Kohut : « L'empathie est l'oxygène qui respire la vie dans la relation entre un individu et l'autre ». C'est une description simple mais très importante et concrète de tout ce que représente l'empathie – un axiome facile à comprendre et à se souvenir.
- Et c'est ma meilleure suggestion, inspirée par les paroles de Slote dans le chapitre 4 : “Optique philosophique”, section 4.4.2 que je me permets de reformuler : « L'empathie est le ciment qui maintient notre société éthique ». La raison pour laquelle je préfère cette suggestion est qu'elle résume avec une métaphore tous les chapitres de cette thèse. Le sens proposé est que lorsque le cerveau humain est éduqué dès son plus jeune âge pour devenir empathique, les neurones qui s'activent ensemble pour créer un réseau empathique de

connexions, se lient comme du béton, donnant ainsi à l'empathie un rôle solide et certain, d'amener des générations et des sociétés à une coexistence éthique et pacifique permanente.

Avant de clôturer le discours sur la définition du terme empathie, je voudrais proposer ma définition :

« L'empathie est une force qui motive à l'action – une action complètement orientée vers le bien et totalement libre de tout préjugé ou sélectivité – déclenchée par la conscience de percevoir l'état émotionnel d'autrui au-delà de notre point de vue, de partager cet état et d'y agir de manière appropriée ».

Cette définition, sans surprise, inclut la connaissance (*percevoir*), le *sentir* dans notre propre corps et le *partage* de l'expérience que nous observons en l'autre et que ce dernier est en train de vivre. L'aspect innovant, cependant, est "la force motivationnelle à l'action" que souligne cette définition. Par l'action motivationnelle, nous pouvons rendre l'expérience partagée supportable (si la souffrance est impliquée) ou doublement agréable (lorsqu'il s'agit d'une expérience agréable). C'est pourquoi nous soulignons l'expression "agir de manière appropriée", afin que l'aspect compatissant ou l'action compatissante soit réalisée avec équilibre et régulation de l'émotion, libre de toute angoisse émotionnelle. La *force motivationnelle à l'action* inclut implicitement les trois aspects de l'empathie : cognitif, affectif et compatissant. La définition combine la perception avec le ressenti d'un état émotionnel et l'action en conséquence. Cela conduit à un comportement dont la métaphore philosophique induite s'articule de la manière suivante :

Tout comme l'âme est pour le corps, une forme, une réalité, et le corps est une potentialité pour l'âme, de même l'empathie est pour le comportement moral, une forme, une réalité ; et le comportement moral est une potentialité pour l'empathie. L'empathie façonne notre comportement moral et lui donne vie.

Avec cette dernière et, espérons, "définitive" métaphore encadrant la définition du terme empathie, passons maintenant aux autres observations finales.

À travers le chapitre 2 : "Données de la neuroscience", nous avons justifié la plasticité du cerveau et sa capacité d'apprentissage en expliquant comment se déroule le développement neuronal de l'enfance à l'âge adulte. Nous avons expliqué l'impact potentiel de l'éducation, de l'apprentissage et de l'environnement dans lequel on grandit pour que les zones du cerveau liées à l'empathie se développent pleinement. Nous avons démontré comment le cerveau et le mental travaillent à l'unisson pour façonner notre comportement et façonner également notre vie.

Cette dynamique et cette relation entre corps-mental-comportement ont ouvert la voie à la description, avec une "optique psychologique", comment l'empathie navigue depuis les émotions et les sentiments déclenchés par l'observation et la mémoire, jusqu'à un état d'adéquation avec notre raisonnement et nos connaissances, jusqu'à obtenir une réponse corporelle à travers laquelle l'empathie se manifeste dans le comportement. L'"optique psychologique" de ce sujet nous a aidés à mieux comprendre les trois aspects de l'empathie "cognitif, affectif et compassionnel". Elle a également montré comment, en cultivant l'empathie, nous pouvons également réduire l'intimidation/harcèlement (*bullying*), réduire les malentendus causés par le piège de l'empathie et sensibiliser à l'importance de l'empathie en tant que centre de notre survie sociale.

L'"optique philosophique" a joué un rôle déterminant en reliant ce rôle central de l'empathie en tant que fondement du comportement moral à de nombreux domaines de notre vie quotidienne, tels que les sciences sociales, les sciences de la vie ou de la santé et les sciences politiques. Grâce à l'"optique philosophique", nous avons acquis une meilleure compréhension de l'empathie en relation avec les concepts de "perception" et "projection", ainsi que les vertus de "l'altruisme" et de "l'ouverture". En naviguant entre philosophie ancienne et philosophie moderne, nous avons mis en lumière l'unité psycho-socio-physique de l'être humain, renforçant l'indéniable relation "mental-corps-comportement" ou "âme-corps-comportement" dans l'expérience de l'empathie. Par ailleurs, une exploration philosophique de la relation "je-tu" avec "l'autre", par opposition à la relation "je-chose", a été utile pour souligner les éléments qui conduisent à un comportement empathique.

Dans l'"optique juridique", nous avons découvert à quel point l'empathie constitue *l'essence de l'art de juger*. D'un autre côté, les témoignages et avis d'experts affirment de manière convaincante qu'il est peu probable que l'introduction des neurosciences dans les salles d'audience influence la prise de décision ou la détermination de la peine. De nombreux experts s'accordent sur le fait que les neurosciences n'identifient pas la cause du comportement humain, mais montrent uniquement la corrélation entre les fonctions cérébrales et le comportement humain. Nous avons également constaté que la responsabilité personnelle est un concept social, comme l'empathie, et ne peut être évaluée sur la base d'une vision déterministe ou de preuves issues de la science du cerveau. Nous avons finalement démontré la relation entre l'empathie et la socialisation morale, et une corrélation positive entre ces dernières a été déterminée, c'est-à-dire que plus l'empathie est grande, plus la socialisation morale est élevée. Il a été démontré qu'un niveau élevé d'empathie réduit la criminalité.

Dans l'"optique théologique", nous avons pu confirmer l'aspect interdisciplinaire de l'empathie. À travers une sélection de textes bibliques et d'écrits spirituels, nous avons mis en évidence la récurrence de concepts abordés dans les chapitres précédents et en lien étroit avec l'empathie, comme le phénomène miroir (*mirroring*), l'imitation, l'enseignement, le tutorat et l'éducation par le bon exemple. Une relation vitale a également été illustrée entre l'empathie et les concepts liés à la foi, tels que la "règle d'or", la "triade théologique : foi, espérance et charité", et la "maîtrise de soi" connue dans la foi chrétienne comme fruit du Saint-Esprit.

Les arguments de la thèse nous ont montré que les facteurs de l'environnement dans lequel nous vivons, tels que les comportements et les "modèles de comportement" des parents, des enseignants et d'autres personnes qui nous influencent, forment en grande partie un répertoire de réponses comportementales qui nous permettent d'affronter des situations de la vie, à mesure que nous passons de l'enfance à l'adolescence, puis à l'âge adulte. Nous espérons donc à ce stade avoir convaincu le lecteur qu'une grande partie de l'empathie qui est en nous vient de l'apprentissage. Pour justifier davantage cette affirmation, prenons cet exemple concret. Dans une famille de 3 garçons et 3 filles, 2 garçons et une fille font preuve d'un niveau d'empathie supérieur à la moyenne. Les 3 autres enfants ne sont pas aussi empathiques. Ils pourraient être classés à l'extrémité inférieure du niveau moyen d'empathie. Certes, cette différence n'est due ni aux gènes ni aux hormones. Cela est dû à la capacité d'un individu à apprendre des expériences auxquelles il est confronté jour après jour. Ces trois enfants semblent apprendre plus lentement que les autres frères et sœur. Et comme nous le savons, la vie est une courbe d'apprentissage inachevée. Par conséquent, si cette catégorie de personnes au rythme d'apprentissage lent continue à être accompagnée et éduquée lors de l'exposition à des expériences d'empathie, elles devront tôt ou tard acquérir un niveau d'empathie satisfaisant supérieur à la moyenne.

N'est-ce pas une question d'épigénétique ? (Définition traduite de l'anglais : « l'étude des changements dans les organismes provoqués par une modification de l'expression des gènes, plutôt que par une altération du code génétique lui-même »)[1]. En d'autres termes, les changements vont au-delà de la séquence sous-jacente des gènes hérités (épi = au-dessus, au-delà, externe). Ces modifications épigénétiques peuvent être héritées et sont influencées par des facteurs environnementaux[2]. En vue de ce bref exposé sur l'épigénétique – rappelant et confirmant ce qui a été longuement discuté dans le chapitre 2 : "Données de la neuroscience", section 2.5 – ces facteurs environnementaux évoqués pourraient bien être l'apprentissage, les expériences éducatives et l'environnement.

Un fait clair apparaît : le pouvoir des expériences de vie modifie les "données" génétiques du comportement. L'éducation ne peut pas changer tous les gènes ni modifier tous les tics nerveux – mais ce que les enfants vivent jour après jour sculpte leurs circuits neuronaux[3]. Nous rappelons les résultats qui suggèrent que les femmes, en général, font mieux ou plus souvent preuve d'empathie que les hommes (voir Chapitre 2 : "Données de la neuroscience", section 2.4). Peut-être devrions-nous attribuer cette différence aux expériences empathiques auxquelles les femmes sont naturellement et souvent exposées et qui influencent leur structure épigénétique – sachant que les femmes jouent un rôle fondamental dans l'éducation des enfants.

Les recherches futures dans le domaine de l'épigénétique seraient probablement innovantes pour l'ensemble du sujet défendu par cette thèse. Mais ce que nous avons pu accomplir ici, c'est renforcer le rôle du cerveau empathique dans un certain nombre de domaines auxquels nous, les humains, sommes confrontés dans nos vies et dans notre société. Les effets des relations empathiques sur notre biologie devraient nous inciter à repenser de diverses manières nos institutions sociales pour le mieux.

---

[1] https://languages.oup.com/google-dictionary-en/, [2024-08-03].

[2] Cf. http://www.merriam-webster.com/ [2024-08-03].

[3] Cf. Daniel Goleman, *Social intelligence – the new science of human relationships*, Arrow Books, London 2007, p.161.

La nature et l’éducation vont de pair pour parvenir au développement de l’empathie. Eventuellement, au rythme où progressent les neurosciences, nous pourrions arriver à un point où la science trouvera un moyen de modifier le neurone de 10 cm et de créer des connexions dans le cerveau pour rendre les personnes empathiques, si c'est la seule solution qui reste. Notre plus grand espoir et notre plus grande conviction est que les parents, les éducateurs, les gestionnaires, les agents et les assistants de santé, ainsi que chaque membre de la société, peuvent jouer un rôle dans l'enseignement de l'empathie grâce aux neurones miroirs et au système d'imitation que possède notre cerveau. Pour que ce soit encore plus clair, nous avons fait une analogie dans le chapitre 2 : “Données de la neuroscience” entre l'apprentissage de l'empathie et l'apprentissage des langues. De même, nous souhaitons faire une autre analogie : nous savons tous que n’importe qui peut apprendre à jouer de la musique – nous ne deviendrons certainement pas tous Mozart ou Chopin – mais il est certain qu’avec une certaine persévérance, patience, concentration et attention, tout le monde peut apprendre la musique. Idem avec l'empathie : tout le monde peut l'apprendre !

Le psychologue Simon Baron-Cohen suggère la courbe en cloche de l'empathie. Ses recherches révèlent que nous nous situons tous quelque part sur un spectre d'empathie (Fig. Conclusion.1), c'est-à-dire que, selon le degré d'empathie que nous possédons, nous pouvons nous aligner sur la partie supérieure de la courbe, où la plupart des gens se situent en termes de niveau d'empathie, ou bien sur le côté inférieur droit de la courbe pour une empathie élevée, ou sur le côté inférieur gauche de la courbe pour une empathie faible[1].

[1] Cf. Simon Baron-Cohen, “The empathy bell curve”, in *Phi Kappa Phi*, spring 2011, p. 11, http://www.phikappaphi.org/forum/spring2011/articles/pkpforum_spring2011_empathy.pdf.

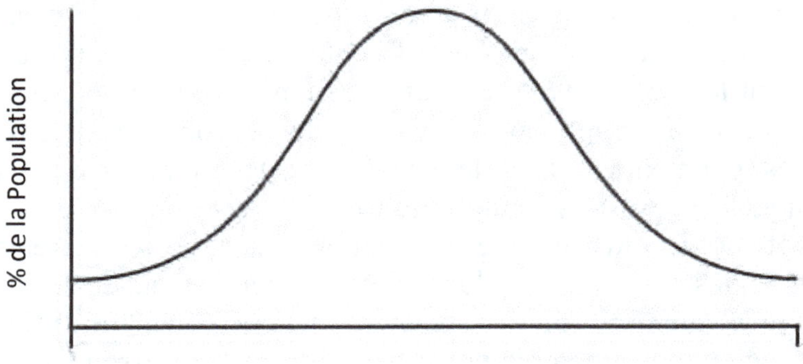

Fig.Conclusion.1 – Spectre de l'empathie

Alors, pour nous tous qui essayons d'atteindre le sommet de la courbe en cloche ou le côté droit de la courbe d'empathie, je fais référence à cette citation encourageante de Maya Angelou, auteure et poète américaine, une citation qui résume magnifiquement l'importance de l'empathie entre les personnes, les sociétés ou les nations : « *People will forget what you said, people will forget what you did, but people will never forget how you made them feel* ».[1] Traduite ce serait : « Les gens oublieront ce que vous avez dit, les gens oublieront ce que vous avez fait, mais les gens n'oublieront jamais ce que vous leur avez fait ressentir ». Il est peut-être temps pour nous tous d'apprendre à faire en sorte que les gens se sentent mieux grâce à des actes d'empathie. De quoi avons-nous peur ?

Nous ne devrions pas avoir peur de faire preuve d'empathie. Selon Marianne Williamson, enseignante spirituelle, écrivaine et conférencière, (paraphrasant) :

« …C'est notre lumière qui nous effraie le plus, notre plus grande peur est que nous sommes puissants au-delà de toute mesure… qui sommes-nous pour ne pas laisser briller notre propre lumière… nous sommes tous censés rayonner… ».[2]

En reformulant en termes d'empathie, nous pouvons dire que "nous sommes tous destinés à faire preuve d'empathie", et si nous ne le

[1]Maya Agelou, *Quotes*, https://www.goodreads.com/author/quotes/3503.Maya_Angelou, [2024-06-16].

[2] Cf. Marianne Williamson, *A Return to Love: Reflections on the Principles of "A Course in Miracles"*, HarperCollins Publishers, New York 1992, p. 190.

faisons pas, nous pouvons alors tomber dans le grave danger de “l'indifférence”.

Dans les textes de psychologie, on retrouve “l'indifférence” parmi les opposés de l’empathie. Et cela a du sens lorsque le professeur et militant politique Elie Wiesel, lauréat du prix Nobel de la paix en 1986, définit “l’indifférence” comme le contraire de la vie. Dans ses citations, on lit :

« Le contraire de l'amour n'est pas la haine, c'est l'indifférence. Le contraire de l’art n’est pas la laideur, c’est l’indifférence. Le contraire de la foi n’est pas l’hérésie, c’est l’indifférence. Et le contraire de la vie n'est pas la mort, c'est l'indifférence »[1].

Peut-être que chacun de nous, en tant qu'êtres sociaux, devrait se poser chaque matin la question : “Qu'est-ce que je choisis aujourd'hui, l'empathie ou l'indifférence, “la vie” ou “la mort” ?

Une personnalité de mon pays d'adoption, l'honorable Landon Pearson, défenseur canadien des droits de l'enfant et ancien sénateur, a déclaré quelque chose qui cadre parfaitement avec notre thème :

« Au cours de ma vie, j'ai appris que les capacités humaines d'empathie et de respect doivent être encouragées dès la petite enfance pour réduire la violence dans le monde et construire une véritable société civile ».[2]

Combien inquiétantes sont les nouvelles de guerres et de nations témoins du meurtre de leurs propres citoyens, sans aucune initiative de trêve, de paix ou de dialogue ; de tels événements ont tendance à me faire soutenir toute invention visant à améliorer l’empathie (similaire à l’amélioration morale), sachant que ce sujet est une possibilité dont de nombreux experts discutent aujourd’hui et constitue en soi le sujet d’une autre thèse entière. Cependant, s’il s’agissait d’un médicament immédiat pour transformer les esprits et les attitudes violentes en empathiques, j’ai tendance à dire, sans aucun débat, que l’amélioration de l’empathie en vaut la peine.

---

[1]Elie Wiesel, *Quotes*, https://www.goodreads.com/author/quotes/1049.Elie_Wiesel, [2024-08-03].

[2]https://rootsofempathy.org/about/, [2024-08-03].

Je dois admettre que je suis étonnée de découvrir comment le concept d'empathie se reflète et s'articule de différentes manières et au fil des siècles. Cependant, ce n'est qu'au cours des deux dernières décennies que nous avons commencé à écrire de manière intensive sur ce sujet, notamment dans le domaine des neurosciences, et de manière moins intensive dans des domaines tels que la théologie, la psychologie, la philosophie ou le droit. J'espère avoir pu démontrer, grâce à l'étude du développement de l'empathie, que tout comme nos capacités sociales, émotionnelles, intellectuelles, spirituelles, juridictionnelles et morales s'entrelacent pour former une unité entière en tant qu'individus, ainsi les dimensions de notre être neurophysiologique, philosophique, psychologique, juridique et théologique s'entrelacent pour faire de nous des "êtres empathiques", une ressource pour un monde heureux, pacifique et harmonieux.

Si cette thèse a réussi à démontrer que, du fait de l'aspect interdisciplinaire du concept d'empathie, cultiver cette dernière dès le plus jeune âge est la base de notre comportement moral et d'une société pacifique et juste, alors cette thèse a atteint son objectif.

– Merci !

APPENDICE 6.1 – Mots-clés liés à l'empathie dans la Bible

Le tableau suivant répertorie quelques exemples d'utilisation du mot compassion[1].

Utilisation du mot-clé	Source
Voyant la foule, il fut ému de **compassion** pour elle, parce qu'elle était languissante et abattue, comme des brebis qui n'ont point de berger.	Mt 9, 36
Quand il sortit de la barque, il vit une grande foule, et fut ému de **compassion** pour elle, et il guérit les malades.	Mt 14, 14
Jésus, ayant appelé ses disciples, dit : Je suis **ému de compassion** pour cette foule;	Mt 15, 32
Ému de **compassion**, le maître de ce serviteur le laissa aller, et lui remit la dette.	Mt 18, 27
Ému de compassion, Jésus toucha leurs yeux ; et aussitôt ils recouvrèrent la vue, et le suivirent.	Mt 20, 34
Ému de compassion, il étendit la main, le toucha et lui dit : "Je le veux, sois purifié."	Mc 1, 41
Je suis **ému de compassion** pour cette foule ; car voilà trois jours qu'ils sont près de moi, et ils n'ont rien à manger.	Mc 8, 2
Quand il sortit de la barque, Jésus vit une grande foule, et fut **ému de compassion** pour eux, parce qu'ils étaient comme des brebis qui n'ont point de berger ; et il se mit à leur enseigner beaucoup de choses.	Mc 6, 34
Le Seigneur, l'ayant vue, fut ému de **compassion** pour elle, et lui dit : Ne pleure pas !	Lc 7, 13
Mais un Samaritain, qui voyageait, étant venu là, fut ému de **compassion** lorsqu'il le vit.	Lc 10, 33
Et il se leva, et alla vers son père. Comme il était encore loin, son père le vit et fut ému de **compassion**, il courut se jeter à son cou et le baisa.	Lc 15, 20
Si donc il y a quelque consolation en Christ, s'il y a quelque soulagement dans la charité, s'il y a quelque union d'esprit, s'il y a quelque **compassion** et quelque miséricorde	Ph 2, 1
Elle l'ouvrit et vit l'enfant : c'était un garçon qui pleurait. **Touchée de compassion** pour lui, elle dit : "C'est un des petits Hébreux."	Ex 2, 6
Nul n'a tourné vers toi un regard de pitié, pour te rendre un de ces devoirs par **compassion** pour toi.	Ez 16,5

[1] La Bible en ligne, https://www.bible-en-ligne.net/ [2023-12-10];https://archive.org/search?query=subject%3A%22La+Bible+de+Jerusalem+1998%22; [2023-12-10].

Utilisation du mot-clé	Source
Que ferai-je de toi, Éphraïm ? Dois-je te livrer, Israël ? Te traiterai-je comme Adma? Te rendrai-je semblable à Tseboïm? Mon cœur s'agite au dedans de moi, Toutes mes **compassions** sont émues.	Os 11, 8
Ainsi parle l'Éternel : Voici, je ramène les captifs des tentes de Jacob, J'ai **compassion** de ses demeures ; La ville sera rebâtie sur ses ruines, Le palais sera rétabli comme il était.	Jr 30, 18
Voici, nous disons bienheureux ceux qui ont souffert patiemment. Vous avez entendu parler de la patience de Job, et vous avez vu la fin que le Seigneur lui accorda, car le Seigneur est plein de miséricorde et de **compassion**.	Jc 5, 11
C'est pourquoi ainsi parle l'Éternel : Je reviens à Jérusalem avec **compassion** ; ma maison y sera rebâtie, et le cordeau sera étendu sur Jérusalem.	Za 1, 16
"Le Seigneur Dieu voit, disaient-ils, et il a en vérité cette **compassion** de nous selon que Moïse l'a annoncé par le cantique qui proteste ouvertement en ces termes : Et il aura pitié de ses serviteurs."	2 M 7, 6
Antiochus, contristé jusqu'au fond de l'âme et touché de **compassion**, versa des larmes au souvenir de la prudence et de la modération du défunt.	2 M 4, 37
Mais l'Éternel leur fit miséricorde et eut **compassion** d'eux, il tourna sa face vers eux à cause de son alliance avec Abraham, Isaac et Jacob, il ne voulut pas les détruire, et jusqu'à présent il ne les a pas rejetés de sa face.	2 R 13, 23

Le tableau suivant répertorie quelques exemples d'utilisation du mot charité/amour[1].

Utilisation du mot-clé	Source
Que la **charité** soit sans hypocrisie. Ayez le mal en horreur ; attachez-vous fortement au bien.	Rm 12,9
La **charité** ne fait point de tort au prochain. La **charité** est donc la Loi dans sa plénitude	Rm 13,10
La **charité** est patiente, elle est pleine de bonté ; la **charité** n'est point envieuse; la **charité** ne se vante point, elle ne s'enfle point d'orgueil,	1Co 13,4
La **charité** ne périt jamais. Les prophéties prendront fin, les langues cesseront, la connaissance disparaîtra.	1Co 13,8

[1] La Bible en ligne, https://www.bible-en-ligne.net/ [2023-12-10];https://archive.org/search?query=subject%3A%22La+Bible+de+Jerusalem+1998%22; [2023-12-10].

Utilisation du mot-clé	**Source**
Et voici ma prière : que votre **charité** croissant toujours de plus en plus s'épanche en cette vraie science et ce tact affiné.	Ph 1,9
Car ce n'est pas un esprit de timidité que Dieu nous a donné, mais un esprit de force, **d'amour** et de sagesse.	2Ti 1,7
Que les vieillards soient sobres, dignes, pondérés, robustes dans la foi, la **charité**, la constance.	Tt 2,2
et faisons attention les uns aux autres pour nous stimuler dans la **charité** et les œuvres bonnes.	He 10,24
Avant tout, conservez entre vous une grande **charité**, car la **charité** couvre une multitude de péchés.	1P 4,8

Le tableau suivant répertorie certains exemples d'utilisation du mot larmes[1]. La sélection est limitée aux scènes les plus proches du concept d'empathie.

Utilisation du mot-clé	**Source**
Retourne dire à Ezéchias, chef de mon peuple : Ainsi parle Yahvé, Dieu de ton ancêtre David. J'ai entendu ta prière, j'ai vu tes **larmes**. Je vais te guérir : dans trois jours, tu monteras au Temple de Yahvé.	2R 20,5
Et se plaçant par derrière, à ses pieds, tout en pleurs, elle se mit à lui arroser les pieds de ses **larmes**	Lc 7, 38
Si vous n'écoutez pas cet avertissement, je pleurerai en secret pour votre orgueil ; mes yeux laisseront couler des **larmes**, ils verseront des **larmes**, car le troupeau de Yahvé part en captivité.	Jr 13, 17
Je regarde encore toute l'oppression qui se commet sous le soleil : Voici les **larmes** des opprimés, et ils n'ont pas de consolateur ; et la force du côté des oppresseurs, et ils n'ont pas de consolateur.	Ec 4,1
Oui, c'est dans une grande tribulation et angoisse de cœur que je vous ai écrit, parmi bien des **larmes**, non pour que vous soyez attristés, mais pour que vous sachiez l'extrême affection que je vous porte.	2Co 2, 4
Elle alla faire le lit de la chambre comme il lui avait dit, et elle y mena sa fille. Elle pleura sur elle, puis elle essuya ses **larmes** et dit :	Tb 7, 16
Il anéantit la mort pour toujours ; Le Seigneur, l'Éternel, essuie les **larmes** de tous les visages, Il fait disparaître de toute la terre l'opprobre de son peuple; Car l'Éternel a parlé.	Es 25, 8

[1] La Bible en ligne, https://www.bible-en-ligne.net/ [2023-12-10];https://archive.org/search?query=subject%3A%22La+Bible+de+Jerusalem+1998%22; [2023-12-10].

Utilisation du mot-clé	Source
En me rappelant tes **larmes**, je brûle du désir de te revoir, afin d'être rempli de joie.	2Tm 1,4

APPENDICE 6.2 – L'empathie de Sainte Marie Euphrasie telle que reflétée dans ses écrits

a. *EN SITUATION DE DOULEUR*[1]

Extrait	Référence
Mon âme en a été émue de compassion, car Dieu sait que vous m'êtes bien chères, vous ... qui avez combattu le bon combat et qui êtes demeurées fidèles dans le feu de la tribulation...Je souffre de ne pouvoir vous soulager de suite.	*Lettre 8,* Tours, le 27 octobre 1827
Prenez donc courage. je prends part, ma bien-aimée fille, aux peines profondes que vous donnent les tentations pénibles, ô Dieu que l'âme souffre dans cet état; ... Je sens vos peines, votre douleur... Je souffre de les voir souffrir.	*Lettre 15,* Tours le 2 octobre 1829
...vous êtes, je crois, dans la mort, ô pauvre cœur qui souffre, plus même qu'il ne le dit; il me semble que vos souffrances sont profondes et sans délassement... Votre âme est dans un double deuil, vous pleurez la mort de vos proches et la séparation de vos intimes... Vos souffrances sont grandes... Oh oui, ...	*Lettre 22,* Toursle 9 février 1830
Je suis peinée qu'elle soit si fatiguée et souffrante. Oh, si je pouvais la guérir.	*Lettre 24,* Tours le 11août 1830

[1] Marie Euphrasie Pelletier, Fondatrice de N.D. de Charité du Bon-Pasteur, *Lettres Tome I, 1825-1834*

Extrait	Référence
Enfin, votre âme est un peu plus calme, mais toujours triste, oh oui, je le sens bien, pauvre... Je crois même que vous souffrirez encore... Je vous vois bien peinée, bien triste, mais courage!	*Lettre 24,* Tours *le 11 août 1830*
...et je pense cependant que vous souffrez... que souvent votre âme est triste; vous ne me le dites pas par delicatesse.	*Lettre 38,* Angers le 13 mai 1833
Il me semble que vous souffrez beaucoup et jouissez beaucoup à la vue des desseins de Dieu qui s'accomplissent. Priez, ma fille, priez! ... je répondrai à votre lettre; communiez pour nous, je le ferai pour vous...	*Lettre 53,* Angers le 23 décembre 1833
Ah, mes bien-aimées Sœurs, que je voudrais pouvoir vous aider!	*Lettre 67,* Angers le 30 janvier 1834
Nous portons tous nos cœurs vers le vôtre pour le soulager.	*Lettre 69,* Angers le 9 février 1834
Oh, que vous paraissiez souffrir! Que le Seigneur vous console, ma bien chère fille et que ne puis-je moi même aller près de vous!	*Lettre 70,* Angers le 12 février 1834
Je souffre de vos peines, oh oui! Sous tous rapports, elles me déchirent;	*Lettre 74,* Angers le 28 février 1834
...je ne souffre, ma chère fille, que de voir que vous souffrez autant..., car je n'aime pas à faire souffrir..., ...que le glaive seul qui me perce est de savoir que vous êtes dans la douleur.	*Lettre 75,* Angers le 11 mars 1834
Mais que vos travaux et vos souffrances me sont sensibles ! De mardi en 8, deux de nos Sœurs voleront à votre secours;	*Lettre 107,* Angers le 17 juin 1834

Extrait	Référence
Connaissant votre fidélité et sincère dévouement, nous sentons que vous souffrirez beaucoup plus que d'autres.	*Lettre 115,* Angers le 16 juillet 1834
Ménagez votre santé; vous souffrez, j'en suis inquiète.	*Lettre 126,* Angers le 21 août 1834
Du reste, ma fille chérie, nous sommes à vous, croyez-le bien.... En est-il d'aussi précieux que les sentiments renfermés dans vos lettres? Que je souffre de ne pouvoir aller visiter chacune en particulier;	*Lettre 130,* Angers le 28 juillet 1834
Combien mon cœur souffre des peines que vous font vos Pénitentes, la nuit, le jour. O Dieu! vous n'avez pas de repos, vous ma fille, qui ne prenez rien, soignez-vous donc, je vous en prie,et que notre sœur ... ne reste pas un jour à jeun, le matin, pour ne pas succomber.	*Lettre 131,* Angers août 1834
Mais je souffre de vous savoir accablée de travail, sans force et sans appétit... Chères filles que vous souffrez toutes; oh que je voudrais vous soulager;	*Lettre 140,* Angers le 18 septembre 1834
Pauvre Enfant, qu'elle souffre et qu'elle a souffert! C'est bien une des victimes de l'Œuvre sainte! Ma chère fille, veuillez aller la voir en recevant cette petite lettre. Ah, dites-lui combien nous allons prier pour elle, qu'elle prenne courage dans ses douleurs; mais que je suis inquiète d'elle!	*Lettre 148,* Angers le 2 octobre 1834

Extrait	Référence
Vous avez des peines, ô Dieu, ma fille, Dieu sait que je les sens. Que de glaives ont percé mon âme et cependant j'aimerais mieux les souffrir toutes que de vous voir tourmentée.	*Lettre 160,* Angers le 3 novembre 1834
...croyez que tout va être employé pour vous soulager. Que mon cœur est blessé de ce qui vous manque...	*Lettre 161,* Angers 9 novembre 1834
...mon coeur souffre tant de vous voir accablées;	*Lettre 173,* Angers le 29 novembre 1834
Je sais bien ce que vous souffrez avec vos chers troupeaux	*Lettre 180,* Angers le 8 décembre 1834
Mon Dieu, que je souffre de la savoir malade.	*Lettre 189,* Angers le 22 décembre 1834
Mes chères filles..., vous souffrez, (en secret) je vais vous consoler.	*Lettre 194,* Angers le 30 décembre 1834

b. *EN SITUATION DE JOIE*[1]

Extrait	Référence
Eh, quelle fête! D'abord un peu bruyante: les pommes ont disparu dans un moment, mais les lettres ont produit une impression ineffaçable. O Dieu, mes bien-aimées Sœurs, vous êtes la douce joie de nos âmes...	*Lettre 196,* Angers 1er jour 1835
Oh, que je suis heureuse de vous savoir heureuses toutes!	*Lettre 198,* Angers le 6 janvier 1835
...Oh, quelle paix et joie en Dieu j'ai goûtées en les lisant !	*Lettre 200,* Angers le 9 janvier 1835

[1] Marie Euphrasie Pelletier, Fondatrice de N.D. de Charité du Bon-Pasteur, *Lettres Tome II, 1835-1836*

Extrait	**Référence**
Votre chère lettre d'hier, ma bien-aimée fille, a rempli mon âme de joie... Je crois vous réjouir grandement, mes bien chères filles, en vous parlant des nouvelles bénédictions répandues sur notre Maison-Mère... O mon Dieu, ma fille, je vous vois jouir.	*Lettre 201,* Angers le 13 janvier 1835
Enfin, mes chères filles, tout va beaucoup mieux et nous sentons toutes une joie sainte au fond du cœur qui nous présage quelques choses grandes.	*Lettre 202,* Angers le 23 janvier 1835
...et nous éprouvons une grande joie en recevant de leurs nouvelles.	*Lettre 203,* Angers le 24 janvier 1835
... nous sommes pénétrées de joie; mais, ma fille, je vois votre âme inondée de ce même sentiment.	*Lettre 205,* Angers le 30 janvier 1835
Votre dernière m'a fait grand plaisir, mais le Seigneur vous en donne une qui va toutes vous combler de joie; rassemblez, je vous prie, nos aimées Sœurs et lisez ces chères nouvelles.	*Lettre 206,* Angers le 30 janvier 1835
Que je suis sensible, ma bonne M. de St Louis et toutes nos Sœurs bien-aimées à l'invitation que vous me faites d'aller vous visiter ! Quelle joie ce me serait...Si je suivais mon cœur, je répondrais à chacune, mais je crois plus dans l'esprit du bon Dieu d'écrire cette lettre d'union;	*Lettre 208,* Angers le 8 février1835

Extrait	Référence
Par la même poste, nos cœurs reçurent un fleuve de joie... J'ai lu votre lettre et la joie sensible que vous avez éprouvée; vous êtes dévouée, oh oui!... mon âme est comblée de joie de voir ainsi nos chères filles se consumer et accomplir les desseins du Très-Haut... Ah, que je suis en paix de ce que vous me dites de Metz.	*Lettre 209,* Angers le 9 février1835
Oh, que vous êtes heureuse !... Que je serai en paix vous y sachant choisie.	*Lettre 210,* Angers le 10 février1835
Enfin, vos chères lettres sont le comble de notre joie, ma consolation sera complète lorsque j'y répondrai	*Lettre 222,* Angers le 13 mars 1835
Parlez, mes Enfants... vous voyez que je suis en gaieté... Courage donc en Dieu!... Mais quelle joie j'éprouve dans mon âme pour notre aimée sœur...; nous la déciderons de tout; qu'elle soit donc bien tranquille cette chère petite.	*Lettre 226,* Angers le 21 mars 1835
que je suis contente de vous ma bonne M.de Ste Sophie de ce que vous avez écrit à M. de...vos nouvelles me comblent de joie;... Courage, ma chère fille, je suis contente de vous savoir toute à Dieu pour toujours.	*Lettre 231,* Angers le 13 avril 1835
Vos deux chères lettres m'ont pénétrée de joie, Enfants chéries de Poitiers. J'en suis si contente;	*Lettre 235,* Angers le 27 avril 1835

Extrait	**Référence**
Je suis bien contente, ma bonne Marie de St Gabriel, de vous voir surchargée d'ouvrages, vous aimez cela pour la gloire de Dieu et c'est le bien de notre Œuvre;	*Lettre 236,* Angers le 28 avril 1835
J'ai été on ne peut plus contente de la lettre de M. St François de Sales, dites-lui bien que je vais lui répondre avant 8 jours. Ses dispositions me consolent bien.	*Lettre 241,* Angers le 17 mai 1835
J'aime tant que mes enfants soient heureuses et chérissent leur vocation.	*Lettre 242,* Angers le 18 mai 1835
Vos lettres, votre conduite, vos procédés, comblent mon âme de consolation.	*Lettre 259,* Angers le 27 juillet 1835
A Dieu, à Dieu! Que j'éprouve donc une grande joie de la fondation de Nancy; ah, qu'elle va en enfanter d'autres!	*Lettre 268,* Angers le 2 novembre 1835
*...nous venons de recevoir de **Rome** des lettres qui nous comblent de joie*:	*Lettre 273,* Angers le 19 novembre 1835
Ô Dieu, mes chères filles, vous avez par votre envoi de 4 lettres, comblé mon âme de consolations, ... Oh non, ma chère ... vous ne serez pas grondée, venez toujours ... venez, venez encore, ...Nos Sœurs sont si pénétrées du succès miraculeux de votre mission, que notre joie est parfaite.	*Lettre 279,* Angers le 27 novembre 1835
M. de Ste Sophie repart la semaine prochaine, je la chéris et suis consolée de la voir si contente, son voyage était nécessaire... Ce matin nous est arrivée une lettre de Rome qui nous a comblées de joie,...	*Lettre 295,* Angers le 15 janvier 1836

Extrait	**Référence**
Que je vous remercie, ma chère Enfant, ... Oh, que vous m'avez fait plaisir! Et vos ***images****, dame, j'ai ri aux larmes... on nous a tout remis, nous étions aux anges!*	*Lettre 297,* Angers le 19 janvier 1836
Vos deux dernières lettres, ma bien-aimée fille, ont comblé mon âme de joie et notre communauté tout entière... Oui, j'ai souhaité la plus grande cordialité entre vous et les fondations... oh, que je suis contente!	*Lettre 322,* Angers le 10 mai 1836
Que je suis contente aussi que vous ayez des Pénitentes nouvelles et qu'elles aillent bien;	*Lettre 334,* Angers le 30 juin 1836
Ma bien-aimée fille... Oh, que vos lettres, en date du 1er décembre, nous ont comblées de joie, quelle fondation de grâces, de bienfaits, que de dons!... Nous sommes pénétrées de gratitude...	*Lettre 361,* Angers le 7 décembre 1836
...oh, que nous vous sommes reconnaissantes! Nos Sœurs en sont enchantées et nous aussi; ce qui nous a comblées de joie, c'est votre lettre de communauté et les sentiments qu'elle contient, ah, mes chères filles, ...	*Lettre 366,* Angers le 22 décembre 1836

APPENDICE 6.3 – La règle d'or et les religions du monde

Religion	**Règle d'or**
Christianity	*"Do to others whatever you would have them do to you"*[1]
Judaism/Hebraism	*"What is hateful to you, do not to your fellow man. That is the entire Law; all the rest is commentary"*
Brahmanism/Hindouism	*"This is the sum of duty: Do naught unto others which would cause you pain if done to you"*
Budhism	*"Hurt not others in ways that you yourself would find hurtful"*
Islam	*"No one of you is a believer until he desires for his brother that which he desires for himself"*
Confucionism	*"Surely it is the maxim of loving-kindness: Do not unto others what you would not have them do unto you"*
Taoism	*"Regard your neighbour's gain as your own gain and your neighbour's loss as your own loss"*
Zoroastrianism	*"That nature alone is good which refrains from doing unto another whatsoever is not good for itself"*
Baha'i	*"Lay not on any soul a load that you would not wish to be laid upon you, and desire not for anyone the things you would not desire for yourself"*

Comme nous l'avons remarqué, la "règle d'or" chrétienne est extraite directement de l'Évangile de Matthieu, alors que pour les autres religions, j'ai dû trouver une autre source de référence qui fournit leur " règle d'or"[2].

[1] Mt 7, 12.
[2] https://www.nrm.org/2018/03/golden-rule-common-religions/ [2024-06-16].

BIBLIOGRAPHIE

ANGELOU MAYA, *Quotes*, https://www.goodreads.com/author/quotes/3503.Maya_Angelou [2024-06-16]

ANNAS JULIA, *Hellenistic philosophy of mind,* University of California Press, Berkeley 1992

ANSCOMBE GERTRUDE ELIZABETH MARGARET, *Intention*, Cambridge, Mass.; Harvard University press, 2nd edition, London 2000

ANSCOMBE GERTRUDE ELIZABETH MARGARET, *Ethics, religion and politics, the collected philosophical papers of G.E.M. Anscombe. V.3,* B. Blackwell, Oxford 1981

ANSCOMBE GERTRUDE ELIZABETH MARGARET, *Metaphysics and the philosophy of mind,* B. Blackwell, Oxford 1981

BANDES A. SUSAN, "Moral imagination in judging", in *Washburn law journal,* 51 (2011) 1, 1-24

VAN BAAREN RICK B., "Being imitated: consequences of nonconsciously showing empathy", in Jean Decety and William Ickes (eds), *The social neuroscience of empathy,* MIT Press, Cambridge 2009

BARON-COHEN SIMON, "The empathy bell curve", in *Phi Kappa Phi,* spring 2011, https://www.phikappaphi.org/docs/default-source/phi-kappa-phi-forum-documents/pkpforum_spring2011.pdf?sfvrsn=a48336e0_2 [2024-05-20]

BARON-COHEN SIMON, *Zero degrees of empathy,* Penguin Books, London UK 2011, or https://www.thersa.org/video/events/2011/06/zero-degrees-of-empathy [2024-05-20]

BARON-COHEN SIMON, GOLAN OFER, CHAPMAN EMMA AND GRANADER YAEL, "Transported to a world of emotions" in *The Psychologist*, 20 (2007) 2, 76-77

BARON-COHEN SIMON, *The essential difference: male and female brains and the truth about autism*, Basic Books, New York 2003

BATSON C. DANIEL, "These things called empathy", in Jean Decety & William Ickes (eds.), *The Social Neuroscience of empathy*, MIT Press, Cambridge 2009

BATSON C. D., FULTZ J. &SCHOENRADE P., "Distress and empathy: two qualitatively distinct vicarious emotions with different motivational consequences", in *Journal of Personality*, 55 (1987) 1, 19-39

BATSON C. D., "Empathy-Induced Altruistic Motivation", https://psycnet.apa.org/record/2009-08941-001 [2024-06-16]

BEAUREGARD MARIO, O'LEARY DENYSE, *The spiritual brain: a neuroscientist's case for the existence of the soul,* HarperOne, New York 2007

BENEDICT XVI, *Caritas in veritate,* Enciclical letter 2009

BENNET R. MAX, *History of the synapse*, Harwood Academic publishers, Amsterdam 2001

BLAIR R. J. R., "A cognitive developmental approach to morality: Investigating the psychopath", in *Cognition*, 57 (1995), 1-29

BLAIR R. J. R. & BLAIR KARINA S., "Empathy, morality and social convention: Evidence from the study of psychopath and other psychiatric disorders", in Jean Decety and William Ickes (eds), *The social neuroscience of empathy,* MIT Press, Cambridge 2009

BORYSENKO JOAN, *Minding the body, mending the mind,* Da Capo Press, Cambridge MA 2007

BOTTALICO BARBARA, "The case in Italy", in *Neuroethics & Law Blog,* http://kolber.typepad.com/ethics_law_blog/2011/09/the-albertani-case-in-italy-bottalico.html [2024-06-11]

BOZARTH JEROLD D., "Rogerian empathy in an organismic theory", in Jean Decety & William Ickes (eds.), *The Social Neuroscience of empathy*, MIT Press, Cambridge 2009

VAN BREEMEN PIERRE, *Trouver Dieu en toutes choses,* Les éditions du Cerf, Paris 1997

BROCAS ISABELLE, CARRILLO JUAN D., "The neurobiology of opinions: can judges and juries be impartial?", https://southerncalifornialawreview.com/2013/03/03/the-neurobiology-of-opinions-can-judges-and-juries-be-impartial-article-by-isabelle-brocas-juan-d-carrillo/ [2024-06-23]

CASEBEER WILLIAM, "Moral cognition and its neural constituents" in, Walter Glannon (ed.), *Defining right and wrong in brain science: essential readings in neuroethics,* Dana Press, New York 2007

CHURCHLAND PATRICIA, "Neuroscience: Reflections on the neural basis of morality" in, Walter Glannon (ed.), *Defining right and wrong in brain science: essential readings in neuroethics,* Dana Press, New York 2007

CONSEIL NATIONAL POUR L'AIDE AUX VICTIMES, *La justice restaurative,* rapport du groupe de travail 2007, http://www.inavem.org/index.php?option=com_docman&task=doc_download&gid=383&Itemid= [2024-06-07]

CUKIER ALEXIS, "Reconnaissance, empathie et pouvoir chez Axel Honneth: 'lutte pour la reconnaissance' ou 'lutte pour le pouvoir'? ", in *Consecutio Temporum*, Roma, anno 3, n. 5 ottobre 2013, http://www.consecutio.org/2012/10/reconnaissance-empathie-et-pouvoir-chez-axel-honneth-%C2%ABlutte-pour-la-reconnaissance%C2%BB-ou-%C2%ABlutte-pour-le-pouvoir%C2%BB/ [2024-06-23]

DAMASIO ANTONIO *Descartes' error: Emotion reason and the human brain,* HarperCollins Publishers Inc. Quill, New York 2000

DAMASIO ANTONIO, "The neural basis of social behaviour" in, Walter Glannon (ed.), *Defining right and wrong in brain science: essential readings in neuroethics,* Dana Press, New York 2007

DECETY JEAN, WILLIAM ICKES (eds.), *The social neuroscience of empathy,* MIT Press, Cambridge 2009

DECETY JEAN, "Promises and challenges to the neurobiological approach to empathy", in *Emotion Review,* 3 (2011) 1, 115-116

DECETY JEAN, "Human empathy", in *Japanese journal of neuropsychology,* 22 (2006) 1, 11-33

DUBBER MARKUS D., "Making sense of the sense of justice", in *Buffalo Law Review,* 53 (2005), 1-29

EDELMAN GERALD, TONONI GIULIO, *A universe of consciousness: how matter becomes imagination,* Basic books, New York 2000

EISENBERG NANCY, EGGUM NATALIE D., "Empathic responding: Sympathy and personal distress", in Jean Decety and William Ickes (eds), *The social neuroscience of empathy,* MIT Press, Cambridge 2009

EISENBERG NANCY, FABES RICHARD A., SPINRAD TRACY L., "Prosocial development", in N. Eisenberg (ed.) *Handbook of Child Psychology, Social, Emotional, and Personality Development*, volume 3, 6th edition, John Wiley & sons Inc., New Jersey 2006

EKMAN PAUL, *Emotions revealed: understanding faces and feelings*,Phoenix, London 2004

ELBERT T., PANTEV C., WEINBRUCH C., ROCKSTROH B., AND TAUB E., "Increased cortical representation of the fingers of the left hand in string players", in *Science* 270 (1995) 5234, 305-307

FARAH MARTHA, "*Links between poverty, brain development raise key policy issues*" in https://www.aaas.org/news/aaas-briefing-links-between-poverty-brain-development-raise-key-policy-issues; https://www.youtube.com/watch?v=v0YahNvMx7o [2024-05-26]

FERESIN EMILIANO, "Lighter sentence for murderer with bad genes", in *Nature (2009)*, http://www.nature.com/news/2009/091030/full/news.2009.1050.html, doi:10.1038/news.2009.1050 [2024-06-11]

FESHBACH N.D. AND S., "Empathy and education", in Jean Decety and William Ickes (eds), *The social neuroscience of empathy,* MIT Press, Cambridge 2009

GARDNER HOWARD, *Les cinq formes d'intelligence pour affronter l'avenir*, O. Jacob impr., Paris 2009

GARDNER HOWARD, *Changing Minds: the art and science of changing our own and other people's minds,* Harvard Business School Press, Boston 2004

GAZZANIGA MICHAEL, *Mind matters: how mind and brain interact to create our conscious lives,* Houghton Mifflin: Published in association with the MIT Press, Boston Cambridge, Mass. 1988

GAZZANIGA MICHAEL, "My brain made me do it" in, Walter Glannon (ed.), *Defining right and wrong in brain science: essential readings in neuroethics,* Dana Press, New York 2007

GAZZANIGA MICHAEL, "What we are" in *The Gifford lectures: the science of mind constraining matter*, Edinburgh University 2009, https://www.ed.ac.uk/arts-humanities-soc-sci/news-events/lectures/gifford-lectures/archive/archive-2009-2010/prof-gazzaniga/lecture-1-what-we-are; https://www.youtube.com/watch?v=dadT-14FkSY, [2024-05-19]

GAZZANIGA MICHAEL, "The distributed network" in *The Gifford lectures: the science of mind constraining matter*, Edinburgh University 2009, https://www.ed.ac.uk/arts-humanities-soc-sci/news-events/lectures/gifford-lectures/archive/archive-2009-2010/prof-

gazzaniga/lecture-2-distributed;
https://www.youtube.com/watch?v=q1fq4qTPSdg [2024-05-20]

GAZZANIGA MICHAEL, "The interpreter" in *The Gifford lectures: the science of mind constraining matter*, Edinburgh University 2009, https://www.ed.ac.uk/arts-humanities-soc-sci/news-events/lectures/gifford-lectures/archive/archive-2009-2010/prof-gazzaniga/lecture-3-interpreter;
https://www.youtube.com/watch?v=mJKloz2vwlc [2024-05-26]

GAZZANIGA MICHAEL, "Free and yet determined" in *The Gifford lectures: the science of mind constraining matter*, Edinburgh University 2009, https://www.ed.ac.uk/arts-humanities-soc-sci/news-events/lectures/gifford-lectures/archive/archive-2009-2010/prof-gazzaniga/lecture-4-free-yet-deter;
https://www.youtube.com/watch?v=aGtZek7RPts, [2024-05-25]

GAZZANIGA MICHAEL, "The social brain" in *The Gifford lectures: the science of mind constraining matter*, Edinburgh University 2009, https://www.ed.ac.uk/arts-humanities-soc-sci/news-events/lectures/gifford-lectures/archive/archive-2009-2010/prof-gazzaniga/lecture-5-social-brain [2024-06-25]

GAZZANIGA MICHAEL, "We are the law" in *The Gifford lectures: the science of mind constraining matter*, Edinburgh University 2009, https://www.ed.ac.uk/arts-humanities-soc-sci/news-events/lectures/gifford-lectures/archive/archive-2009-2010/prof-gazzaniga/lecture-6-we-are-law, [2024-06-15]

GAZZANIGA MICHAEL, *Psychological science: mind, brain, and behaviour,* W.W. Norton & Co., New York 2003

GAZZANIGA MICHAEL, *Cognitive neuroscience: the biology of the mind,* W.W. Norton, New York 1998

GAZZANIGA MICHAEL, *Nature's mind: the biological roots of thinking, emotions, sexuality, language, and intelligence,* Basic Books, New York 1992

GILL CHRISTOPHER, *The structured self in Hellenistic and Roman thought,* Oxford University Press, Oxford 2006

GILL CHRISTOPHER, *Virtue Norms and objectivity – issues in ancient and modern ethics,* Oxford University Press, Oxford 2005

GINKEL VAN GOVERT, “Practical empathy as it applies to survivors of sexual assault”, https://www.bridgingspaces.nl/wp-content/uploads/2020/08/Practical-empathy-SAS-2020.pdf [2024-06-07]

GLANNON WALTER, *Bioethics and the brain,* Oxford University Press, New York 2007

GLANNON WALTER, *Defining right and wrong in brain science: essential readings in neuroethics,* Dana Press, New York 2007

GLANNON WALTER, “Moral responsibility and the psychopath”, in *Springer Neuroethics* 1 (2008) 3, 158-166

GLANNON WALTER, *The mental basis of responsibility*, Ashgate, Burlington 2002

GLEES PAUL, *The human brain*, Cambridge University Press, New York 1988

GOLEMAN DANIEL, *Social intelligence: the new science of human relationships*, Arrow Books, London 2007

GOLEMAN DANIEL, *Emotional intelligence: why it can matter more than IQ,* Bloomsbury, London 1996

GOUBERT L., CRAIG K.D., BUYSSE A., “Perceiving others in pain: Experimental and clinical evidence on the role of empathy”, in Jean Decety and William Ickes (eds), *The social neuroscience of empathy,* MIT Press, Cambridge 2009

GRAFTON SCOTT, “Has neuroscience been introduced in the courtroom”, in A. Mansfield (ed.), *A judge's guide to neuroscience: a concise introduction*, University of California, Santa Barbara 2010

HANSON RICK, *The self-transforming brain,* http://media.rickhanson.net/home/files/FACES_SD_2009_Brain.pdf [2024-05-07]

HOFFMAN MARTIN L., *Empathy and moral development: Implications for caring and Justice*, Cambridge University Press, Cambridge UK 2000

HOFFMAN MARTIN L., "Empathy and prosocial behaviour", in M. Lewis, A.M. Haviland-Jones, L. Feldman Barrett (eds.) *Handbook of emotions*, The Guilford Press, New York 2008

HOSKING PETER SJ, "Compassion: what is in a word?", in Marion Kostanski (ed.) *The power of compassion: an exploration on the psychology of compassion in the 21st century,* Cambridge scholars publishing, Newcastle UK 2007

HOSOI YOKO, NISHIMURA HARUO, "The role of apology in the Japanese criminal justice system", *Restoration for victims of crime conference*, Melbourne 1999 https://www.researchgate.net/publication/265522695 [2024-06-11]

HUME DAVID, *A treatise of human nature,* https://oll.libertyfund.org/titles/bigge-a-treatise-of-human-nature [2024-06-23]

HUME DAVID, *A treatise of human nature,* in L.A. Selby-Bigge (ed.), Clarendon Press, Oxford 1888

ICKES WILLIAM, *Empathic accuracy,* The Guilford Press, New York 1997

ICKES WILLIAM, "Empathic accuracy: its links to clinical, cognitive, developmental, social, and physiological pscychology", in Jean Decety and William Ickes (eds), *The social neuroscience of empathy,* MIT Press, Cambridge 2009

ILLES JUDY, ERIC RACINE, "Imaging or imagining? A neuroethics challenge informed by genetics" in, Walter Glannon (ed.), *Defining right and wrong in brain science: essential readings in neuroethics,* Dana Press, New York 2007

JONES D. OWEN, BUCKHOLTZ W. JOSHUA, SCHALL D. JEFFREY, MAROIS RENE, “Brain imaging for legal thinkers: a guide for the perplexed”, in *Stanford Technology Law Review*, 5 (2009), p. 1-49

KANDEL ERIC, SCHWARTZ JAMES H., *Principi di neuroscienze*, Casa editrice ambrosiana, Milano 1988

KEIHL KENT, “Can neuroscience identify psychopaths?” in A. Mansfield (ed.), *A judge's guide to neuroscience: a concise introduction*, University of California, Santa Barbara 2010

KENDALL P.C., DEARDORFF P.A., FINCH JR. A.J., “Empathy and socialization in first and repeat juvenile offenders”, *Journal of abnormal child psychology,* 5 (1977) 1, 93-97, http://link.springer.com/article/10.1007/BF00915764#page-1 [2024-06-15]

KEREN HILA, “Considering affective consideration”, in *Golden Gate University Law Review* 40 (2010) 2, 165-234 Art.3, http://digitalcommons.law.ggu.edu/ggulrev/vol40/iss2/3/ [2024-05-11]

KERSHEN LAWRENCE, “Making justice system more restorative – a view from the bench”, in *The law society gazette*, http://www.lawgazette.co.uk/68377.article [2024-06-15]

KNIERIM THOMAS (ed.), “The inner workings of the brain”, in *Mind and consciousness,* http://open-thought-blog.tumblr.com/post/63906926291/the-inner-workings-of-the-brain; https://open-thought-blog.tumblr.com/post/63906925189/neural-conduction [2024-05-19]

KNIERIM THOMAS (ed.), “The question of free will”, in *Mind and consciousness,* http://is.iiita.ac.in/study/Cognition%20and%20Cognitive%20Process%20Modelling/mind.pdf [2024-06-01]

KNIERIM THOMAS (ed.), "The view of mind in antiquity", in *Mind and consciousness,* http://is.iiita.ac.in/study/Cognition%20and%20Cognitive%20Process%20Modelling/mind.pdf [2024-06-01]

KOGEL DE C.H., SCHRAMA W.M., SMIT M., "Civil law and neuroscience", in *Psychiatry, Psychology and law,* Routledge 21(2014) 2, DOI:10.1080/13218719.2013.808978

KOHUT HEINZ, *How does analysis cure?* (eds.) Arnold Goldberg, and Paul E. Stepansky, University of Chicago Press, Chicago, London 1984

KOTULAK RONALD, *Inside the brain: Revolutionary discoveries of how the mind works*, Andrews McMeel Publishing, Kansas City Missouri 1996

LANGER SUSANNE K., *Mind: an essay on human feelings*, John Hopkins Press, Baltimore 1967-1972

LEDOUX JOSEPH, *The emotional brain: the mysterious underpinnings of emotional life*, Simon & Schuster, New York 1998

LIPTON BRUCE, *The biology of belief: unleashing the power of consciousness, matter and miracles*, Read How You Want, Sydney Australia 2010

LUBICH CHIARA, "Essere uno col fratello", Trente 1950, https://chiaralubich.org/non-categorizzato/essere-uno-col-fratello/ [2024-06-15]

LUETGE CHRISTOPH, "The ethical dimension of the German federal constitutional court's decision concerning data retention", in *The Open Ethics journal* 3 (2009), 8-12, https://benthamopen.com/ABSTRACT/TOJ-3-8 [2024-06-23]

LAMPERT KHEN, *Traditions of compassion: from religious duty to social activism*, Palgrave Macmillan, 2005

MONTAGUE READ, "How is neuroscience likely to impact law in the near future", in A. Mansfield (ed.), *A judge's guide to neuroscience: a concise introduction*, University of California, Santa Barbara 2010

MORSE STEPHEN, "Genetics and criminal responsibility", in *Trends in cognitive sciences,* 15 (2011) 9, 378-380, http://ssrn.com/abstract=1915303 [2024-06-15]

MORSE STEPHEN, "New neuroscience, old problems: Legal implications of brain science" in, Walter Glannon (ed.), *Defining right and wrong in brain science: essential readings in neuroethics,* Dana Press, New York 2007

MORSE STEPHEN, WILLIAM T. NEWSOME, "Criminal responsibility, criminal competence and prediction of criminal behaviour" in Stephen Morse and Adina Roskies (eds.), *A primer on criminal law and neuroscience*, Oxford University Press, New York 2013

NUSSBAUM MARTHA C., *Upheavals of thought – the intelligence of emotions,* Cambridge University Press, Cambridge; New York 2001

NUSSBAUM MARTHA C., *The therapy of desire: theory and practice in Hellenistic ethics,* Princeton University Press, Princeton NJ 1994

O'SHEA MICHAEL, *The brain: a very short introduction,* Oxford University Press, New York 2005

PALUCKA ANNA M., *Relationships of moral judgement, emotional empathy and impulsivity to criminal behaviour in young adult and offenders,* National Library of Canada 1997, https://www.nlc-bnc.ca/obj/s4/f2/dsk2/ftp02/NQ28032.pdf [2024-06-15]

PARIS GINETTE, *Heartbreak: New Approaches to Healing - Recovering from Lost Love and Mourning,* Millcity Press, MN 2011

PELLETIER MARIE EUPHRASIE Fondatrice de N.D. de Charité du Bon-Pasteur, *Lettres Tome I, 1825-1834*

PELLETIER MARIE EUPHRASIE Fondatrice de N.D. de Charité du Bon-Pasteur, *Lettres Tome II, 1835-1836*

PELLETIER MARIE EUPHRASIE Fondatrice de N.D. de Charité du Bon-Pasteur, *Lettres Tome III, 1837-1838*

PFEIFER JENNIFER H., DAPRETTO MIRELLA, "Mirror, mirror, in my mind: Empathy, interpersonal competence, and the mirror neuron system", in Jean Decety and William Ickes (eds), *The social neuroscience of empathy,* MIT Press, Cambridge 2009

PINK DANIEL H., *A whole new mind: why right-brainers will rule the future,* Riverhead Books, New York 2006

PINKER STEVEN, *How the mind works?* W.W. Norton, New York 1999

POLANSKY RONALD, *Aristotle's de anima,* Cambridge University Press, New York 2007

PONTIFICAL COUNCIL for Pastoral Assistance to Health Care Workers, *Charter for Health Care Workers,* Daughters of St. Paul, Boston 1995, n. 2, in *The National Catholic bioethics Quarterly*, Winter 2005

POPPER KARL, ECCLES JOHN, *The self and its brain: an argument for interactionism*, Routledge and Kegan, New York 1983

PRESTON STEPHANIE D. FRANS B.M. DE WAAL, "Empathy: its ultimate and proximate bases", 2001 http://www.wisebrain.org/papers/EmpathyOrigins.pdf [2024-05-26]

PRICE A.W., "Aristotle's ethics" in *Journal of medical ethics*, 11 (1985), 150-152

PRINZ JESSE, "Against empathy" in *The Southern Journal of Philosophy*, Spindel Supplement 49 (2011), 214–233

PRINZ J.J., "Is empathy necessary for morality?", in A. Coplan and P. Goldie (eds.), *Empathy: Philosophical and Psychological Perspectives* (pp. 211-229), Oxford University Press, Oxford 2011

PTACESK LOUIS, "What is neurogenetics?", in A. Mansfield (ed.), *A judge's guide to neuroscience: a concise introduction*, University of California, Santa Barbara 2010

RAKOFF, JED S., "Introduction" in A. Mansfield (ed.), *A judge's guide to neuroscience: a concise introduction*, University of California, Santa Barbara 2010

REICHLE MARCUS, "What is fMRI", in A. Mansfield (ed.), *A judge's guide to neuroscience: a concise introduction*, University of California, Santa Barbara 2010

RICHARDS DIANA CONSTANTINESCU, "Judicial Virtues in 21st Century - awareness, empathy and respect for plurality", Cambridge scholars publishing 2014, http://www.academia.edu/264025/Judicial_Virtues_in_21st_Century_-_awareness_empathy_and_respect_for_plurality [2024-06-07]

RIZZOLATTI GIACOMO, SINIGAGLIA CORRADO, "Understanding action from the inside", in Wolfgang Prinz, Miriam Beisert and Arvid Herwig (eds), *Action science: foundations of an emerging discipline*, MIT Press, Cambridge MA 2013

ROSENBERG MARSHALL, *Non-violent communication: a language of life*, Puddle Dancer Press, Encinitas CA 2003

ROSENBERG MARSHALL, *Speak Peace in a World of Conflict: What You Say Next Will Change Your World*, Puddle Dancer Press, Encinitas CA 2005

ROTHSTEIN BARBARA, "Neuroscience and the law", https://www.youtube.com/watch?v=TEyewZL0GIg [2024-06-11]

RUPP JOYCE, *Prayer*, Orbis Books, Maryknoll NY 2007,

SAPOUNA MARIA, BISSET CATHERINE, CONLONG ANNE-MARIE, "What Works to Reduce Reoffending: A Summary of the Evidence" Justice Analytical Services, Scottish Government 2015, https://www.gov.scot/binaries/content/documents/govscot/publications/research-and-analysis/2015/05/works-reduce-reoffending-summary-evidence/documents/works-reduce-reoffending-summary-evidence/works-reduce-reoffending-summary-evidence/govscot %3Adocument/00476574.pdf [2024-06-07]

SCHUTTER DENNIS J. L. G., KNYAZEV GENNADY G., "Cross-frequency coupling of brain oscillations in studying motivation and emotion" in *Motivation and Emotion journal, Springer* 36 (2012), 46–54

SCHWARTZ WYNN, "From passivity to competence: A conceptualization of knowledge, skill, tolerance, and empathy" in *Psychiatry* 65 (2002) 4, 338-345

SEARLE JOHN, *Mind: A brief introduction*, Oxford University Press, New York 2004

SHAMAY-TSOORY SIMONE G., "Empathic processing: its cognitive and affective dimensions and neuroanatomical basis", in Jean Decety and William Ickes (eds), *The social neuroscience of empathy,* MIT Press, Cambridge 2009

SHUKUYA AKIHIRO, ISHIDO MITSURU, TAKEHARA KOTA, "The present conditions of restorative justice in Japan", in *Bulletin of Tokyo Gakugei University, Humanities and Social Sciences II*, 64 (2013), p. 135-139; *https://www.google.com/url?sa=t&source=web&rct=j&opi=89978449&url=https://u-gakugei.repo.nii.ac.jp/record/31026/files/18804322_64_10.pdf&ved=2ahUKEwiHrMT9scyGAxXbgf0HHfMkBNcQFnoECA8QAQ&usg=AOvVaw0yyPSmrSVB5IN3HRJ1Eif0* [2024-06-07]

SINGER TANIA & GRIT HEIN, "I feel how you feel but not always: the empathic brain and its modulation", in Elsevier, *Current Opinion in Neurobiology*, 18 (2008), 153–158

SINGER TANIA, "Understanding others: Brain mechanisms of theory of mind and empathy", in Paul W. Glimcher, Colin F. Camerer, Ernst Fehr, Russel A. Poldrack (eds), *Neuroeconomics: Decision-making and the brain*, Elsevier 2009

SIEGEL DANIEL, *Mindsight*, the new science of personal transformation, Bantam Books, New York 2010

SIEGEL DANIEL, "Toward an interpersonal neurobiology of the developing mind: attachment relationships, mindsight, and neural integration", in *Infant mental health journal*, 22 (2001) (1–2), 67–94

SIEGEL DANIEL, *The developing mind: how relationships and the brain interact to shape who we are*, The Guilford Press, New York 1999

STEIN EDITH, *Il problema dell'empatia*, Edizioni studium, Roma1985

STEIN EDITH, *On the problem of empathy*, translated by Waltraut Stein, ICS Publications, Washington DC 1989

STEIN EDITH, *Psicologia e scienze dello spirito: contributo per una fondazione filosofica,* Città nuova editrice, Roma 1996

STOMPE THOMAS, RITTER KRISTINA, NORTHOFF GEORG, "Empathy, culture and brain: proposal for a cross-cultural study", in *World cultural psychiatry research review*, (2010) Summer, 43-48, p. 43, http://www.worldculturalpsychiatry.org/wp-content/uploads/2019/08/06-Empathy-V05N1.pdf [2024-05-11]

TAUVETTE LILIANE, Superior General, "Preface", Rome 1996, in Mary Euphrasia Pelletier, *Letters Vol I 1825-1834*

TAYLOR JACQUELINE, "Justice and the foundation of social morality in Hume's treatise", in *Hume Studies*, Volume XXIV (April 1998) Number 1, 5-30, http://www.humesociety.org/uploads/issues/v24n1/383005.pdf, [2024-05-07]

TELONI MARIE-CHIARA, "La Comunitá statale nell'Antropologia filosofica di Edith Stein", in *Actas das jornadas de jovens investigadores de filosofia - Primeiras jornadas internacionais,* Krisis 2009, http://www.krisis.uevora.pt/edicao/separatas_1JIJIF/Maria-Chiara_TELONI.pdf [2024-06-15]

THOMPSON EVAN, *Empathy and human experience*, https://evanthompson.me/wp-content/uploads/2012/11/empathy-and-human-experience.pdf [2024-06-01]

THORP ALEX, *The cognitive classroom*, http://cognitiveclassroom.files.wordpress.com/2013/04/the-cognitive-classroom-article1.pdf [2024-05-19]

TODOROV ALEXANDER, "The role of the amygdala in face perception and evaluation" in *Motivation and Emotion journal, Springer*36 (2012), 16–26

DE WAAL FRANS, "Putting altruism back into altruism: the evolution of empathy" in, *Annual Review of Psychology*, 59 (2008), 279-300,http://www.life.umd.edu/faculty/wilkinson/BIOL608W/deWaalAnnRevPsych2008.pdf [2024-05-11]

WATSON JEANNE C., GREENBERG LESLIE S., "Empathic resonance: a neuroscience perspective", in Jean Decety and William Ickes (eds), *The social neuroscience of empathy,* MIT Press, Cambridge 2009

WEINBERG JILL D., NIELSEN LAURA BETH, "Examining empathy: discrimination, experience and judicial decision making", in *Southern California Law Review*, 85 (2012) 2, 313-351, https://southerncalifornialawreview.com/2012/01/04/2339/, [2024-06-07]

WEINBERGER DANIEL, JAY GIEDD, BRITA ELVEVAG, "The adolescent brain: a work in progress", in *http://www.kvccdocs.com/KVCC/2013-Spring/PSY215-02/content/L-19/The%20Adolescent%20Brain-A%20Work%20in%20Progress.pdf*, June 2005 [2024-05-20]

WELIE JOS V.M., *In the face of suffering: the philosophical-anthropological foundations of clinical ethics,* Creighton University Press, Omaha Nebraska, 1998

WEST ROBIN, "The Anti-empathic turn", Georgetown Law Faculty Publications and Other Works. Paper 678 (2011), http://scholarship.law.georgetown.edu/facpub/678/ [2024-06-07]

WIESEL ELIE, *Quotes,* https://www.goodreads.com/author/quotes/1049.Elie_Wiesel [2024-08-03]

WILLIAMSON MARIANNE, *A Return to Love: Reflections on the Principles of "A Course in Miracles",* HarperCollins Publishers, New York 1992

SITES WEB

La Bible en ligne, hhttp://www.bible-en-ligne.net/ [2023-12-10]

La Bible de Jérusalem, https://archive.org/search?query=subject%3A%22La+Bible+de+Jerusalem+1998%22 [2023-12-10].

https://www.youtube.com/@pbsbrainsontrial/videos [2024-06-11]

*The trial – determining guilt*https://www.youtube.com/watch?v=wTbYt5eI5q8 [2024-06-11]

*The trial - deciding punishment*https://www.youtube.com/watch?v=xR8kKOachkw/ [2024-06-11]

*Roundtable discusses sentence*https://www.youtube.com/watch?v=_572u5g4HG8 [2024-06-11]

https://dictionary.cambridge.org/dictionary/english/, Cambridge Dictionaries Online [2024-06-01]

http://goodshepherdsisters.org/foundress.htm [2024-06-16]

https://catholicismpure.wordpress.com/2015/08/10/round-the-treasure-house-of-his-love-god-has-set-a-thorny-hedge/, [2025-05-15]

http://www.iep.utm.edu/emp-symp, Internet encyclopedia of philosophy, *Empathy and sympathy in ethics*, March 2011 [2024-05-11]

http://medicine.academic.ru/5618/Neuron [2024-05-13]

http://www.ninds.nih.gov/health-information/public-education/brain-basics/brain-basics-life-and-death-neuron [2024-05-13]

http://www.merriam-webster.com [2024-06-01]

http://www.newmanreader.org/works/parochial/volume3/sermon9.html [2024-06-16]

https://www.oed.com/, Oxford English Dictionaries [2024-06-01]

http://plato.stanford.edu/entries/perception-problem, Stanford encyclopedia of philosophy, "*The problem of perception*", revision Aug. 2021 [2024-06-01]
http://pom.sagepub.com/content/26/2/197.full.pdf, p. 198, [2024-05-25]
https://rootsofempathy.org/about/ [2024-08-03]
http://simple.wikipedia.org/wiki/Empathy#Definitions [2024-08-03]
https://www.nrm.org/2018/03/golden-rule-common-religions/ [2024-06-16]

IMAGES

https://askabiologist.asu.edu/brain-regions [2024-05-19]
https://suzanaherculanohouzel.com/equal-numbers-of-neuronal-and-nonneuronal-cells-make-the-human-brain-na-isometrically-scaled-up-primate-brain-2/ [2024-05-19]
https://neurosciencegrrl.net/post/do-we-only-use-10-of-our-brain-capacity-/2919 [2025-01-29]
http://open-thought-blog.tumblr.com/post/63906926291/the-inner-workings-of-the-brain [2024-05-19]
http://open-thought-blog.tumblr.com/post/63906925189/neural-conduction [2024-05-19]
https://www.frontiersin.org/files/Articles/857/fnhum-03-031/image_m/fnhum-03-031-g003.jpg [2024-05-19]
https://languages.oup.com/google-dictionary-en/ [2024-08-03]

TABLE DES MATIÈRES

Liste des tables

Liste des figures

Structures éditoriales du groupe L'Harmattan

L'Harmattan Italie
Via degli Artisti, 15
10124 Torino
harmattan.italia@gmail.com

L'Harmattan Hongrie
Kossuth l. u. 14-16.
1053 Budapest
harmattan@harmattan.hu

L'Harmattan Sénégal
10 VDN SICAP AMITIE 3
BP 45034 Dakar-Fann
direction@senharmattan.com

L'Harmattan Cameroun
Tsinga/Derrière polyclinique FECAFOOT
BP 11486 Yaoundé
Jacques.koukam@harmattan.fr

L'Harmattan Burkina Faso
Villa 281, secteur 23 623, rue 14.32
Ouagadougou
zagbie@outlook.fr

L'Harmattan Guinée
Almamya, rue KA 028 OKB Agency
BP 3470 Conakry
harmattanguinee@yahoo.fr

L'Harmattan RDC
185, avenue Nyangwe
Commune de Lingwala – Kinshasa
matangilamusadila@yahoo.fr

L'Harmattan Congo
219, avenue Nelson Mandela
BP 2874 Brazzaville
deunovmikhael@gmail.com

L'Harmattan Mali
Immeuble Mgr Jean Marie Cissé
Aci Hamadallaye
BP 145 Bamako
syllaka@yahoo.fr

L'Harmattan Togo
Djidjole – Maison Amela
face EPP BATOME
02 BP 20680 Lomé
didieramela11@gmail.com

L'Harmattan Côte d'Ivoire
Résidence Karl – Cité des Arts
Abidjan-Cocody
03 BP 1588 Abidjan
harmattan.ivoire@gmail.com

L'Harmattan Bénin
Rue 604, (Immeuble à l'entrée
de la rue UCAO- Cite de Saint-Jean)
Cotonou
stepcorpus@gmail.com

Nos librairies en France

Librairie internationale
16, rue des Écoles
75005 Paris
librairie.internationale@harmattan.fr
01 40 46 79 11
www.librairieharmattan.com

Librairie des savoirs
21, rue des Écoles
75005 Paris
librairie.sh@harmattan.fr
01 46 34 13 71
www.librairieharmattansh.com

www.ingramcontent.com/pod-product-compliance
Lightning Source LLC
LaVergne TN
LVHW080932071026
849535LV00013B/4173
9782336515984